MONOGRAPHIEN AUS DEM GESAMTGEBIETE DER NEUROLOGIE UND
PSYCHIATRIE
HERAUSGEGEBEN VON
O. FOERSTER-BRESLAU UND **K. WILMANNS**-HEIDELBERG
HEFT 48

DIE STAMMGANGLIEN UND DIE EXTRAPYRAMIDAL-MOTORISCHEN SYNDROME

VON

F. LOTMAR
PRIVATDOZENT AN DER UNIVERSITÄT BERN

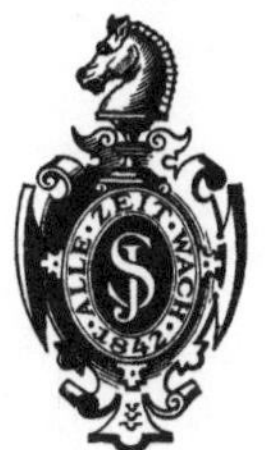

BERLIN
VERLAG VON JULIUS SPRINGER
1926

ISBN-13: 978-3-642-88952-3   e-ISBN: 978-3-642-90807-1
DOI: 10.1007/978-3-642-90807-1

Vorwort.

Diese Abhandlung stellt ein Referat dar, welches ich im Auftrage der Schweizerischen Neurologischen Gesellschaft für deren Herbsttagung 1925 ausgearbeitet und dort am 7. November auszugsweise vorgetragen habe. Die seither bis zum Beginn der Drucklegung (Anfang März 1926) erschienene Literatur suchte ich nach Möglichkeit noch zu berücksichtigen.

Herr Professor O. Foerster, der das Manuskript anläßlich der Einreichung las, hat mir — wofür ich ihm auch hier wärmstens danken möchte — eine Reihe von kritischen Bemerkungen zukommen lassen, die namentlich in der Darstellung seiner Anschauungen zu Verbesserungen verwertet werden konnten, zum Teil zu etwas näherer Ausführung meines eigenen Standpunktes Anlaß gaben.

Möge diesem sichtenden Überblick über die pathologisch-anatomisch begründeten Erfahrungen und die pathophysiologischen Haupttheorien neben jenen grundlegenden Arbeiten, die unsere Kenntnis von den Krankheiten und den normalen Funktionen des extrapyramidal-motorischen Systems geschaffen haben, ein bescheidener Raum gegönnt sein.

Bern, im Mai 1926.

Der Verfasser.

Inhaltsverzeichnis.

Berichtigungen und Nachträge

S. 2 Abs. 2 Zeile 14 v. u.: hinter „Spatz" füge ein: Landau (Mitt. d. naturforsch. Ges. Bern 1923, 13), Riese (2).

S. 4 Abs. 4 Zeile 7 und S. 16 sub 4: Dieser Fall Bielschowskys wahrscheinlich ein atypischer Huntington: Kehrer (Ztschr. f. d. ges. Neur. u. Psych. 100, 476. 1926).

S. 6 Zeile 2: hinter „Spatz" füge ein: Kalnin (Ebenda 89, 310. 1924.)

S. 9 Zeile 4: Der Serienschnittfall von O. Fischer wird S. 47 behandelt.

S. 12 Anm. 1 Zeile 4 lies: „Roger-Aymès-Pourtal".

S. 17, B, Zeile 5: Hierher noch v. Economo (6): Intermittierende Athetose bei subchronischer Lethargica, auf Veränderungen der hypothalamischen Gegend bezogen (Luys selbst wenig betroffen). Doch außer starken alten Veränderungen der Zentralregion und Striata, sowie starkem Ergriffensein der Nigra auch erhebliche Thalamus- und Ruberschädigung.

S. 42 Abs. 2 Zeile 4 v. u.: statt „Hohmann" lies „Hohman".

S. 45 Abs. 4 Zeile 1: hinter „Edelmann" ist die Klammer zu schließen.

S. 46 Zeile 4 a. E. füge bei: Zur Frage „extrapyramidaler Anfälle" s. ferner Filimonoff (Ztschr. f. d. ges. Neur. u. Psychiatr. 97, 504. 1925), Gurewitsch u. Tkatschew (ebenda 99, 485. 1925). Hierbei Beziehungen zu einem Teil der auf S. 24 fg., 69 g behandelten encephalitischen Störungen, zum Epilepsieproblem (Literatur S. 87, E); vgl. ferner S. 113[1].

S. 51, g, Zeile 3: hinter „Leiri" füge bei: s. ferner Klein (Ztschr. f. d. g. N. u. Ps. 88, 314. 1924).

S. 62 Abs. 1 Zeile 1. u. 2 sollen lauten: „Für *Dentatum* und *Ruber* kommt dagegen . . . ." usw.

S. 65 Anm. 3 am Ende füge bei: ferner Greving (3) S. 247.

S. 71, g, Zeile 12: hinter „A. Meyer (3)" füge bei: Hudovernig (Ztschr. f. d. ges. Neurol. u. Psychiatr. 90, 69. 1924).

S. 79 Anm. 2 Zeile 1: vor „Gesamtheit" füge ein: „Herabsetzung der".

S. 81, C, Zeile 10: vor „M. Meyer" füge ein: „z. B.".

S. 88 Zeile 1: statt „S. Kretschmer [91 ff.]" lies: „Kretschmer S. 91 ff.".

S. 95, e am Ende: Über den Tractus tecto-cerebellaris bei Säugern siehe jetzt Baba (Ztschr. f. d. ges. Neurol. u. Psychiatrie 98, 804. 1925).

S. 108 Abs. 1 Zeile 6 u. 7, sowie S. 127, c, Zeile 3 bis 5: Kritik dieser kortikofugalen Nebenleitungen bei Jalcowitz (ebenda 83, 644. 1923).

S. 138: Binswanger (2): Die klin. Stellung u. physiopathol. Bedeutung des striären Syndroms. Schw. Arch. f. Neur. u. Psychiatrie 10, 230. 1922.

S. 164: Spielmeyer (5): jetzt ausführlich in Ztschr. f. d. ges. Neur. u. Psych. 99, 756. 1926.

S. 167: Volland (3): Über auffallende Kraft- und Gewandtheitsleistungen bei Epilepsie. (Ebenda 99, 92. 1925).

Einleitung.

Das Forschungsgebiet, über welches einen Überblick zu geben mir die ehrenvolle Aufgabe gestellt wurde, hat gerade in den letzten Jahren durch die Tagung der Pariser neurologischen Gesellschaft über die Parkinsonsyndrome (Referat von Souques), der Gesellschaft deutscher Nervenärzte über den „amyostatischen Symptomenkomplex" (Referate von Pollak, Jakob, Bostroem), die mehr oder weniger das Gesamtgebiet umfassenden Veröffentlichungen von C. und O. Vogt, Stertz, O. Foerster, K. Goldstein, Bostroem, A. Jakob, F. H. Lewy, das reichhaltige Übersichtsreferat von Runge eine sehr eingehende, ja anscheinend allseitige Beleuchtung erfahren. Indessen mag vielleicht der Versuch einer selbständigen Sichtung des Materials unter Berücksichtigung der seither noch zugewachsenen Erfahrungen, der Versuch einer Stellungnahme zu einigen der pathophysiologischen Hauptprobleme, sowie die einläßlichere Besprechung einiger von den angeführten Autoren nicht oder nur kürzer behandelter Fragen meinen Ausführungen einigen ergänzenden Wert verleihen [1].

Indem die Aufgabe dahin verstanden wurde, zu zeigen, wie sich nach heutigem Wissen *auf Grund pathologisch-anatomischer Tatsachen* der Zusammenhang der einschlägigen motorischen Einzelsymptome und Syndrome mit der Erkrankung der einzelnen Anteile der Stammganglien und der ihnen funktionell zuzuordnenden Kerne darstellt, mußte die — von Bostroem und Runge besonders einläßlich vollzogene — Würdigung vieler wichtiger, auf *nur klinisch* beobachtete Fälle sich stützender Beiträge naturgemäß zurücktreten. Durch die hier gewählte Art der Darstellung hoffte ich am ehesten der Gefahr einer bloßen Wiederholung bereits vorhandener Übersichten zu entgehen. Im Dienste der Aufgabe, die *durch klinisch-anatomische Tatsachen gesicherten* Funktionen des extrapyramidal-motorischen Systems abzugrenzen, stehen auch die beiden Exkurse über dessen Zusammenhang mit vegetativen und psychischen Störungen (X, XI).

---

[1] Zum Teil kurz vor, zum Teil nach Abschluß meines Referates erschienen die Arbeiten von Wilson (9), Kleist (6), v. Monakow (5), die ich durch Zusätze noch berücksichtigen konnte; ihre vergleichende Lektüre vermittelt eine lebendige Anschauung davon, wie weit wir auf unserem Gebiete trotz aller oben genannten zusammenfassenden Darstellungen noch von einer Einhelligkeit der Lehrmeinungen entfernt sind; diesen Eindruck verstärken die auf die menschliche Pathologie bezüglichen Abschnitte des Werkes von Rademaker (2), das mir erst jüngst durch seine Verdeutschung zugänglich wurde.

I. Das extrapyramidal-motorische System.

Vorab, schon im Interesse einer Verständigung über die Bezeichnungsweise, einige Bemerkungen über die für extrapyramidal-motorische Störungen maßgebenden Kerngebiete.

Die eigentlichen „*Stammganglien*" (unter welchen ich, Obersteiner, Goldstejn u. A. folgend, hier nirgends den Thalamus mitbegreife), auch als „*Corpus striatum*" zusammengefaßt, bestehen bekanntlich aus zwei nach Phylo- und Ontogenese, Architektur und noch weiteren Eigenschaften sehr verschiedenen Kernen: einmal dem Nucleus caudatus nebst Putamen des Linsenkernes, völlig einheitlich gebauten Abteilungen eines einzigen Kernes, der als *Neostriatum* (Kappers) oder nach dem Vorgang von C. und O. Vogt jetzt meist kurzweg als „*Striatum*" zusammengefaßt wird (auch ich wende letzteren Ausdruck stets in diesem prägnanten Sinne an). Durch seine kompliziertere, der Rinde sich annähernde Architektur, etwas geringeren Eisengehalt und einige sonstige Stoffwechselbesonderheiten (Spatz) wie auch durch abweichendes Verhalten bei nicht wenigen pathologischen Vorgängen tritt das Neostriatum in ziemlich ausgeprägten Gegensatz zum *Palaeostriatum* (Kappers) oder Globus pallidus (jetzt mit C. und O. Vogt kurzweg „*Pallidum*"). Während das Pallidum schon bei der Geburt reich an markhaltigen Fasern, ist das Striatum noch im 5. Lebensmonat fast gänzlich, die striopallidäre Faserung sogar gänzlich marklos (C. und O. Vogt, vgl. auch den Atlas von Flechsig). Für das Striatum begegnet die Zurechnung zum Endhirn keinem Zweifel, dagegen wollen Strasser, Spatz, Kuhlenbeck im Pallidum ein basales Grau des Zwischenhirns sehen (eine Anschauung, die allerdings noch nicht allgemein geteilt wird: Kappers, Warkany). Diese Auffassung eröffnet jedenfalls am ehesten ein Verständnis für die anscheinend sehr engen Beziehungen des Pallidum zur *Substantia nigra*, jenem mächtigen basalen Mittelhirnganglion, in welchem Mirto (zit. nach Bauer, Souques) nichts anderes als eine phylogenetisch vom Pallidum abgezweigte Zellgruppe erblickt; seine engen Beziehungen zum Pallidum gehen aus einer Reihe von Tatsachen hervor: kontinuierlicher Übergang der Zona reticulata der Nigra ins Pallidum bei gewissen Schnittrichtungen (Spatz, dagegen Warkany); in beiden Ganglien stärkster Eisengehalt unter allen Hirnteilen überhaupt (Spatz); Vorkommen melaninhaltiger Zellen im Pallidum (Hallervorden); endlich haben neuestens Dresel und Rothmann beim Hunde gefunden, daß die Abtrennung des gesamten Endhirns einschließlich Striatum und Pallidum zu einem vollständigen Untergang der Nigra führt, wobei, wenn man Edinger-Fischers und Jakobs „Kinder ohne Großhirn" heranzieht, die Abtrennung des Pallidum die ausschlaggebende Bedingung zu sein scheint (vgl. anderseits Ferraro, 1, S. 97, der bei seinem großhirnlosen Hunde den Untergang von Nigrazellen auf die Schädigung von Neo- und Palaeostriatum zurückführt). Auch die menschliche Pathologie hat bekanntlich dieser anatomisch engen Verwandtschaft von Nigra und Pallidum durch den Nachweis sehr ähnlicher Symptome bei Einzelerkrankung eines jeden, sowie durch die Beobachtung familiären Vorkommens einer elektiven gemeinsamen Erkrankung dieser beiden Kerne (Hallervorden und Spatz, unten S. 15) weitere Bedeutung verliehen.

Reiche beherrschende faseranatomische Beziehungen zum Pallidum, und eine ebenfalls noch recht starke Eisenreaktion lassen auch das *Corpus Luysi* mit Bestimmtheit zum extrapyramidal-motorischen System rechnen, in welches Spatz weiter auf Grund ihrer ebenfalls noch elektiv starken Eisenreaktion und der in der Pathologie sich kundgebenden Funktionsverwandtschaft den *Nucleus ruber* und den *Nucleus dentatus des Kleinhirns* einbezieht. Auch quantitativ-analytisch hat sich durch die Untersuchungen von Wuth und Stein der von Spatz ursprünglich histochemisch (in Ausbau Guizettischer Forschungen) nachgewiesene überragende Eisenreichtum der sechs genannten Kerne (Striatum, Pallidum, Luys, Nigra, Ruber, Dentatum) bestätigt, worin sich wahrscheinlich eine wichtige stoffwechselchemische und funktionelle Gemeinsamkeit ausspricht. Im weiteren Sinne soll daher in der Folge die Bezeichnung *extrapyramidal-motorisches System* in jener S p a t z schen Umgrenzung für diese sechs Kerne verwendet werden, gelegentlich aber, wo kein Mißverständnis entstehen kann, Ruber und Dentatum, die sonst ja meist zum Kleinhirnsystem gerechnet werden, nicht einbegriffen sein (Striatum, Pallidum, Luys und Nigra entsprächen dann J a k o b s *„extrapyramidalem Hauptsystem"*).

Zu ihrem von etwas anderem Gesichtspunkt aufgestellten *„striären"* System rechnen C. und O. V o g t an grauen Massen außer Striatum-Pallidum und Luys den Kern *mv* des Thalamus und das Tuber cinereum, ferner zwei kleinere von pallidofugalen Fasern direkt beeinflußte Kerne des Mittelhirns: den Darkschewitsch schen oder Kern der hinteren Kommissur und den ihm ventral anliegenden Nucleus interstitialis, während sie die Stellung der Nigra, des Ruber, des Kernes des Forel schen Feldes als zweifelhaft bezeichnen.

Gegensätzlich sind noch die Meinungen über den *Kern der Substantia innominata* (M e y n e r t) oder *Nucleus basalis*, dessen von H u n t und L e w y angenommene Zugehörigkeit zum System des Pallidum von C. und O. V o g t, B i e l s c h o w s k y strikt abgelehnt wird; zugunsten der letzteren Auffassung spricht es, daß der Eisengehalt des Nucl. basalis im Gegensatz zu dem des Pallidum (und auch Striatum) nur ein ganz verschwindender ist (S p a t z). Die Funktion des Basalkernes ist noch gänzlich unbekannt (vgl. dazu K l e i s t [6], S. 1769).

Daß eine Zusammenfassung der mehrgenannten sechs Kerne zu einem extrapyramidalmotorischen System von gewissem Standpunkt willkürliche Momente enthält, ist selbstverständlich; in bestimmten Zusammenhängen mögen andere Gruppierungen ihre Vorteile haben, wie etwa die „corps opto-striés" der Franzosen. Doch lassen sich viele gute Gründe für die S p a t z sche Zusammenfassung anführen, die, wie mir scheint, eine Darstellung der extrapyramidal-motorischen Störungen erleichtert. Die faseranatomischen Verhältnisse dieses Systems sollen uns erst an späterer Stelle beschäftigen.

II. Chorea.

Indem wir nunmehr übergehen zur Besprechung der *lokalisatorisch und pathophysiologisch bedeutsamen* Momente an den anatomischen Grundlagen der wichtigsten extrapyramidal-motorischen Syndrome, soll zunächst die hyperkinetische Gruppe ins Auge gefaßt werden: die Chorea, als Anhang zu ihr die Myoklonie; sodann die Athetose und der ihr nahe verwandte Torsionsspasmus. An diesen schließt sich in engster Zugehörigkeit an der Torticollis, überleitend zu den Tics und komplizierteren Bewegungsstörungen der Spätencephalitis, sowie einige weitere hyperkinetische Symptome. Durch anatomische Gemeinsamkeiten mit einer Gruppe torsionsspastischer Fälle verbunden, soll hierauf die Wilson-Pseudoslerosegruppe folgen, welche hinüberführt zur Paralysis agitans und den ähnlichen Syndromen der Spätencephalitis sowie anderen symptomatologisch verwandten Zuständen, die mit jenen beiden Krankheiten als hypokinetisch-hypertonische Syndrome zusammengefaßt zu werden pflegen.

Oft genug ist hervorgehoben worden, daß namentlich bei der Gruppe der Hyperkinesen die klinischen Bilder keineswegs immer rein genug ausgeprägt sind, um einer der bekannten Hauptformen allein zugeteilt werden zu können.

Die *Krankheitsfälle mit beherrschender choreatischer Bewegungsstörung* lassen sich ziemlich zwanglos in die folgenden drei Hauptgruppen einteilen: einmal die chronisch-progressiven Formen, sodann die infektiösen (insbesondere akut- infektiösen) und toxischen Formen, endlich die Chorea bei groben Herdläsionen. Während letztere, naturgemäß oft halbseitige Choreaformen vielfach auch Läsionen außerhalb der Stammganglien zur Grundlage haben, liegt den essentiell bilateralen (nur ausnahmsweise halbseitig auftretenden) beiden andern Gruppen teils durchweg (wie bei den chronisch progressiven Formen), teils fast durchweg (wie bei den akut-infektiösen und toxischen) eine reine Läsion der Stammganglien zugrunde.

1. Chronisch-progressive Formen.

Weitaus die wichtigsten Aufschlüsse über die Grundlage der Stammganglienchorea haben die Untersuchungen derjenigen unter den chronisch progressiven Formen gegeben, welche, exquisit hereditär auftretend und mit einer progressiven Demenz einhergehend, als *Huntington*sche Chorea im engeren Sinne zu bezeichnen ist.

Nach Vorarbeiten von Jelgersma und d'Anglade ist es 1911 Alzheimer gewesen, welcher zuerst nachgewiesen hat, daß nicht der Rindenprozeß, sondern eine ihm koordinierte schwere Ganglienzelldegeneration des Corpus striatum die Grundlage der Bewegungsstörung bildet, während jener als Substrat der begleitenden progressiven Demenz zu gelten hat. Durch eine sehr große Zahl von Arbeiten wurden Alzheimers Befunde seither bestätigt und zum Teil erweitert (Marie und Lhermitte, Kleist-Kiesselbach, Hunt, Ranke, Stern, C. und O. Vogt, Bielschowsky, Lewy, Jakob, Terplan, Peter u. v. A.). Wir können das Ergebnis kurz wie folgt aussprechen: Es findet sich ein elektiver (im Markfaserbild zum Status fibrosus C. und O. Vogts führender) Ganglienzelluntergang des Striatum mit Bevorzugung der kleinen Elemente (Kleist-Kiesselbach, Hunt u. A.), welch letztere in frischeren, aber bereits das charakteristische choreatische Bild darbietenden Fällen geradezu isoliert ausfallen (Jakob); eine geringere (in initialen Fällen fehlende) primäre, oft nur sekundäre Beteiligung des Pallidum, eine sekundäre Atrophie des Corpus Luysi; inkonstante Veränderungen in anderen Abschnitten des Zentralnervensystems. Daneben stets eine verbreitete degenerative Rindenerkrankung mit Bevorzugung der tieferen Schichten (von der 3. oder 4. abwärts).[1]

Wir haben aus diesen anatomischen Befunden den Schluß zu ziehen, daß (wie wohl zuerst Hunt mit Schärfe ausgesprochen hat), die Grundlage der choreatischen Bewegungsstörung bei der Huntingtonschen Krankheit vor allem in dem Untergang der kleinen Ganglienzellen des Striatum zu erblicken ist.

Ich übergehe die von den Autoren (C. und O. Vogt, Lewy, Terplan, Bielschowsky, Peter) noch nicht einhellig beantwortete Frage, ob die *nicht hereditären* Fälle chronisch progressiver Chorea mit Rindenprozeß (Defektpsychose), deren anatomisches Bild im ganzen dem der echten Huntington-Fälle sehr ähnlich ist, im feineren Befund gewisse Differenzen erkennen lassen (anzuschließen wären wegen der Kombination chronischprogressiver Chorea mit psychischem Verfall die im übrigen abweichenden jugendlichen Fälle von Bielschowsky, und Urechia und Malescu, unten S. 16). Dagegen ist es sehr wichtig, darauf hinzuweisen, daß in den Fällen chronisch-progressiver Chorea *ohne* Defektpsychose von C. und O. Vogt sowie von Bielschowsky sich, bei fehlender Rindenerkrankung, ein dem Huntingtonschen völlig entsprechender Striatumprozeß hat nachweisen lassen, wodurch die Beziehung der choreatischen Bewegungsstörung der HuntingtonFälle allein auf den Striatumprozeß gesichert ist.

Die Befunde bei den übrigen, gegenüber der Huntingtonschen Chorea (und den ihr nahestehenden Formen) an Häufigkeit weit zurücktretenden Formen chronisch-progressiver Chorea bestätigen im ganzen die Bedeutung des kleinzelligen Ganglienzelluntergangs des Striatum (für die *echt senile* Form liegen ein anatomischer Befund von Jakob und ein vielleicht ebenfalls zugehöriger von Leyser, für die *arteriosklerotische* Form solche von Lewy und Jakob, für die Form *nach Gelenkrheumatismus* zwei Fälle von

---

[1] Ausnahmsweise werden Fälle beobachtet, die klinisch (Stertz [1] Beob. 3 und 4) nicht als progressive Chorea, sondern als Wilsonsches Bild verlaufen, und doch erbbiologisch (Entres) wie histopathologisch (Spielmeyer, 6), auch durch das Fehlen von Lebercirrhose (Schmincke) sich als zur Huntingtongruppe gehörig erweisen, ohne daß dem abweichenden klinischen eine Besonderheit des anatomischen Bildes entspräche. Verwandte Fälle (klinisch): C. S. Freund (2), Meggendorfer (cit. bei Freund).

Jakob vor); von erheblichem Interesse ist es, daß, wie schon in einem von Terplan mitgeteilten Huntington-Falle, so auch in dem senilen Falle Jakobs und in einem seiner Fälle nach Gelenkrheumatismus ein Übergang der Chorea in Versteifung sich histologisch durch starke Mitbeteiligung der großen Elemente des Striatum (im letzgenannten Falle allerdings noch verbunden mit Pallidum- und Nigraveränderungen) ausprägte.

2. Infektiöse und toxische Formen.

Auch für die *akut-infektiösen* Formen der Chorea geht die bestimmte Lokalisation der Bewegungsstörung in das Corpus striatum auf Alzheimers (in diesem Punkte zunächst merkwürdig wenig beachtete) Arbeit von 1911 zurück, und die späteren Untersuchungen — die hier allein Interesse bieten — haben ihm auch darin recht gegeben.

Ich erwähne für die *rheumatische Chorea minor* die Untersuchungen von Trétiakoff, Marie und Trétiakoff, Fiore, Greenfield und Wolfsohn, Castrén, Lewy. Namentlich die an Zahl der Fälle weitaus umfassendsten Untersuchungen des Letzteren ergaben eine ausgesprochene Bevorzugung des *Neostriatum* durch die den Prozeß ausmachende „Stäbchenzellen-Encephalitis", auch hier wieder bemerkenswerterweise mit *bevorzugter Schädigung der kleinen Schaltzellen.* (Aus dem Rahmen der übrigen Beobachtungen fällt der von Slauck untersuchte Fall, in welchem kaudaler Thalamus, Ruber, Luys, Höhlengrau, Bindearme betroffen waren, so daß die Bewegungsstörung hier wohl im Sinne der Bindearm-, Ruber- usw. -Chorea erklärt werden muß. Lokalisatorisch kommt diesem Falle nahe der Lethargicafall von Achard, folg. Abs.)

Die bisher einzigen drei histologisch untersuchten Fälle von *Chorea gravidarum* (Jakob[5], S. 872, Marie-Bouttier-Trétiakoff, Creutzfeldt)[1]), die untereinander namentlich in der Dissemination des Prozesses stark abweichen, aber — insbesondere diejenigen von Jakob und Creutzfeldt — die neostriäre Lokalisation der Bewegungsstörung (letzterer auch die kleinzellige Elektion) bestätigen, seien in ihren Einzelheiten übergangen, ebenso die wenigen zuverlässig untersuchten Fälle von *septischer* Chorea, welche lokalisatorisch gegenüber der rheumatischen Form, abgesehen von teilweise stärkerer Dissemination des Entzündungsprozesses, kaum Abweichendes ergeben haben (Alzheimer, Moser, Fiore, Lewy; die Arbeit von J. Schuster ist aus mehreren Gründen schwer verwertbar; ältere Literatur siehe u. a. bei Wendenburg). Jakobs *Paratyphus-B-*Fall zeigt neben Striatumaffektion weitverbreitete Rindenbeteiligung (dazu Thalamus, Dentatum, Olive), daher vielleicht die parakinetische Färbung der Bewegungsunruhe. Eine sehr eng auf das Neostriatum (ohne kleinzellige Elektion) beschränkte Lokalisation wies der von Globus mitgeteilte Fall einer durch *Diphtherie*infektion bedingten Chorea auf. (Lewys Diphtherieexperimente an Mäusen hatten als Grundlage einer Spasmus mobilis-artigen Hyperkinese einen toxischen Degenerationsprozeß ausschließlich des Neostriatum mit kleinzelliger Elektion ergeben.) Ein vereinzelter Sektionsbefund (Forster) der anscheinend nicht seltenen *Fleckfieber*chorea (Curschmann, zit. nach Forster; ferner Hirschberg, Stefanescu) hat ebensowenig neue lokalisatorische Gesichtspunkte für die Chorea ergeben, wie die zahlreichen in den letzten Jahren zur Untersuchung gelangten Fälle *choreatischer Form der Encephalitis lethargica* (siehe namentlich Klarfeld und dort Zitierte, ferner Siegmund, Mittasch, Hedinger, Achard S. 141, Fall 4, u. A.).

Während für das Gros der Fälle von Chorea minor eine luetische Ätiologie abzulehnen ist (trotz der auch nach meiner Erfahrung nicht selten vorhandenen Wirksamkeit der Salvarsantherapie), so kommt für *einzelne Fälle von Chorea* eine *luetische* Grundlage in Frage (G. Flatau, Benedek und Czörsk, Wimmer; Boas; Silbermann; siehe auch Nonne[2]). Der anscheinend einzige Sektionsfall dieser Art (Urechia und Rusdea[2], anatomisch untersucht von Urechia und Elekes[1]) scheint sich aber als eine mit Lues komplizierte Huntingtonsche Chorea zu kennzeichnen (vgl. Urechia und Rusdea[1], einen Verwandten jenes Falles betreffend mit typischem Huntington). Sehr regelmäßig

---

[1]) Neuestens kommen hierzu noch die Fälle von Urechia und Elekes (4), Winkelman.

beteiligt der *paralytische* Prozeß die Stammganglien (Alzheimer, Steck, Boas), und zwar (Spatz) in elektiver Weise das Striatum, so daß das gelegentliche (auch bei Vorhandensein solcher Veränderungen keineswegs konstante: Jakob, S. 90) Auftreten choreatischer Bewegungsstörungen bei Paralyse (Foerster, Stertz, Liepmann, Reich) wohl hierin seine Erklärung findet; auch die beiden letztgenannten anatomisch von C. und O. Vogt untersuchten Fälle boten elektive Erkrankung der Striatumzellen (beider Zelltypen ohne Unterschied) bei geringer bzw. fehlender Beteiligung der Pallidumzellen. Etwas aus dem Rahmen dieser Befunde fällt nur der Fall von O. Fischer (1, Fall 3: Hemichorea bei Paralyse), wo neben Atrophie der ganzen gegenseitigen Hemisphäre Thalamus und Pallidum am stärksten ergriffen waren.

Rein *toxisch* bedingte Chorea ist eine große Seltenheit (einige Literaturangaben bei Wendenburg, S. 364), und namentlich steht ihr durch einen Sektionsbefund von Merguet belegtes Vorkommen bei Kohlenoxydvergiftung vereinzelt da. (Hier fanden sich neben verbreiteter Hyperämie, kleinen Blutungen usw. die Hauptveränderungen in Thalamus und „Linsenkern".) Sektionsbefunde der in neuerer Zeit einige Male beobachteten Chorea bei *Polycythämie* liegen noch nicht vor (Pollock, Bardochzi; familiäres Auftreten von Polycythämie in Verbindung mit Huntingtonscher Chorea bei Doll und Rothschild).

Zusammenfassend bestätigt das anatomische Material der akut-infektiösen, der luetisch und paralytisch bedingten, sowie der toxischen Choreaformen die Striatumlokalisation, jedoch nicht mit so durchgehender Bevorzugung der kleinen Ganglienzellen wie bei den chronisch-progressiven Formen; am deutlichsten ist letztere noch bei der Chorea minor.

3. Chorea durch grobe Herdläsionen.

Gehen wir über zu den *Fällen von Chorea bei grober Herdläsion*, so zeigt sich bekanntlich, daß hier im Gegensatz zu den bisher behandelten, fast ausnahmslos auf Striatumläsion beruhenden Formen ein viel größeres Gebiet des Gehirns in Betracht kommt; einige dieser Fälle, wie namentlich derjenige von Bonhoeffer haben entscheidende Bedeutung für die extrapyramidale Lokalisation der heute so genannten Bewegungsstörungen gewonnen.

Bei der folgenden Übersicht sollen vor allem die mikroskopisch-topographisch genau genug untersuchten Fälle Berücksichtigung finden (das makroskopische Material bis 1903 ist eingehend mitverwertet bei Berger).

a) Kleinhirn. Außer den Fällen von Menzel, von Sander (choreiformes Schleudern nur bei Willkürbewegungen) und von Muratow kommen vor allem in Betracht der Fall von Hammarberg, sowie die beiden von Brun eingehend beschriebenen Fälle neocerebellarer Hypo- bzw. Aplasie, in welchen der Autor der begleitenden Entwicklungshemmung des Großhirns für das Auftreten der choreiformen Bewegungen maßgebenden Anteil zumißt (für den zweiten Fall wird eine solche Entwicklungshemmung allerdings Bd. I, S. 114, 122 verneint). Bemerkenswert ist vielleicht, daß im zweiten Falle der Linsenkern (im wesentlichen das Putamen) sogar von übernormaler Größenentwicklung war, während im ersten Falle die Großhirnganglien an der Entwicklungshemmung durch allgemeine Kleinheit teilnahmen. (Der von Runge S. 410 angeführte Fall von Kirchhoff erscheint nicht hierhergehörig: halbseitige Kleinhirnatrophie mit üblichen cerebellaren Erscheinungen und an *Athetose* erinnernden Zuckungen im epileptischen Anfall. — Kleinhirnatrophie fand sich in dem nur makroskopisch untersuchten Falle von Huppert, dessen Bewegungsstörung übrigens von der Chorea unterschieden wird). Foerster (2) beobachtete einen akuten Choreafall beruhend auf multiplen oberflächlichen über die gesamte Kleinhirnrinde verstreuten Blutungen. Wenn wir berücksichtigen, daß unter der sehr großen Zahl von Mingazzini zusammengestellter Kleinhirnbeobachtungen sich nirgends Hinweise auf choreatische Symptome finden (auch mir selbst sind solche Störungen bei Kleinhirnfällen noch nicht begegnet), so ist schon im Hinblick auf die Spärlichkeit der Beobachtungen und die nach den Beschreibungen zum Teil nicht ganz typisch choreatische Form der Bewegungen zu sagen, daß die näheren Bedingungen ihres Auftretens zur Zeit noch undurchsichtig sind; insbesondere auch, ob dem Zahnkern dabei eine spezifische Rolle zukommt, wofür Sander's Fall zu sprechen scheint.

b) Bindearm. Die Bindearmbahn war isoliert betroffen in dem berühmten Falle von Bonhoeffer (von ihm wohl mit Recht auch gegenüber der Anzweiflung seitens C. und O. Vogt [2] als beweisend aufrechterhalten). In dem ebenfalls auf Tumormetastasen beruhenden Falle von (Kleist-)Bremme bestanden neben einer fast völligen Durchbrechung der rechten Bindearmbahn noch eine mächtige Vierhügel-Ponsmetastase, eine anscheinend jüngere im linken Corpus Luysi und H_2 mit Beteiligung basaler Teile der inneren Kapsel; (durch die H_2-Zerstörung waren demnach auch pallidofugale Fasern und Verbindungen zwischen Thalamus und Pallidum-Striatum zerstört); daneben noch weitere Metastasen im Ponsgebiet und Kleinhirn. Verfasserin begründet die Auffassung, daß die Chorea der rechten Körper- und beider Gesichtshälften ursprünglich rein auf der Bindearmdurchbrechung beruhte. — Nur makroskopisch untersuchte Fälle, die hierher gerechnet werden, teilt neuerdings Kleist mit (4a, Fälle 8 u. 9). — Hervorhebenswert ist, daß in dem (nur makroskopischen, aber anscheinend sehr reinen) Fall einseitiger Bindearmblutung von Porot zwar ausgesprochene cerebellare Störungen, aber keine Hemichorea bestand. (Auf den an späterer Stelle zu verwertenden Fall von Jakob [8] mit beiderseitiger Läsion des Bindearm-Rubersystems, der bei gleichzeitiger schwerer striato-pallidärer Entartung nur Starre usw. ohne jede Hyperkinese aufwies, sei hier nur kurz hingedeutet). Da Lafora in letzter Zeit (in einer mir nur aus kurzem Referat bekannten spanisch veröffentlichten Mitteilung) die Bindearmchorea auch experimentell bestätigt zu haben scheint, so kann diese trotz der Spärlichkeit des pathologischen Materials als gesichert gelten.

c) Roter Kern. Hier liegt vor allem der anatomisch sehr eingehend beschriebene Fall von v. Halban und Infeld vor, in welchem allerdings die einseitige Ruberzerstörung nicht ganz isoliert ist; denn es sind weiter primär betroffen ein Teil des Forelschen Haubenfeldes, der weiße Kern, der medialste Teil der Hauptschleife, der dorsolaterale Anteil der Nigra, der größte Teil der Forelschen und die ganze Meynertsche Kommissur, der Fasciculus retroflexus, die Fasern der hinteren Kommissur und der Beginn des hinteren Längsbündels. — Weiter sind heranzuziehen der klinisch und anatomisch mit diesem Falle „fast identische" von Infeld, sowie die Fälle von Ceni (zit. nach Pineles, S. 216; eingehender bei Rademaker [2] S. 262), Kolisch (Tuberkel, ziemlich starke Verdrängungserscheinungen usw.). Der Fall von Wachendorff ist in topographischer Hinsicht nur makroskopisch untersucht und wenig bestimmt beschrieben (Herd „etwa dem Nucleus ruber entsprechend"). Der Fall von Barth bot keine extrapyramidalen Bewegungsstörungen im engeren Sinne, ebenso der sehr reine Rubererweichungsfall von Claude und Loyez (hier nur Asynergie, „cerebellare" Ataxie und Gleichgewichtsstörung, Adiadochokinese, aber weder Chorea noch Athetose, Tremor oder Hypertonie).

d) Substantia nigra. Trétiakoff, welcher sie in seinem Falle (14) von „Sydenhamscher Chorea" (der aber auf Lethargica verdächtig erscheint) neben den Basalganglien stark ergriffen fand, ist selbst nicht geneigt (S. 86ff.), die choreatische Bewegungsstörung auf diese Läsion zu beziehen; wie denn auch die übrige Literatur keinerlei beweisende Befunde zugunsten einer Beziehung der Nigra zur choreatischen Bewegungsstörung enthält.

e) Vierhügelgegend. Unsicher erscheint es, welche Gebiete für die choreatisch-parakinetische Unruhe in Jakobs Fall 33 verantwortlich zu machen sind: eine alkoholisch verursachte Polioencephalitis haemorrhagica superior betraf wesentlich nur die Gegend um den Aquädukt, die vorderen und hinteren Vierhügel, die hintere Kommissur und ihre Kerne, nebst der oralwärts anschließenden, dem dritten Ventrikel anliegenden Kernregion des Hypothalamus und Wandregion jenes Ventrikels. Verfasser selbst neigt dazu, die Mittelhirnlokalisation als maßgebend aufzufassen. Aus Späterem wird sich ergeben, daß meines Erachtens wohl auch das starke Ergriffensein des Höhlengraus als erklärend für die Bewegungsunruhe in Betracht kommt: unten IX, 3; XI, C. Zur Deutung des Falles siehe neuestens auch Kleist (6), S. 1814 (hier durch Druckfehler als Fall 23 bezeichnet).

f) Regio subthalamica. Hierher würde der (meines Wissens bisher nur kurz makroskopisch mitgeteilte) Fall von Pette gehören; falls aber das Corpus subthalamicum, das nicht erwähnt ist, im Herde aufgegangen war, würde er wohl der sogleich folgenden Gruppe anzuschließen sein.

g) Corpus Luysi. Dieser Kern war einseitig zerstört in den Fällen von v. Economo, O. Fischer, Jakob (Fall 19) (mitbetroffen ferner in dem oben sub b erwähnten Falle von Kleist-Bremme, sowie dem nachher zu erwähnenden von Greiff, vielleicht auch bei Pette, oben sub f). Die drei zuerst genannten sehr wichtigen Fälle betreffen alle arteriosklerotische Blutungen. Die auf der zum Luysherd gegenseitigen Körperhälfte aufgetretenen (bei Jakob vorübergehend und schwächer auch die Herdseite beteiligenden) Zuckungen waren zeitweise so heftig schleudernd bzw. wühlend-wälzend, daß Fischer wie Jakob von Hemiballismus sprechen (von Monakow [2] S. 538 setzt übrigens „Hemiballismus von Kußmaul" gleichbedeutend mit posthemiplegischer Chorea). Bei v. Economo ist außer dem Luys auch die Nigra vom Herd betroffen, bei Fischer unterliegt sie nach Tafel 20 zum Teil sichtlich einer Deformierung durch den benachbarten Herd, bei Jakob ist sie unbeteiligt. Starke Beeinträchtigung lateraler-ventraler Thalamuspartien läßt Fischers Abbildung erkennen, und bei v. Economo ist das Eindringen des Herdes in die ventralen Thalamusabschnitte ausdrücklich angegeben. Daß ein frischer Blutungs- herd dieses Sitzes namentlich Forels Feld H_2 (in welchem u. a. auch die Verbindung zwischen Pallidum und Ruber verläuft) schwer beeinträchtigen muß, ist schon rein topo- graphisch unabweisbar; Jakob gibt denn auch starke Nachaufwärtsdrängung von H_2 und H_1 an. (Sein Fall bot außerdem beiderseits ausgesprochenen Status cribatus des Striatum und Pallidum, die Fälle von v. Economo und Fischer Rindenherde usw., die aber neben dem Luysherd für die Chorea nicht in Betracht kamen.) Da in letzteren beiden Fällen zwar der Hemiballismus bis zum Tode anhielt, dieser aber nach wenigen Tagen eintrat, in Jakobs Falle die 14 Tage nach Insult (der zunächst nur Hemiparese machte) aufgetretenen hemiballistischen Erscheinungen nach dreiwöchiger Dauer 2 Tage vor dem Tode bis auf Spuren wieder verschwanden, so erscheint die Frage schwierig entscheidbar, ob hier ein *Ausfalls*symptom des Corpus Luysi vorliegt, was freilich das wahrscheinlichere ist (siehe zu der Frage auch Jakob [5] S. 380 oben). — Hinzu kommt jetzt ein neuer bisher nur kurz mitgeteilter Fall Jakobs (8, S. 314), in welchem über- wiegende Striatumläsion einer Seite mit arteriosklerotischer partieller Luyszerstörung derselben Seite sich in ihrer Wirkung kombinierte. Aus älterer Zeit ist vielleicht auch der Fall von Greiff (Fall 1) hier anzuführen, der zwar nicht auf mikroskopischen Schnittserien, aber doch sehr eingehend am gehärteten Gehirn studiert ist; hier kombinieren sich viel- leicht als gemeinsame Ursache einer Hemichorea ein auf der Gegenseite gelegener Herd im inneren oberen Teil des Thalamus mit einem zweiten Herde zwischen Thalamus und Hirn- schenkel, der hauptsächlich den „Thalamus bzw. dessen Corpus subthalamicum" betraf; daneben bestand allerdings noch ein zur Chorea gleichseitiger Kleinhirnhemisphärenherd. Durch die monatelange Andauer der Hemichorea bis zum Tode stützt dieser Fall mit Reserve die Ausfallsnatur der Luyschorea. — Daß die Frage, ob hier Reiz- oder Ausfalls- erscheinungen vorliegen, nicht einfach ist, zeigt auch Jakobs interessanter (hier als zu kompliziert nicht näher referierter) Fall 32, in welchem eigenartige choreatisch-athe- totisch-torsionsspastische Wälz- usw. Anfälle, die als „Reizerscheinungen" imponierten (S. 308, Abs. 2), vor allem auf die schwere Degeneration des Luysschen Körpers bezogen werden. — Kleist hält es noch neuestens (6, S. 1815) für unerwiesen, daß Läsion des Corpus Luysi Hemiballismus macht, und nicht vielmehr Nebenverletzungen maßgebend sind.

n) Ansa lenticularis. Eine Stütze findet die Ausfallsnatur der Luys-Chorea vielleicht auch durch einen jüngst von Jakob (vorerst nur kurz) veröffentlichten Fall (8, S. 315). Er scheint zu zeigen, daß auch Herde in der Linsenkernschlinge für die Entstehung choreiformer Bewegungsstörungen („bilaterale athetoide Bewegungen . . . bei zeitweisen Anklängen an Dreh- und Wälzbewegungen") wenigstens unterstützend in Betracht kommen: es fand sich (neben Status cribratus in Striatum und Pallidum, der für die vorhandene Hypertonie wohl hauptsächlich verantwortlich ist) beiderseits eine streng auf den kaudalen Teil der Linsenkernschlinge beschränkte arteriosklerotische Lakune. Da hierdurch (Jakob) ganz vornehmlich die pallidäre Faserung zum Corpus Luysi unterbrochen ist, so würde — bei Annahme überwiegender Wichtigkeit des Wegfalls *anregender* Impulse des Pallidum gegenüber dem Corpus Luysi — diese Beobachtung die *Ausfalls*natur der Luyschorea stützen.

i) Thalamus. Chorea auf Grund von Thalamusläsion, durch Fälle der älteren Literatur gestützt (z. B. Gowers, Raymond, zit. nach Bonhoeffer) und als Grundlage einer der Haupttheorien der Chorea verwendet, ist auch unter den *auf Serienschnitten exakt untersuchten neueren Fällen von Thalamusherd* (vor allem Bischoff, Anton [1] Fall 3, Edinger, Long [1] zwei Fälle, Roussy [1] 4 Fälle, Winkler und van Londen, Holmes und Head, Lewandowsky und Stadelmann, Beyermann, Muratow, Herz, Malan und Civalleri, Bouttier-Bertrand-A. P. Marie; das Buch von Hillemand ist mir nur durch ein Referat zugänglich) einige Male gefunden worden: nämlich in den Fällen von Edinger, Roussy Fall 1 (nicht dagegen, wie Roussy [3] S. 107 angibt, auch in seinem Falle 2), Lewandowsky und Stadelmann, Malan und Civalleri, initial anscheinend auch bei Bouttier-Bertrand-Marie (die Fälle Bischoff, Herz und Muratow zeigten dagegen Athetose, Beyermann athetoseähnliche Störungen bzw. Mitbewegungen, weshalb sie unter Athetose besprochen werden). Die übrigen Fälle hatten keinerlei Bewegungsstörung der hier einschlägigen Art. Von den fünf genannten Fällen mit choreatischer bzw. choreatisch-athetotischer Störung boten nun die drei erstgenannten (Edinger, Roussy Fall 1, Lewandowsky und Stadelmann) eine Putamen- (zum Teil auch Pallidum-)läsion, der letztere in recht erheblichem Grade. Nur die Fälle von Malan und Civalleri sowie Bouttier-Bertrand-Marie zeigten eine reine Thalamuserweichung. — (Von den beiden bisher nur makroskopisch publizierten neuen Thalamusfällen Roussys [2] bot der erste Choreabewegungen bei anscheinend reiner Thalamusläsion; in dem Greiffschen Falle fand sich eine begleitende Luysläsion: siehe sub g.) — Was die Serienschnittfälle *ohne* choreatische Bewegungsstörung anlangt, so war das Corpus striatum intakt in den Fällen Anton 3, Long 1 und 2, Holmes und Head, während in Roussys Fällen 2, 3, 4 das Putamen verletzt war (ebenso wie im zweiten seiner makroskopischen Fälle). — Es ist gewiß bemerkenswert, daß Roussy heute nicht mehr wie früher die Thalamusläsion für die begleitenden choreatisch-athetotischen Störungen verantwortlich macht, sondern diese beim Thalamussyndrom stets auf Mitläsion des Corpus striatum beruhen läßt (anderer Meinung Hillemand). Kleist bezieht in einem mikroskopisch genau verarbeiteten Falle (4, Fall 3) die choreiforme bzw. „psychomotorische" Unruhe beim Vorhandensein zahlreicher Herde im Thalamus- und Striatumgebiet mindestens zum Teil auf das Striatum.

Zusammenfassend erbringen aber nach dem Gesagten der Fall von Malan-Civalleri und wohl auch der von Bouttier-Bertrand-Marie den Beweis, daß *vereinzelt* auch ohne begleitende Striatumläsion eine Chorea durch Thalamusherd hervorgebracht wird; für die Mehrzahl der Fälle läßt sich unterstützende oder überwiegende Bedeutung einer begleitenden Striatumläsion nicht ausschließen; anderseits sind auch quoad Chorea „negative" Fälle bei Läsion von Thalamus *und* Striatum keine Seltenheit.

k) Striatum. Als beweisende Fälle von Chorea bei grober Herdläsion des Striatum sind, weil auf Serienschnitten untersucht, vor allem diejenigen von Liepmann-C. und O. Vogt (Nr. 34), Jakob (5, S. 314) zu nennen. Der klassische Fall von Anton [1] Fall 1 wird jetzt mit C. Vogt zum Status marmoratus gerechnet, stützt aber in bedeutsamster Weise die Striatumlokalisation der Chorea.

Nicht genügend geklärt ist der Fall von Austregesilo und Gallotti, in welchem ein Erweichungsherd im Kopf des rechten Schwanzkernes neben linksseitiger Hemiparese rechtsseitige Hemichorea hervorgebracht haben soll; es geht aber aus der Mitteilung nicht hervor, ob auch die linken Stammganglien und das übrige Hirn mikroskopisch untersucht wurden. — In einem bloß makroskopisch untersuchten Falle von Conos soll ein Putamenherd eine gleichseitige Hemichorea postapoplectica erzeugt haben, wofür als Erklärung rein hypothetisch ein „Fehlen der Pyramidenkreuzung" herangezogen wird, obwohl makroskopisch diese Kreuzung keinerlei Anomalie darbot. — In einem Falle von Lloyd und Winkelman greift die Läsion weit über die Stammganglien hinaus.

l) Pallidum. Ein sicherer Pallidumfall von Chorea als *Ausfalls*erscheinung existiert nicht, da der Fischersche (1, S. 485) nur makroskopisch untersucht wurde und vom Autor selbst nicht als beweisend angesehen wird; am ehesten wäre bei den rasch vorübergehenden Erscheinungen wohl an ein *Reiz*symptom des Pallidum zu denken.

m) Rinde. Bloß makroskopisch untersucht ist der Fall von Rémond et Colombiès: bei einer (anscheinend isolierten) subkortikalen Blutung im Bereich der rechten vorderen

Zentralwindung traten gleichzeitig mit dem Einsetzen der Bewußtlosigkeit linksseitige choreatische Zuckungen auf, die unter fortdauerndem tiefem Koma bis zu dem drei Tage später eintretenden Tode anhielten. Verfasser deuten sie im Sinne der Kahler-Pickschen Theorie als Reizerscheinung der den Bluterguß nach außen überlagernden motorischen Rinde. Schon wegen des akuten Verlaufs und begleitenden Komas kann der Fall mit den übrigen hier angeführten Fällen, in welchen die Chorea als Ausfallserscheinung zu beurteilen ist, nicht ohne weiteres verglichen werden (dasselbe gilt auch von dem ersten der, mir nur im Referat zugänglichen, offenbar nur makroskopischen beiden Fälle von Bériel et Viret: Stirnhirnrindenchorea), und in seiner Vereinzelung berechtigt er nicht zu weitergehenden Schlüssen. — Nach Beobachtungen an urämischen Zuckungen (die wohl als rindenbedingt zu gelten haben) scheint es mir, daß Rindenzuckungen bei längerer zeitlicher Erstreckung und lokal schwankender Intensität der Reizung ein an choreatische Zuckungen erinnerndes Bild bieten können, ohne doch meines Erachtens mit solchen identisch zu sein. Es bedürfte hier vor allem kinematographischer Analyse.

Zusammenfassend ist über die *Chorea bei groben Herdläsionen* folgendes zu sagen: Die sehr seltenen Fälle von *Kleinhirn*chorea (beweisend vor allem Menzel, Sander, Muratow, Hammarberg, Brun) sind in den näheren Bedingungen ihres Vorkommens noch undurchsichtig. Für das Vorkommen einer *Bindearm*chorea spricht vor allem der Fall von Bonhoeffer, dann auch der von Kleist-Bremme. Gesichert ist auch das Vorkommen von Chorea bei Läsion des *roten Kernes* (v. Halban-Infeld, Infeld, Ceni), des *Corpus Luysi* (v. Economo, Fischer, Jakob), des *Thalamus* (Malan und Civalleri, Bouttier-Bertrand-Marie; in den übrigen genau untersuchten Fällen war das Striatum mitbetroffen), des *Striatum* Liepmann-C. und O. Vogt, Jakob). Sehen wir davon ab, daß eine Beziehung der Kleinhirnchorea speziell auf das Dentatum noch nicht sichersteht, so ist es demnach der Weg vom Kleinhirn zum Thalamus und dieser selbst einerseits, das Striatum und das Corpus Luysi anderseits, welche als Grundlage der Herdchorea in Frage kommen. Für die Chorea bei Läsion des Corpus Luysi (sog. Hemiballismus) ist die Frage, ob es sich um Ausfalls- oder Reizerscheinung handelt, noch nicht mit voller Sicherheit, wenn auch wahrscheinlich im ersteren Sinne zu beantworten; wie weit dabei Nachbarschaftswirkungen namentlich auf vorbeiziehende Fasersysteme beteiligt sind, läßt sich noch nicht abschließend beantworten. Bei den übrigen Chorea erzeugenden Herdläsionen muß die Chorea als direktes Ausfallssymptom bewertet werden.

III. Myoklonie.

Namentlich das häufige Auftreten myoklonischer (und der ihnen nahestehenden „myorhythmischen") Erscheinungen bei der Lethargica teils als einzige Hyperkinese, teils in Mischung mit sicher extrapyramidal-motorischen Störungen hyperkinetischer und parkinsonartiger Form sprechen für eine Lokalisation der die Myoklonie auslösenden Läsionen im extrapyramidal-motorischen System (Stertz, Foerster, Ibrahim u. A.). Des Genaueren sieht Foerster in der Myoklonie den Ausdruck einer durch sehr geringe Striatumschädigung gesetzten Pallidum-Enthemmung, eine Annahme, zu deren Gunsten vielleicht der (nur klinische) Fall 7 von Stertz, welchen er zum Status marmoratus zu rechnen geneigt ist, wegen Beimischung myoklonischer Elemente zu den choreatisch-athetotischen angeführt werden kann. Doch haben die Vermutungen über die

Lokalisation der Hauptformen organischer Myoklonie auch heute noch keineswegs pathologisch-anatomisch genügend gesicherte Grundlagen, wie der folgende Überblick über das wichtigste Material erkennen läßt.

1. Durch Herdläsion bedingte Myoklonie. Außer dem Falle Schultze's von myoklonischen Erscheinungen bei *Corpus striatum*-Tumor, dem Falle Franchini's bei Erweichung des einen Linsenkernes und kleinen Zysten im anderseitigen Putamen, ferner dem wegen Vielheit der lädierten Mittelhirnkerne und Kompliziertheit der klonisch-tremorartigen Bewegungsstörung hier weniger verwertbaren Falle von Sorgo (unten IX, 1, e) kennen wir durch die wichtigen Arbeiten von Klien eine auf vaskulärem *Dentatum*-herd beruhende — auf gewisse Körpergebiete beschränkte — Myoklonie. (Gleiche Lokalisation dürfte dem nur klinischen Falle von R. A. Pfeifer zugrunde liegen.) In gewissem Maße ist auch der Fall von Schilder (rasche rhythmische Änderungen des Kontraktionszustandes) heranzuziehen (unten S. 18).

2. Myoklonusepilepsien. Im Lichte dieser Klienschen Befunde gewinnt gewiß der schon von Sioli in seinem Falle familiärer myoklonischer Epilepsie vermutete Zusammenhang zwischen ausgesprochener Gewebsveränderung in der Umgebung des Dentatum und myoklonischen Zuckungen sehr an Wahrscheinlichkeit. Und auch bei der von Haenel und Bielschowsky in einem Falle von familiärem Paramyoklonus nachgewiesenen olivocerebellaren (im Kleinhirn vor allem die fugalen Neurone erster Ordnung, die Purkinje- und Korbzellen, in geringerem Grade aber auch das Dentatum betreffenden) Atrophie wird man heute auf Grund der Klienschen Arbeiten vielleicht nicht so sehr das cerebello-olivare System als das Dentatum für die Myoklonie heranziehen dürfen. Ist doch die mit Intaktheit des Dentatumsystems einhergehende olivo-ponto-cerebellare Atrophie (Dejerine-Thomas, Arndt-Oppenheim, Cassirer u. A.) ebensowenig wie der lamelläre Untergang der Purkinje-Zellen (A. Thomas) mit myoklonischen Zuckungen verbunden. — Ob bei der von Hunt (4) beschriebenen Kombination von Myoklonusepilepsie mit seiner „Dyssynergia cerebellaris progressiva" (dazu in dem durch Familiarität ausgezeichneten einzigen Sektionsfalle noch Friedreich-Veränderungen) die für den cerebellaren Teil des Symptomenbildes verantwortlich gemachte Dentatum-Bindearmtrophie auch für die Myoklonie als Grundlage in Betracht kommt, wie Hunt nicht ausschließen möchte (S. 535), das ist nicht auszumachen, weil eine histologische Grundlage für die Myoklonusepilepsie des Falles nicht aufgezeigt ist (die Arbeiten von Lafora-Glueck und A. Westphal [1] waren Hunt ersichtlich entgangen). — Aufbauend auf den Beobachtungen von Klien, Sioli, Haenel und Bielschowsky haben dann auch Westphal-Sioli (1) in ihrem Falle (nicht familiärer) Myoklonusepilepsie, welcher allgemein-histologisch eine volle Bestätigung und Erweiterung der bekannten Lafora-Glueckschen Befunde brachte, eine *cerebellare* Grundlage der myoklonischen Komponente mit Nachdruck vertreten; war doch die ubiquitäre Ganglienzellerkrankung, insbesondere die Einlagerung der Corpora amylacea-ähnlichen Bildungen, weitaus am intensivsten ausgesprochen in Dentatum, Ruber, Thalamus und Nigra (dies letzte wird nur in den Zusammenfassungen innerhalb der Arbeit nicht mehr erwähnt). Auch das Kleinhirnmark wies eine auffällige — histologisch schwer zu kennzeichnende — Veränderung auf. Da myoklonische Erscheinungen auf Grund von Nigraveränderungen meines Wissens sonst nicht nachgewiesen sind (der Fall von Fremel, unten S. 12, ist zu vieldeutig), so ist der Deutung der beiden Autoren meines Erachtens zuzustimmen (in dem Lafora-Glueckschen Falle ist das Kleinhirn nicht erwähnt). Nahe verwandt ist der Fall von Bellavits, in dem sich die größte Intensität des Prozesses in Nigra, Dentatum, Ruber, Hirnschenkelfuß und Pallidum fand. Auch in dem Ostertagschen Falle waren die Veränderungen am stärksten in Dentatum, Thalamus und Nigra, ziemlich hochgradig auch in Pallidum und Ruber, in demjenigen von Schou am stärksten in Dentatum, Thalamus (dorsolateralem Kern) und Nigra entwickelt. Da in all diesen Fällen seit A. Westphal die Betonung der Veränderungen in Dentatum und Nigra als gemeinsames Merkmal hervortritt, während Thalamus und Ruber nicht so konstant bevorzugt sind, so möchte man unter Berücksichtigung des vorhin Gesagten ganz *speziell die schwere Dentatumerkrankung* für die Myoklonie verantwortlich machen (so auch Ostertag); freilich macht der sehr verbreitete Charakter der Läsionen den Schluß noch etwas unsicher.

In einem Falle von Myoklonusepilepsie (Frigerio), der wegen des fieberhaften Verlaufs und einiger Lymphozyteninfiltrate, vielleicht auch des andersartigen Charakters der (nur im Rückenmark nachweisbaren) Ganglienzelleinschlüsse wohl nicht in die durch Lafora-Glueck aufgeklärte Unverricht-Lundborgsche Gruppe gehört, andererseits aber auch nicht als Lethargica imponiert, fanden sich neben uncharakteristischen Ganglienzellveränderungen in Groß- und Kleinhirnrinde als Hauptbefund basophilmetachromatische Produkte im Mark des Dentatum und ähnliche Körper in Ganglienzellen des gesamten Rückenmarks; der (auf Encephalitis beruhende?) Fall stützt also in gewissem Maße die aus den übrigen Myoklonusepilepsien erschlossene Bedeutung des Dentatum für die myoklonische Komponente des Krankheitsbildes.

3. Lethargica und Verwandtes. Der Pilottische, in mehreren Publikationen besprochene Fall von Myoklonie ohne Epilepsie ist zwar klinisch auf Zugehörigkeit zur Lethargica verdächtig, der histologische Befund aber, in der Reihe der angeführten betrachtet, bietet großes Interesse: Großhirn und basale Ganglien sind im wesentlichen frei, dagegen finden sich ausgesprochene degenerative Erscheinungen an den Zahnkernen (außerdem Veränderungen der Purkinje-Zellen und Rückenmarksveränderungen). Von den letzteren abgesehen, scheint dies der reinste auf Degeneration beruhende Dentatumfall von Myoklonie zu sein.

Demgegenüber tritt in den *auf sicherer Lethargica beruhenden Sektionsfällen mit hervorstechenden myoklonischen oder myorhythmischen Bewegungsstörungen*[1]), soweit die mir zugänglichen Originale und Referate erkennen lassen, eine irgendwie einheitliche Lokalisation überhaupt nicht zutage: in Loefflers Falle waren Stammganglien, Hirnrinde, Vorderhörner vorzugsweise betroffen, in den zwei Fällen von Bostroem (2, Fälle 5 u. 6) die Rautengrube, Bindearmgegend, Zentralganglien, vor allem der Linsenkern; im erstgenannten Falle dazu eine frische kapillare Blutung im Dentatum; Verfasser schuldigt mit Reserve die Bindearmveränderungen als Grundlage der Bewegungsstörung an. Bei Winkelman und Weisenburg werden (im Referat) nur Veränderungen im oberen Rückenmark erwähnt; bei Scott fanden sich die stärksten Entzündungserscheinungen im „gyrus praecentralis", über den Hirnstamm ist nichts Besonderes angegeben (ref. von Stern); Morse fand bei 5 Lethargicafällen, worunter 2 myoklonische, Veränderungen in allen Teilen des Gehirns und Rückenmarks, am intensivsten und reichlichsten im Mittelhirn, für die myoklonischen Erscheinungen fand sich keine bestimmte Lokalisation usw.; der Fall von Smith bot Blutungen namentlich im Kleinhirn, Infiltrate besonders im Thalamus, Mittelhirn, Nigra, Corpus striatum, geringer in Inselgegend und Rückenmark, Ganglienzelldegeneration namentlich im cervikalen Vorderhorn; in Wimmers Fall 58 (3, S. 228 ff.) waren die Hauptveränderungen in Kortex und Thalamus, Vierhügel-(speziell Aquädukt-)gegend, Ruber, Pons, Oblongata, auffallend gering im Corpus striatum und auch Cerebellum einschließlich Dentatum; sein Fall 62 (ein Parkinsonismus mit einigen myoklonischen Symptomen) bot das gewöhnliche Bild dieser Form (Nigra), im übrigen noch ziemlich verbreitete entzündliche Erscheinungen (Thalamus, Striatum, ausgesprochener in Vierhügelgegend, Höhlengrau, Brücke, Oblongata, nicht wesentlich im Kleinhirn einschließlich Dentatum); ähnlich verbreitete Veränderungen in den Fällen 59 und 60, im letzteren auch sehr ausgesprochene im Dentatum. Der schon erwähnte Fall von Fremel zeigt den ganzen Hirnstamm bis über die Augenmuskelkerne hinaus, auch Nigra und zum Teil die Bulbärkerne ergriffen (Verfasser schuldigt mit Reserve speziell die Nigra für die Myoklonie an, doch erscheint dieser Schluß unsicher). Was endlich den Fall von epidemischem Singultus mit verbreiteten myoklonischen Erscheinungen von Ducamp-Carrieu-Blouquier-Tzélépoglou anlangt, so finden sich hier die Hauptveränderungen im Hirnschenkel (nicht in der Nigra), der Oblongata und dem Halsmark

---

[1]) *Klinische* Publikationen über diese Form stammen vor allem von d'Abundo, Araoz, Barbier et Célice, Brock, Buzzard, Demole, Fuchs, Goodhart, Halbron et Gambillard, Krebs, Lévy et Dupouy, Lorenz, Marie et Lévy, Olmer et Crémieux, Pienkowski, Popper, Reimold, Roger et Aymès-Pourtal, Sainton et Cornet, Schultzer, Symonds, Thomas, Wechsler. Vgl. ferner die Monographien von Stern, Achard, Wimmer, G. Lévy, sowie Nonne, v. Economo.

(auch dieser Fall dürfte zur Lethargica gehören); ähnlich in dem Falle von Kahn, Barbier et Bertrand und in demjenigen von Clerc, Foix et Mercier des Rochettes.

Anhangsweise sei noch ein von Marinesco (2) mehrfach beschriebener Fall myoklonischer Encephalitis durch Malariainfektion erwähnt, dessen histologischer Befund eine lokalisatorische Verwertung nicht gestattet. (Die Myokloniefälle von Villaret, Bénard et Blum bei Weilscher Krankheit sind bloß klinisch.)

Ein *Rückblick auf die sicher zur Lethargica gehörigen anatomischen Myokloniefälle* ergibt, soviel ich beurteilen kann, das Fehlen einer von der sonstigen Verbreitungsweise dieses Krankheitsprozesses irgend abweichenden Lokalisation (so auch Stertz S. 78, Hedinger); von einer Bevorzugung des Dentatum oder des Dendato-Rubro-Thalamussystems kann ebensowenig wie von einer solchen des Striatum gesprochen werden (vgl. auch Wimmer, l. c. S. 309ff.). Die klinischen Abweichungen übrigens zwischen der Bewegungsstörung der myoklonischen Lethargica und der Myoklonusepilepsie (siehe darüber z. B. Reimold, namentlich S. 27) lassen auch die Möglichkeit zu, daß für beide Formen nicht dieselbe Lokalisation gilt. Für die myoklonische Lethargica ist wohl wenig Hoffnung, daß weiteres Material bestimmtere Schlüsse erlauben wird. —

Gewisse der Myoklonie mehr oder weniger nahe stehende Krampfformen der Lethargica (galvanoide, tetaniforme Zuckungen, siehe Stern [6] S. 59f.), über deren Lokalisation noch viel weniger Sicheres zu sagen ist, seien hier nicht näher besprochen.

Die von Schultze u. A. angenommene enge Verwandtschaft der Unverricht-Lundborgschen Krankheit mit der Huntingtonschen, selbst wenn sie angesichts der sehr tiefgreifenden histologischen Unterschiede zu Recht bestehen sollte, kann meines Erachtens nicht etwa eine apriorische Vermutung zugunsten *striärer* Bedingtheit der Myoklonie bei jener erstgenannten Krankheit begründen. Eine weitere Klärung ist vielleicht von der Untersuchung mehr initialer, interkurrent verstorbener Fälle der Myoklonusepilepsie zu erwarten.

Zusammenfassung.

Daß die myoklonischen Bewegungsstörungen, soweit organisch bedingt, häufig auf einer Erkrankung des extrapyramidal-motorischen Systems beruhen, erscheint durch die anatomischen Befunde gesichert. Fälle mit groben Herdläsionen (Klien) beweisen vor allem eine Bedeutung des *Dentatum*, diejenigen von Schultze und Franchini weisen auf das *Striatum* hin. Die Erfahrungen bei chronisch-progredienten Paramyoklonien und Myoklonusepilepsien (Sioli, Haenel-Bielschowsky, Hunt, Westphal-Sioli, Bellavits, Ostertag, Schou) deuten insgesamt (mit einiger Reserve) wieder am stärksten auf das Dentatum, ebenso, zum Teil noch ausgesprochener, vereinzelte Fälle encephalitischer Myoklonie (Frigerio, Pilotti). Für die sicheren Lethargicafälle myoklonischer Form (welche auch hinsichtlich der Bewegungsstörung Abweichungen von der Myoklonusepilepsie zeigen) ist ein bestimmter Hinweis auf die Lokalisation nicht zu gewinnen, nur spielt das Dentatum bei dieser Form keine überragende Rolle.

IV. Athetose.

Eine streng geordnete Darstellung der wichtigsten pathologisch-anatomischen Befunde bei der Athetose zu geben, hält schwer, und so soll auch die folgende Einteilung nicht etwa ein tiefer begründetes Prinzip zum Ausdruck bringen, sondern nur eine für den Kliniker einigermaßen übersichtliche Vorführung des Materials ermöglichen. Es lassen sich die essentiell-doppelseitigen Formen unter A und B von den meist halbseitigen Formen unter C und D abheben, und innerhalb dieser Gruppen noch weitere und engere Untergruppen ziemlich zwanglos abscheiden, ohne daß übrigens überall scharfe Grenzen gegeben wären.

A. Essentiell doppelseitige, stationär-regressive oder chronisch-progressive Formen.

1. Meist angeborene, stationär-regressive Form (Status marmoratus des Striatum). Unter den essentiell doppelseitigen Athetoseformen hebt sich die Gruppe recht scharf heraus, welcher der von C. Vogt entdeckte Status marmoratus des Striatum zugrunde liegt. Nach bedeutsamer Vorarbeit von Anton ist es die klinisch-anatomische Erforschung eines Falles dieser Art durch Oppenheim-C. Vogt gewesen, die gleich der Wilsonschen Arbeit über die progressive Linsenkerndegeneration und den Alzheimerschen Arbeiten über die Chorea und die Pseudosklerose vor etwa 15 Jahren wie mit einem Schlage die bis dahin wenig ergebnisreiche klinische Forschung über die Funktion der Stammganglien zu rasch fortschreitender Entfaltung brachte.

Anatomisch untersuchte Fälle von Status marmoratus sind hauptsächlich die folgenden: Anton (1, Fall 1), Oppenheim-C. Vogt, Freund-C. Vogt, C. und O. Vogt (3, Fälle 1, 2, 3, 4, 8), Scholz, Pfeiffer, Jakob (5, S. 248[1]); dazu noch der später sub 4 zu erwähnende von Jakob-Onari (die beiden letztgenannten liegen offenbar auch der neuen Mitteilung von Jakob[12] zugrunde; inzwischen ausführlich publiziert von Onari); Bielschowsky (5); A. Meyer. Bloß klinische Mitteilungen über mehr oder weniger wahrscheinlich hierher zu rechnende Fälle brachten in neuerer Zeit namentlich Bostroem, Stertz, Runge, Foerster, Wartenberg, Rothmann, Jakob (5, Fall 24), Forster, Ammosow, Prieur, Stern, Thomas, Fernandez, Flatau, Trömner, Wohlwill, Guillain et Dubois; die Mitteilungen von Lukász und Enderlé beziehen sich auf fortschreitende, also wohl nicht hierhergehörende Fälle.

Das Leiden ist manchmal angeboren, nicht ganz selten erst in früher Kindheit erworben, im Gefolge akuter Schädlichkeiten (Scharlach: Anton; hochfieberhafte akute Erkrankung: Scholz Fall 1; Schlaganfall: Freund-C. Vogt; Trauma: Scholz Fall 2, C. und O. Vogt Fall 4). Nach O. Foerster handelt es sich bei den angeborenen Fällen (S. 2, vorletzter Absatz, hat er offenbar diese Gruppe im Auge) durchweg um Frühgeburten, keineswegs immer um asphyktische Geburten; anders Ibrahim S. 352. Während im Symptomenbilde nicht selten *rigide* Zustände mehr oder weniger beherrschend gegenüber athetotischen und Mitbewegungen hervortreten (z. B. Oppenheim-C. Vogt; Freund-C. Vogt; C. und O. Vogt Fall 4: Bild der paraplegischen Starre Freuds; Fall 8; siehe im übrigen auch im Abschnitt über Pathophysiologie die C. und O. Vogtsche Charakterisierung des „Striatumsyndroms"), so ist in anderen Fällen mehr das von O. Foerster gezeichnete „athetotische Striatumsyndrom" ausgeprägt (siehe ebendort), in dritten Fällen beide Komponenten etwa gleichmäßig zugegen; Fälle der ersten Art bilden einen Teil der Little-Gruppe. Weitere auffällige klinische Unterschiede entstehen durch besonders schwere Mitbeteiligung der Sprach- und Schluckmuskulatur bis zu völliger Stummheit (z. B. bei Oppenheim-C. Vogt: Bild der infantilen Pseudobulbärparalyse; bei Scholz); vereinzelt trägt das hyperkinetische Bewegungsspiel zum Teil choreiformen Charakter (Anton). Epilepsie und Schwachsinn stellen Komplikationen dar. Der Verlauf ist manchmal deutlich regressiv (Oppenheims Fall Wiemer-Mutter; C. und O. Vogt Fall 3). Es ist familiäres (Anton, Scholz, Barré- C. und O. Vogt Fall 1), vereinzelt auch hereditäres Vorkommen beobachtet worden (Oppenheim-C. Vogt). Die Frage, wie weit es sich um eine angeborene Mißbildung des Striatum handelt (C. und O. Vogt, wobei übrigens die Mitwirkung schädigender exogener Momente während des Embryonallebens nicht ausgeschlossen wird), wieweit bei endogener lokaler Disposition überwiegend exogene (auch postnatale) Auslösung eines erworbenen Krankheitsprozesses vorliegt (Scholz, Pfeiffer), ist noch strittig (siehe dazu Bielschowsky, C. Vogt [3], ferner Jakob, Onari, A. Meyer). Pfeiffers Fall spricht für die Möglichkeit, daß geburtstraumatische Momente im Sinne von Schwartz (Stauung im Vena magna-Gebiet) den Status marmoratus des Striatum erzeugen können.

Im einzelnen handelt es sich bei diesem (siehe namentlich Scholz, Pfeiffer) um partiellen, herdförmig konfluierenden, primären Untergang des Gewebes unter Verschonung inselartiger zwischenliegender Gebiete. In den Untergangsgebieten sind die Ganglienzellen bis auf wenige verstreute (überwiegend große) Exemplare vernichtet; an ihre Stelle tritt eine dichte faserig-zellige Glianarbe, in der sich durch eine nur scheinbar luxuriierende

Regeneration markhaltiger Fasern, die wahrscheinlich der thalamo-striären Faserung angehören, ein dichter Filz feinster Fäserchen entwickelt (Scholz; dagegen Bielschowsky: Ummarkung ursprünglich nackter Achsenzylinder; Meyer: Zusammenrücken erhaltener Fasern in der Narbe). Eben hierdurch entsteht die charakteristische Marmorierung des Markscheidenbildes. Durch sekundäre Degeneration der striopallidären Faserung (C. und O. Vogt, Scholz) zeigt auch das Pallidum stellenweise eine Aufhellung im Markscheidenbilde, eine (hier isomorphe) Gliose im Gliafaserbilde. Der reichliche Gewebsuntergang im Striatum äußert sich in ausgeprägten Fällen in Erweiterung der Gefäßlücken (Status cribratus), sowie als Folge der Striatumschrumpfung in Hydrocephalus, der auch encephalographisch darstellbar ist (Foerster, 6). Das übrige Gehirn ist in unkomplizierten Fällen intakt. Der Krankheitsprozeß kann örtlich beschränkt sein, was somatotopische Unterschiede des Krankheitsbildes bedingt (C. Vogt). Bielschowsky beschreibt einen fast nur einseitig entwickelten Status marmoratus.

Während auf Grund der Befunde von C. und O. Vogt wohl die Mehrzahl der Autoren (ich nenne z. B. O. Foerster, K. Goldstein) im Status marmoratus die Grundlage für das Gros der Fälle von Athétose double (insbesondere die angeborenen Formen) erblickt, nimmt Bostroem einen sehr skeptischen Standpunkt ein („. . . Status marmoratus, der zuweilen als anatomische Grundlage für die Entstehung der Athétose double in Betracht kommen soll": 4, S. 19).

2. **Pallidumfälle (chronisch-progressive Athetose).** Viel seltener als die Athetosefälle der soeben behandelten Gruppe sind solche einer anderen, durch progredienten Verlauf (zum Teil mit Übergang in Versteifung) sich abhebenden Gruppe zum Teil späterkindlicher doppelseitiger Athetose; ihr Substrat bilden eigenartige Veränderungen des Pallidum, die im Markfaserpräparat als Status dysmyelinisatus (C. und O. Vogt) in Erscheinung treten. Anatomisch wird die Gruppe repräsentiert durch zwei Fälle dieser Autoren (20 u. 21) und zwei vorher von O. Fischer, M. Rothmann beschriebene. Die Ätiologie ist dunkel. In den beiden Vogtschen Fällen handelt es sich um früh- und schwergeborene Kinder, das Leiden begann in früher Kindheit; O. Fischers Fall erkrankte ohne erkennbare Ursache im 14. bis 15. Jahr; der Rothmannsche betraf ein normal entwickeltes Kind, das zwar langsam gehen und sprechen lernte, aber erst vom 6. Jahre an spastisch-athetotische Zustände zeigte. Noch nicht völlig gesichert ist, ob histologisch in den 4 Fällen ein einheitlicher Prozeß vorliegt. Bei Fischer fand sich ein chronisch fortschreitender Destruktionsprozeß der Ganglienzellen und Markfasern des Pallidum unter Bildung eigenartiger intensiv goldgelb gefärbter krümliger Abbauprodukte, die auch in Gliazellen auftreten und makroskopisch eine bräunliche Färbung des Pallidum bedingen (weitere Einzelheiten können hier nicht besprochen werden); daneben reichlich Pseudokalkniederschläge (Hallervorden und Spatz, S. 288). Dunkle Verfärbung und Schrumpfung des Pallidum fand sich auch bei Rothmann, mikroskopisch aber „zahlreiche sklerotische Herde mit reichlicher Gefäßneubildung" (bei intaktem Striatum). Mit dem Fischerschen Falle haben die C. und O. Vogtschen den Status dysmyelinisatus des Pallidum gemein, welchen diese Autoren im einzelnen als Ausfall von Teilen der striopallidären, thalamopallidären, pallido-Luysischen Faserung sowie der dicken, Forels Feld H_1 mit dem Thalamuskern *ctl* verbindenden Fasern (die vielleicht thalamopallidärer Natur sind) kennzeichnen konnten; auch sie fanden Ganglienzellausfall im Pallidum, im einen Falle (Bielschowsky) Verwaschenheit der Nißl-Schollen, Kernschrumpfung, Dendritenveränderungen, wie bei Fischer Pseudokalkniederschläge.

Zusammenfassend handelt es sich also in diesen vier Fällen um einen in früher oder später Kindheit einsetzenden, ätiologisch dunklen (vereinzelt vielleicht durch Geburtstrauma ausgelösten), fortschreitenden, im wesentlichen auf das Pallidum und seine Faserung beschränkten Krankheitsprozeß, der zur Bildung eines manchmal schon makroskopische Braunfärbung bedingenden Abbaupigmentes führen kann; klinisch fortschreitende Athetose mit Übergang in Versteifung.

3. **Pallidum- und Nigrafälle.** Eine gewisse Verwandtschaft mit der eben behandelten Gruppe scheint eine von Hallervorden und Spatz beschriebene Erkrankung bei fünf Geschwistern zu haben. Die beiden Sektionsfälle, in welchen neben einem dem O. Fischerschen Falle offenbar ähnlichen chronischen Degenerationsprozeß des Pallidum derselbe

Prozeß auch in der Zona reticulata der Nigra entwickelt war, zeigten zwar klinisch das Bild reiner progressiver Versteifung, bei einer noch lebenden Schwester jedoch kamen auch choreatisch-athetotische Bewegungen zur Beobachtung. Verbreitete Achsenzylinderauftreibungen (am intensivsten im Luys) und Ganglienzelldegenerationen (besonders im Cortex) bewiesen anatomisch, zunehmende Demenz klinisch den keineswegs rein extrapyramidal-motorischen Charakter der Krankheit.

4. Status marmoratus des Striatum mit St. dysmyelinisatus des Pallidum. Ganz vereinzelt steht das Vorkommen einer Kombination des Status marmoratus des Striatum mit Status dysmyelinisatus des Pallidum (Jakob und Onari, ausführlicher Onari): asphyktisch geborenes, geistig zurückbleibendes Kind mit steifem Gang und Athetose, seit dem 35. Jahre fortschreitend mit Übergang in Akinese, Spannungen, Erregungszustände usw. Neben dem Striatum-Pallidum auch Thalamus, Dentatum, Rinde (besonders Ca) stark erkrankt. Die Athetose darf wohl mit dem Status marmoratus des Striatum, die spätere Versteifung vor allem mit der Pallidumerkrankung in Zusammenhang gebracht werden.

(Anhangsweise sei nochmals an den oben S. 4 gestreiften chronisch-progressiven *Chorea*fall mit Übergang in Versteifung von Bielschowsky [3, Fall 2] erinnert, in welchem ebenfalls die zur Striatumerkrankung hinzutretende Erkrankung des Pallidum [in Gestalt eines an den Status dysmyelinisatus erinnernden Prozesses] ·der eintretenden Versteifung zugrunde lag. — Ähnlich, wiewohl ätiologisch anders, liegt zum Teil der erst choreatische, dann athetotische, schließlich versteifende Fall von Urechia und Malescu, oben S. 4, doch bestanden hier außer in Striatum und Pallidum auch noch in Nigra, Luys, Dentatum intensive Veränderungen.)

5. Hier anzuschließen ist der **Fall von Filimonoff.** Achtmonatkind (schweres psychisches Trauma der Mutter während der Schwangerschaft), verlangsamte physische Entwicklung, Gang seit Beginn (5. Jahr) gestört nebst fortschreitender doppelseitiger Athetose. Es fand sich ein teils als Hypoplasie, teils als Atrophie aufgefaßter Zelluntergang im *Striatum und Pallidum*, kombiniert mit einer verwandten Schädigung der drei äußeren Schichten der *vorderen Zentralwindung*. Die Beziehung des Prozesses zu dem der Gruppe 2 läßt sich wegen gewisser Lücken der histologischen Untersuchung nicht beurteilen; die gemeinsame Erkrankung von Striatum und Pallidum nähert den Fall der Gruppe 4.

6. Bielschowsky und Freund haben gezeigt, daß eine Beteiligung des Striatum am Krankheitsprozeß der *tuberösen Sklerose* sich in athetoiden Haltungen äußern kann. — Verwiesen sei ferner auf den von Westphal und Sioli (3) mitgeteilten, in seiner Deutung schwierigen Fall von Idiotie mit doppelseitiger Athetose und histologischen Veränderungen nach Art der juvenilen Form der *amaurotischen Idiotie*. — Ganz außerhalb aller übrigen doppelseitigen Athetosefälle steht der Fall von Riese (4): durch völligen *Riechhirnmangel* weitgehend mißbildetes Gehirn mit als kompensatorisch aufgefaßter Hypertrophie der Stammganglien, auf welche athetoseartige Bewegungen, fliegende Spasmen usw. zurückgeführt werden (durch die Stammganglienhypertrophie erinnernd an Brun, oben S. 6); in dem arhinencephalen Falle von Gamper, dessen Bewegungsunruhe mindestens zum Teil ebenfalls athetoseartigen Charakter trug, fehlten dagegen als Stammganglien identifizierbare Gebilde.

Rückblick. Ein Rückblick auf die anatomischen Befunde bei Athétose double ergibt als gut charakterisierte Untergruppen in erster Linie die des Status marmoratus des Striatum (vor allem Oppenheim-C. Vogt, Freund-C. Vogt, C. und O. Vogt, Scholz, Pfeiffer, Jakob, Onari, Bielschowsky, A. Meyer), sodann die auf einer chronisch progredienten Pallidumerkrankung — Status dysymelinisatus und verwandten Prozessen — beruhende Gruppe (O. Fischer, Rothmann, C. und O. Vogt), welcher die Fälle von Hallervorden und Spatz (Pallidum- und Nigraerkrankung) nahestehen; eine Kombination jener Striatum- und Pallidumerkrankung verwirklicht ein Fall von Jakob und Onari, mit welchem ein histologisch anscheinend abweichender von Filimonoff die gleichzeitige Erkrankung von Striatum und Pallidum gemein hat. Die reinen Striatumfälle (Status marmoratus) sind überwiegend durch stationären oder regressiven Verlauf, die sämtlichen Fälle mit Pallidumerkrankung durch Progression und fast durchweg Übergang in Versteifung ausgezeichnet.

B. (Fast stets doppelseitige) Athetose bei entzündlichen, luetischen, polysklerotischen, arteriosklerotischen Erkrankungen.

Ganz vereinzelt bei Flecktyphus (Demianowska), häufiger bei Lethargica teils im akuten, teils im chronischen Stadium sind athetotische Erscheinungen beobachtet (siehe darüber Stern S. 55f., Wimmer S. 155f., Happ und Mason, A. Meyer, Pette, Rittershaus), doch offenbar nicht allzu häufig in reiner Form (G. Lévy erwähnt Athetose nicht, Bostroem S. 34 bestreitet sie). Der einzige oder jedenfalls der wichtigste hier einschlägige Sektionsfall scheint der A. Westphalsche Fall Johann Reichardt (2, Fall 1) zu sein, von ihm und Sioli sowie genauer von C. und O. Vogt (Fall 23) bearbeitet (wegen der erst später erkannten Zugehörigkeit zur Lethargica siehe Westphal und Sioli [2] S. 779): ziemlich akut einsetzende, rasch sich verbreitende und verstärkende Athetose mit Zügen von Torsionsspasmus und Parkinsonismus, Tod nach 10 Wochen. Auch anatomisch ziemlich vielgestaltiger Prozeß, von dem hier namentlich disseminierte Ausfallsherde im Striatum mit Entstehung zahlreicher Kriblüren in Striatum und Umgebung, sowie zahlreiche Gefäßinfiltrate und andere Gefäßveränderungen im Striatum und (zum Teil sogar überwiegend) im Pallidum interessieren; für die Erklärung der Symptome legen C. und O. Vogt nur auf die (durchaus überragenden) Striatumveränderungen Gewicht. In dem auf Lethargica beruhenden, mit Rigorerscheinungen einhergehenden Athetosefalle von Falkiewicz und Rothfeld ergab die (bloß makroskopische) Untersuchung „malazische Herde" in Putamen und Globus pallidus; wegen des Fehlens mikroskopischer Untersuchung sind lokalisatorische Schlüsse hieraus kaum zu ziehen (Nigra? Luys? Ruber? Höhlengrau?). Das große klinische Interesse des Falles beruht darin, daß die im Stehen auf den linken Arm beschränkte Athetose (nebst Rigor) im Sitzen und namentlich im Liegen an Intensität sehr zunahm und sich auf die übrigen Glieder sowie Rumpf und Kopf ausbreitete. — Creutzfeldt teilt bloß mit, daß in 3 seiner 12 Lethargicafälle, welche „klinisch Linsenkernsymptome boten", sich ein fast vollständiger Untergang der parenchymatösen Elemente vorwiegend im Putamen fand.

Foerster (5) S. 8 berichtet kurz über einen auf *Cerebrospinalmeningitis* beruhenden Fall schwerer allgemeiner Athetose mit Übergang in Versteifung, beruhend auf einer „schweren Erkrankung des Corpus striatum und Pallidum, offenbar durch eine auf dem Boden der Meningitis entwickelte Gefäßerkrankung"; ferner über einen auf *multipler Sklerose* beruhenden autoptisch bestätigten Athetosefall mit Hauptsitz der Veränderungen im „Corpus striatum".

(Auf *Lues* beruhende Fälle ohne Sektionsbefund werden erwähnt von Goldstein-Börnstein, Nonne [2] S. 949, Foerster [Lues congenita]; dieser Autor sah auch chronisch-progressive Formen auf *arteriosklerotischer* Basis, und die Güntherschen Beobachtungen bei chronischer Nierenerkrankung werden ebenfalls auf diese Grundlage bezogen.)

C. Halbseitige Athetose durch elektive Zellnekrose des Striatum im Gefolge encephalitisbedingter Großhirnhemiatrophie.

Die elektive Zellnekrose des Striatum, welche zum Status fibrosus führt, tritt, wie C. und O. Vogt (1) gefunden haben, gelegentlich als Nachbarschaftswirkung eines encephalitischen Herdes beim Erwachsenen, ferner aber (3) als Begleiterscheinung des sogenannten „*Bielschowskyschen Typus der Hemiatrophie des Gehirns*" auf. Wie hier (Bielschowsky [1]) im Gefolge einer frühkindlichen lokalisierten Rindenencephalitis ein elektiver Untergang der besonders vulnerablen dritten Rindenschicht in *diffuser* Ausbreitung erfolgt (Befunde, welche gleich den ähnlichen von Hoestermann, Spielmeyer, Jakob [3] die „paradoxale Kinderlähmung" mit intakter Pyramidenbahn aufgeklärt haben), so erfahren die Zellen des Striatum ein gleiches Schicksal. Von drei Fällen dieser Art bot allerdings nur einer (C. und O. Vogt, Fall 9) striäre Symptome in Gestalt stationärer Hemiathetose (während in den übrigen neben den kortikalen Spasmen striäre Symptome nicht nachweisbar waren); auch der begleitenden Thalamusatrophie sprechen die Autoren nicht jede Bedeutung für die Athetose ab. Es erklärt sich durch diesen bedeutsamen Befund, wieso auch ohne grobe Mitschädigung der Stammganglien durch den primären Herd (traumatischer, vaskulärer, entzündlicher Natur) bei cerebraler Kinderlähmung verschiedenster Rindenlokalisation eine Athetose auftreten kann (vgl. C. und O. Vogt [3] S. 701).

D. (Meist halbseitige) Athetose bei gröberen Herdläsionen; posthemiplegische Athetose.

Die zuletzt geschilderte, bisher nur in einem Falle nachgewiesene Grundlage einer Hemiathetose bei infantiler cerebraler Halbseitenlähmung dürfte übrigens seltener sein, als die grobe *primäre* Mitläsion des Striatum, wie sie z. B. v. Monakow in einem frühinfantilen Falle feststellte. — Im folgenden seien die Herdfälle ohne Rücksicht auf ihr Entstehungsalter angeführt, wieder unter besonderer Heranziehung der in moderner Weise bearbeiteten (für das makroskopische Material bis 1903 siehe auch hier Berger).

1. Kleinhirn. Der schon oben S. 6 erwähnte Fall 1 von Kirchhoff erscheint aus mehreren naheliegenden Gründen für die Frage der Kleinhirnathetose nicht beweiskräftig. Es kommt hauptsächlich derjenige von Pineles (hier weitere Literatur) in Betracht: Bei einem walnußgroßen Tuberkel in linker Kleinhirnhälfte (Lobus quadrangularis mit Zerstörung der hinteren Hälfte des Dentatum und Druckatrophie seiner oberen Anteile) fand sich linkerseits athetotisches Muskelspiel in der Ruhe, vor allem aber athetotische Spreizbewegungen beim Greifen. — Auch in dem Schilderschen Falle (oben S. 11) kommt — bei nebenher bestehender Zerstörung des linken Linsenkernes — als Grundlage der rechtsseitigen choreatisch-athetotischen (meines Erachtens übrigens auch an Myoklonie erinnernden[1])) Bewegungen anscheinend nur ein Solitärtuberkel der rechten Kleinhirnhemisphäre mit ausgedehnter Schädigung des Dentatum in Betracht. In beiden Fällen dürfte die Dentatumläsion das wesentliche sein (so Schilder für seinen Fall; vgl. auch Haenel [1]). Auch auf den unten IX, 1 g angeführten Fall von Anton sei hingewiesen („Zwangsbewegungen", „schleudernde Mitbewegungen").

2. Bindearm. Hier kommt der Fall von van Oordt in Betracht, dessen Bewegungsstörung eine Mischung von athetoseartigen Bewegungen mit Ataxie und Intentionstremor darbot.

3. Nucleus Ruber. Der wichtigste Fall ist derjenige von P. Marie et Guillain (klinisch Dejerine), in welchem bei alter, vollständiger Zerstörung des Ruber der einen Seite der Fuß, die Nigra, die übrige Haube und die proximal anschließende Region des Subthalamus normal befunden wurden (Serienschnitte). Allerdings waren (außer ohne weiteres verständlichen sekundären Degenerationen) auch zentrale Haubenbahn und hinteres Längsbündel atrophisch. — Der Fall von v. Halban-Infeld (Hemichorea und -athetose) wurde bereits S. 7 behandelt. — In dem Falle O. Fischers (1, Fall 2) waren außer dem Ruber auch Thalamus und Linsenkern betroffen, in demjenigen von Marinescu und Craciun auch der Linsenkern und die Nigra, in dem von Wallenberg auch Nigra, Pes und Schleife.

4. Regio subthalamica, Corpus Luysi. In dem Falle von Haenel hatte ein alter Herd (pränatal oder frühkindlich) einseitig diese Gegend und den Hirnschenkel zerstört, erstreckte sich nach hinten über den inneren Kniehöcker bis nach der Oberfläche des hinteren Vierhügels. Nach der Abbildung und Beschreibung sind offenbar (u. a.) Corpus Luysi und Linsenkernschlinge weitgehend mitzerstört, ebenso wie das vordere Ende des roten Kernes (S. 41); übrigens konnte das vordere Ende des Herdes nicht bestimmt werden. Haenel deutet den Fall im Sinne der Bonhoefferschen Theorie; wegen der Mitzerstörung des Luys und der Ansa erscheint die Deutung heute noch weniger einfach als 1902. — Van Woerkom beschreibt S. 39 einen Fall von seit früher Kindheit datieren-

---

[1]) Kleist (6) bezeichnet die Störung noch treffender als Myorhythmie, diese aber ist wohl oft als ein Spezialfall von Myoklonie anzusprechen.

den, links überwiegenden athetoseähnlichen und „pseudowillkürlichen" Bewegungen und intermittierenden Spasmen, in welchem auf Weigert-Pal-serie (bei intaktem Kleinhirn, cerebellaren und Pyramidenbahnen, roten Kernen, Thalami und Copora striata) eine starke Atrophie der rechten subthalamischen Gegend mit Schrumpfung des Corpus Luysi auf die Hälfte gefunden wurde. — Das von Guillain et Alajouanine gezeichnete „Syndrome du carrefour hypothalamique" ist nach der mir allein zugänglichen ersten und dem Referat über die zweite Arbeit auf einen nur klinischen Fall gegründet.

5. Thalamus. Hier sind als reine und anatomisch exakt untersuchte Fälle die zwei folgenden anzuführen: Bei Bischoff links Zerstörung der dorsalen Sehhügelhälfte durch eine Blutung in früher Kindheit (vernichtet sind insbesondere das Tuberculum anterius, der laterale Kern bis auf geringe Reste; Verkleinerung des medialen Kernes und Schrumpfung der ventralen Kerne *a* und *b*, Erhaltensein des ventralen Kernes *c* und des hinteren Kernes; Zerstörung des Pulvinar); auf der Gegenseite Kontraktur und starke, auf die Hand beschränkte Athetose. — Bei Herz zerstört eine alte Cyste im vorderen und mittleren Thalamusdrittel große Abschnitte des lateralen und geringe Teile des medialen Kernes; der übrige Thalamus, vorwiegend in der vorderen Partie, ist schwer atrophisch. — Annähernd ebenso rein ist der Fall von Muratow (2), während in dem (hauptsächlich durch Mitbewegungen gekennzeichneten) Falle Beyermanns sehr ausgedehnte Mitzerstörung des Linsenkernes vorlag (vgl. oben S. 9; wegen O. Fischers Fall oben S. 18; Richters Fall, in welchem der Striatumherd weit überwiegt, folgt unter Nr. 6).

6. Striatum. Diese Lokalisation zeigen weitaus die zahlreichsten der auf grober Herdläsion beruhenden Athetosefälle. Die wichtigsten neueren Fälle sind die von Steck (1) und Richter. Die klinische Schilderung des ersteren gab v. Monakow: In den 40er Jahren aufgetretene postapoplektische (wohl embolische) Hemiathetose; anatomisch (Serie) eine alte Erweichungscyste des Caudatum und Putamen, an umschriebener Stelle die innere Kapsel lädierend, mit geringer primärer Beteiligung der benachbarten Pallidumregion. Richters nahe verwandter Fall ist reiner durch vollständige Verschonung der inneren Kapsel und des Pallidum[1]), minder rein durch Vorhandensein eines Nebenherdes im dorsomedialen Teil des lateralen Thalamuskernes und schwere Ganglienzellveränderungen in diesem Kerne; Hauptveränderung ein Herd im Caudatumkopf, ein minder ausgedehnter auch im Putamen; Athetose im kontralateralen Arm (auch ein allmählich sich entwickelnder Rigor dieser Körperhälfte wird auf die Striatumläsion zurückgeführt). Ein Fall v. Monakows mit ausgedehnter Rindenbeteiligung neben der Putamenläsion (welch letztere allerdings damals für die Deutung der Hemiathetose nicht herangezogen wurde) ist schon S. 18 erwähnt. — In dem ötter zitierten nur makroskopischen Falle von Dejerine und Sollier erscheint die von den Autoren für unwesentlich angesehene Herdläsion des rechten Linsenkernes in der Tat nicht ausreichend als Grundlage der besonders rechts hochgradigen *doppelseitigen* Athetose. Weitere makroskopische Fälle stammen z. B. von Landouzy, Murrell, Eichhorst, Berger, Putnam (dieser kaum verwertbar). Schon der erste Beschreiber der Athetose, Hammond, nahm das Corpus striatum in Anspruch (zit. nach Eichhorst), indessen ist seit Erkenntnis der funktionellen Scheidung von Putamen und Pallidum die Frage nur noch durch in topographischer Beziehung modern d. h. auf Serienschnitten untersuchte Fälle zu fördern. — Spiller, Arch. of neurol. 4, 370, 1921, war mir nicht zugänglich.

Der von Goldstein und Börnstein ausführlich beschriebene, auf Striatumläsion bezogene Fall von in pseudospontanen Bewegungen sich äußernden Spasmen und athetoiden Stellungen ist bisher nur klinisch, ebenso die verwandten Fälle von Vedel et Giraud. (Einige Ähnlichkeit zeigen die Krampfzustände in dem Alzheimerschen überwiegend pallidären Falle, unten VIII, E, Anh., sowie bei Wimmer[5].) Ob den „athetoiden Haltungen" ohne eigentliche Athetose (die wohl besonders häufig bei cerebraler Kinderlähmung zu beobachten sind) lokalisatorisch allgemein gleiche Schädigungen zugrunde liegen wie der Athetose, bedarf, soweit ich sehe, noch der Aufklärung. — In dem Falle von Goldstein und Börnstein ließen sich besonders ausgeprägte *induzierte Tonus-*

---

[1]) Mit Richter möchte ich die „stärkere Pigmentierung" des Pallidum (und der makroskopisch intakten Teile des Striatum) für klinisch nicht bedeutungsvoll halten; Kleist (6) dagegen legt Gewicht darauf.

veränderungen nachweisen (ebenso auch in dem Mißbildungsfalle von Riese, oben S. 16; ferner K. Goldstein [6], Fall 5; hierhergehörig wohl auch Beobachtungen bei Parkinsonismus von Goldflam, S. 32ff.; ferner Zingerle [3, 4, 5], der diese und verwandte Erscheinungen als gesteigerte „Automatose" bezeichnet und sie wiederholt auch bei Parkinsonismus feststellen konnte). Die weitere Erforschung der Beziehungen zwischen induzierten Tonusveränderungen und Erkrankungen des Corpus striatum, und die von K. Goldstein als sehr allgemeingültig erschlossenen wechselseitigen Beeinflussungen motorischer und sensorischer Vorgänge dürften für eine Reihe spezieller Probleme der Athetose und des Torsionsspasmus von großer Bedeutung werden, z. B. Beruhigung des athetotischen Bewegungsspiels durch Einnahme gewisser Haltungen, etwa Bauchlage (vgl. auch den Fall von Falkiewicz und Rothfeld, oben S. 17; Souques et Blamontier), ferner namentlich von Foerster, Wartenberg hervorgehobene Einwirkungen sensibler Reize auf die Krampferscheinungen, Gegendruckphänomen und ähnliches. Alle hier berührten normalen und pathologischen Induktionswirkungen sind offenbar in nahe Beziehungen zum Begriff der *Schaltung* zu bringen (s. über diesen Begriff Magnus, S. 24ff.; vgl. Zingerle l. c.), ja können im weiteren Sinne als Spezialfälle von Schaltungswirkungen aufgefaßt werden. Hierhergehörig z. T. der (klinische) Fall von Eyrich.

7. **Pallidum.** Die oben S. 15 besprochene Gruppe progressiver bilateraler Athetose mit Übergang in Versteifung auf Grund von Pallidumerkrankung ist auf dem Gebiete grober Herdläsionen ohne Entsprechung, da solche, wenn *isoliert*, nur das Bild des reinen *Rigor* usw. erzeugen (unten Abschnitt VIII, E, F). Wohl aber hat Jakob zwei Fälle (17 und 18) beschrieben, in welchen er einer primären *Mitbeteiligung* des Pallidum neben hauptsächlicher Striatumläsion eine überragende Bedeutung für die Auslösung von Athetose beizumessen geneigt ist (wie er denn allgemein, ähnlich wie Kleist, die Athetose des Erwachsenen und des späteren Kindesalters nur durch Pallidumläsion entstehen läßt). Nach eingehendem Studium jener beiden, klinisch und anatomisch sehr verwickelten Fälle kann ich (aus Gründen, deren Darlegung hier zu weit führen würde) die Beziehung der Athetoseerscheinungen speziell auf das Pallidum nicht als völlig überzeugend anerkennen, so interessant auch Jakobs Zergliederungsversuch erscheint (vgl. Spatz [9], S. 441 oben); gleiches gilt von dem Falle 7 von Kashida[1]. — Die von Jakob in seinem Abschnitt III „Athetotisches Syndrom" vereinigten anatomischen Fälle 25 bis 30 hatten keine Athetose.

8. **Rinde.** Den von Runge (4) S. 392 angeführten Athetosefall Marburgs habe ich nicht auffinden können. Sollte der bei Marburg (2) S. 408 erwähnte Fall gemeint sein, so war dies vielmehr ein Hemi-Parkinson (siehe unten VIII, F, 3). Athethose durch Rinden- oder Großhirnmarkläsion fehlt in der neueren Literatur.

Anhang: Auf die ganz vereinzelten Beobachtungen von Athetose bei anscheinend nur auf spinalen Läsionen beruhender Littlescher Krankheit (Long-Landry, Fall 4) oder bei Erkrankung der peripheren Nerven (Krambach) ist hier nicht einzugehen.

Rückblick.

Ein Rückblick auf die Gruppen B, C und D des vorgeführten Materials lehrt folgendes: Bisher vereinzelte anatomische Befunde bei encephalitisbedingten Fällen von Athetose (namentlich A. Westphal-C. und O. Vogt) weisen *Striatum*-läsionen als maßgebend nach. Solche finden sich auch ziemlich rein in einigen mit modernen Mitteln untersuchten Fällen von Athetose auf Grund grober Herdläsion (Steck; Richter). Für die letztere kommen im übrigen dieselben Regionen in Betracht wie für die Herdchorea: das *Kleinhirn*, insbesondere der *Zahnkern* (Pineles, Schilder), der *Bindearm* (van Oordt), der *rote Kern* (Marie-Guillain-Dejerine), die *Regio subthalamica*, wobei die Rolle

---

[1]) d'Anglade (2) S. 587 findet bei „Athetose" deutlich stärkere Veränderungen im Pallidum als im Putamen; es geht aber nicht hervor, ob hier Herdfälle oder chronisch-progressive Athetosefälle gemeint sind.

des Corpus Luysi, der pallidofugalen Faserung usw. noch fraglich bleibt (Haenel, van Woerkom), der *Thalamus* (Bischoff, Herz, Muratow). Die Bedeutung von groben *Pallidum*herden für die Auslösung von Athetose (Jakob) erscheint noch zweifelhaft[1]).

V. Torsionsspasmus.

Dieses erst relativ spät (1908) abgegrenzte hyperkinetische Krankheitsbild wurde bekanntlich von seinem Entdecker Ziehen und dessen Schüler Schwalbe als eine degenerative Krampfneurose aufgefaßt, die dem generalisierten Tic impulsif nebengeordnet oder zugehörig sei; erst Oppenheim 1911 hat es mit Bestimmtheit als ein organisches Leiden aufgefaßt, O. Foerster 1913 „die analogen Teile des Nervensystems wie bei der Athetose" (in deren nächste Nachbarschaft er diese Erkrankung stellte) als betroffen vermutet[2]). Wenn diese Auffassungen für den genuinen Torsionsspasmus erst 1922 (Richter), für eine als Sonderform der Wilsonschen Krankheit anzusprechende Gruppe 1918 (Thomalla) anatomische Bestätigung fanden, welche die Zurechnung zur extrapyramidalen Reihe der Bewegungsstörungen sichert, so hat anderseits die neuere Erforschung gewisser Ticformen gelehrt, daß auch die Ziehen-Schwalbesche Subsumtion im Rechte war; nur daß eben auch für den generalisierten Tic — zumindest für eine Gruppe dieser Fälle — eine organische (und zwar wenigstens zum Teil extrapyramidal-motorische) Grundlage heute wahrscheinlich geworden ist.

Für die *klinische* Schilderung des Leidens (das ich aus eigener Anschauung von Oppenheims Fällen her kenne), ist vor allem auf die Monographie von K. Mendel 1919, ferner auf O. Foerster (5), der den Namen Crampussyndrom bevorzugt zu verweisen. Nur wenige Bemerkungen über die seit 1919 zugewachsenen Erfahrungen. Was *Familiarität* und Heredität anlangt, so waren bis 1919 unter im ganzen 32 Fällen nur 2 *Geschwister*gruppen (Schwalbe, Bernstein) bekannt geworden. Hierzu kommen jetzt (außer den analogen Vorkommnissen bei Ch. Jakob, den hepatolentikulären Geschwisterfällen von Svejcar) die Gruppen von Davidenkow-Solotowa und Wechsler-Brock, durch welche erstmals *hereditäres* Vorkommen dargetan wird. (Fosseys Fall, dessen Zugehörigkeit allerdings zweifelhaft erscheint, wäre durch hereditäre Beziehungen zur Huntingtonschen Chorea ausgezeichnet). Trotz der relativen Seltenheit familiären und hereditären Vorkommens wird wohl das Gros der Fälle von genuinem Torsionsspasmus zur heredodegenerativen Krankheitsgruppe zu rechnen sein. — Mehrere der neuen Beobachtungen sind durch eine ausgesprochene *Kombination einiger Hyperkineseformen* ausgezeichnet: Stern (7), Fraenkel Fall 1 (übrigens der chronisch-progressiven Chorea nahestehend), Richter (hier in aufeinanderfolgenden Phasen), Thomalla (zur Wilsongruppe gehörig). Eine hauptsächlich durch Haltungsanomalien sich äußernde *dystatisch-dysbasische Form* hat Rosenthal abzugrenzen versucht (hierher auch Fälle von Prissmann, Wechsler und Brock). Auf die wichtigen, von Wartenberg hervorgehobenen Eigentümlichkeiten — Gegendruckphänomen usw. — kann hier nicht näher eingegangen werden (siehe oben S. 20). In diesem Zusammenhange ist zu erwähnen Ostheimer: Auslösung torsionsspastischer Krampfattacken durch ausgiebige Lageveränderungen des Körpers.

---

[1]) Kleist (6, S. 1815) scheint auch heute, wenn ich richtig verstehe, eine *rein* auf Striatumläsion beruhende Athetose entweder gar nicht anzuerkennen oder als Ausnahme zu betrachten; in der Regel aber (abgesehen von der rein pallidären Gruppe: oben S. 15) besteht nach ihm daneben Pallidumläsion, Thalamusläsion, oder Beteiligung der motorischen Rinde bzw. Pyramidenbahn.

[2]) Den Hinweis auf diese weder bei K. Mendel (2) noch im neurolog. Zentralblatt erwähnte Arbeit (2a) verdanke ich Herrn Prof. O. Foerster.

Die wichtigste neuere Bereicherung unserer klinischen Kenntnisse von torsionsspastischen Bewegungsstörungen verdanken wir der *Encephalitis lethargica*, in deren Spätverlauf Bilder, welche mehr oder weniger nahe mit dem genuinen Torsionsspasmus übereinkommen, nicht selten gesehen worden sind (ich nenne nur die Veröffentlichungen von Bing und Schwarz, Bériel, Boestroem, Forster, Froment et Carillon, M.Meyer, Minea, Ponticaccia, G.Lévy, Pette, Fischer, Henner, Guillain, Alajouanine et Thévenard, Mourgue, Rabinowitch, Tschugunoff, Vedel et Giraud, Wimmer); ferner sei nochmals erinnert an den unter Athetose behandelten Fall von A. Westphal-C. u. O. Vogt; ich selbst sah Andeutungen dieser Form in zwei Fällen[1]).

Histologische Befunde chronischer derartiger Fälle sind meines Wissens nicht vorhanden. Für einen akuten (mit tetanusartigen und choreatischen Elementen kombinierten) Fall hat Bostroem (2, Fall 7) keine wesentlich andere Verteilung der Veränderungen gefunden als in den beiden S. 12 erwähnten myoklonischen, namentlich dem 6. Falle: Linsenkern (besonders mediale Pallidumanteile), Rautengrube, Bindearmgegend waren am stärksten betroffen. Nähere lokalisatorische Schlüsse für den Torsionsspasmus lassen sich hieraus nicht ableiten. Im A. Westphalschen Falle spricht der anatomische Befund für im wesentlichen striäre Bedingtheit auch der torisionsspastischen Komponente des Krankheitsbildes (oben S. 17).

Einige der als Torsionsspasmus diagnostizierten Fälle (Thomalla, Wimmer und Neel) haben sich, wie bereits berührt wurde, anatomisch als besondere motorische Ausprägungsform der *Wilson-Pseudosklerosegruppe* herausgestellt (vielleicht gehören auch die Fälle von Svejcar zu dieser Gruppe).

Der anatomische Befund bei Thomalla (ferner untersucht von C. und O. Vogt [3], Fall 22) entsprach dem typischen der Wilsonschen Krankheit (Totalnekrose des Putamen, übergreifend aufs Pallidum: terminale Versteifung), der von Wimmer-Neel mehr dem von Alzheimer bei Pseudosklerose nachgewiesenen: Herdläsionen im Linsenkern neben verbreiteten Gliaveränderungen[2]). In beiden Fällen typische Leberveränderung. Kayser-Fleischerscher Hornhautring ist bei Thomalla (und Svejcar) nicht erwähnt, bei Wimmer-Neel ausdrücklich in Abrede gestellt.

Für den *eigentlichen (genuinen) Torsionsspasmus Ziehen-Oppenheim* besitzen wir einstweilen nur einen einzigen ausführlichen Sektionsbefund (Richter [2]); hierzu kommt der von Cassirer-Bielschowsky in einem dieser Gruppe wohl nahestehenden Falle mit besonders ausgesprochenem Torticollis. Lokalisatorisch kommen diese Fälle zwar mit dem Thomallaschen nahe überein, weichen jedoch in der Art des Prozesses stark von ihm ab; auch fehlt eine Leberveränderung. An der Selbständigkeit des genuinen Torsionsspasmus sowohl gegenüber der Wilsonschen Krankheit als gegenüber den anatomisch bestbekannten Formen der Athétose double ist nach Richters Befund kein Zweifel, so nahe auch klinisch die torsionsspastischen Störungen denen mancher Athétose-double-Fälle kommen mögen.

In Richters Falle stand der Befund dem der chronisch-progressiven Chorea einigermaßen nahe: Zellschwund im Striatum, jedoch ohne kleinzellige Elektion und mit auffällig geringer Gliavermehrung, ja eher regressivem Verhalten der Glia; die Veränderung der Markfasern viel schwächer als die der Zellen; im Pallidum die Zellschädigung weit weniger ausgesprochen als im Striatum, der Faseruntergang wohl größtenteils nur die

---

[1]) Ein aus Chorea minor (nach Polyarthritis) hervorgegangener Fall scheint der von Lwoff, Cornil et Targowla zu sein.

[2]) Kleist (6) macht im Thomallaschen Falle den Pallidumbefund, im Wimmer-Neelschen die Mittelhirnbeteiligung für die Torsionen verantwortlich.

strio-pallidären Anteile betreffend; von Bedeutung ist vielleicht (Kleist [6] S. 1815 nimmt dies sogar mit *Bestimmtheit* an) ferner noch der Zelluntergang im großzelligen Ruberanteil (mit absteigender Degeneration der Monakowschen Bündel), während die Bedeutung eines Herdes in der Substantia innomminata zweifelhaft bleibt. Zusammenfassend also hauptsächlich chronisch-progressiver Untergang beider Zellformen des Striatum, nur geringer dagegen im Pallidum. (Von den anatomisch erforschten Formen der Athétose double würde der Befund noch am ehesten dem Filimonoffschen Falle, oben S. 16, verwandt sein, weicht aber doch erheblich ab).

Nicht allzuferne dem Richterschen Befunde steht derjenige von Cassirer-Bielschowsky (bisher nur kurz mitgeteilt). Neben sehr verbreiteten histologischen Kennzeichen der Hirnschwellung fand sich subakuter Zelluntergang in beiden Anteilen des Striatum (Caudatum und Putamen), mit Verfettung und Neuronophagie; geringere Zerfallserscheinungen in Thalamus und Hirnrinde. — Zwei bisher nur ganz vorläufig erwähnte anatomische Befunde von Torsionsspasmus (Forster [5]) zeigten mikroskopische Veränderungen im „Linsenkern".

Auch der Bruder des nicht obduzierten (klinisch vielleicht nicht hierhergehörigen, jedenfalls sehr atypischen) Falles von Fossey (oben S. 21) bot Degeneration der „Linsenkerne", besonders der Caudata und Putamina (Spiller), und wurde von letzterem klinisch als „Dystonia musculorum" diagnostiziert; (etwa atypische Huntingtons? oben S. 4[1]).

Zusammenfassung.

Zusammenfassend läßt sich demnach über die *anatomische Grundlage des Torsionsspasmus* folgendes sagen: Die genuine Ziehen-Oppenheimsche Form kennzeichnet sich (Richter) als ein chronisch-progressiver Zelluntergang des *Striatum* (beide Zellformen gleichmäßig betreffend) mit geringer Beteiligung des Pallidum; die striäre Lokalisation weist auch ein wohl nahe verwandter Fall von Cassirer-Bielschowsky auf. Ebenso gilt sie im wesentlichen für die unter dem Bilde des Torsionsspasmus verlaufenden Krankheitsfälle der hepato-lentikulären Degeneration (Thomalla-C. und O. Vogt, Wimmer-Neel) und für den einzigen lokalisatorisch verwertbaren Lethargicafall mit torsionsspastischen Erscheinungen (A. Westphal-C. und O. Vogt).

VI. Torticollis, Tics, komplizierte Hyperkinesen der Spätencephalitiker. „Psychomotorische" Hyperkinesen. Iteration, Palilalie. Zwangsgreifen, Nachgreifen und Verwandtes. Zwangslachen und -weinen.

1. Torticollis, Facialistic.

Hauptsächlich die Erkenntnis der Zugehörigkeit des Torsionsspasmus zu den extrapyramidalen Bewegungsstörungen ist es gewesen, welche in den letzten Jahren auch auf die lokalisierten Muskelkrämpfe nach Art des Torticollis mentalis, des Facialistic usw. Licht geworfen hat. Die sich allmählich mehrenden rein klinischen Beobachtungen von Torticollis mit späterer Ausbreitung auf Extremitäten und Rumpf oder umgekehrt, oder auch von Torticollis als Überbleibsel einer sich im übrigen zurückbildenden verbreiteten striären Hyperkinese waren in dieser Richtung von großer Bedeutung (z. B. Lucásc, Dercum, Patrick, Foerster, Maliwa, Schmitt, Wartenberg, Long, K. Moser).

Daß manche Fälle dieser Art eine organische Grundlage in extrapyramidal-motorischen Kerngebieten haben, war schon durch Trétiakoffs Befund (1919)

gesichert worden, der bei einem die rechtsseitigen Halsmuskeln betreffenden
Falle eine umschriebene Läsion der ventralen Zone der gegenseitigen Nigra nebst
beiderseitiger starker Gefäßverkalkung in den Linsenkernen gefunden hatte.
1920 hat dann Foerster für den Torticollis, 1921 für die verschiedenen Ticformen
überhaupt eine striäre Lokalisation, 1921 Babinski für eine beim Sprechen
auftretende Krampfstörung im Gesichts-, Hals- und Armbereich eine Linsenkern-
affektion in Anspruch genommen. Doch erst 1922 konnte die Richtigkeit dieser
Auffassung durch den (S. 23 berichteten) Sektionsbefund von Cassirer-Bielschowsky erhärtet werden, der bei einer Torsionsdystonie mit spätem Hinzutreten eines das ganze Bild beherrschenden Torticollis erhoben wurde.

Für den Facialistic haben wir einen beweisenden anatomischen Befund von
Jakob (schon S. 9 sub k kurz erwähnt): als Grundlage einer apoplektiform ent-
standenen, am meisten einem Tic ähnelnden choreatischen Unruhe der rechten
Gesichtshälfte fand sich ein kleiner arteriosklerotischer Erweichungsherd im
Kopfe des linken Caudatum (also genau in der nach C. und O. Vogt somato-
topisch in Betracht kommenden Striatumregion).

2. Tics und Verwandtes bei Lethargica.

Daß die Theorie einer „funktionellen" Natur des Torticollis und verwandter
Muskelkrämpfe gänzlich zu verlassen ist, war schon durch diese Befunde sicher-
gestellt. Es haben dann aber vor allem die Lethargicaepidemien eine Fülle von
Beobachtungen gebracht, welche die organische Natur nicht nur für diese
und ähnliche *elementarere* Formen des diskontinuierlichen nichtrhythmischen
Krampfes weiter gesichert, sondern auch für mannigfache in naher klinischer
Beziehung zu ihnen stehende *höherkoordinierte* Hyperkinesen, die zum Teil
durchaus einen psychisch bedingten Anstrich zu haben schienen, erwiesen haben.

Ich nenne hier nur Bonhoeffer, Steiner, Gerstmann-Schilder, Bostroem,
Gamper-Untersteiner, A. Meyer, Foerster, Syllaba, Goldflam, Pelnar, Kolle,
d'Abundo, Davidenkow, Böhme, Stern, Pette, Tinel, K. Moser, Happ und Ma-
son, Pienkowski, Bogaert-Nyssen, Marie-Lévy, G. Lévy; ferner z. B. *Kratztic*:
Steck; *Blickkrämpfe* und Verwandtes: Bing-Schwartz, Hinsen, Krisch, Stertz,
A. Meyer, Marinesco, Falkiewicz-Rothfeld, Ewald („Schauanfälle"), Hohman,
Popowa, Zingerle (hier verbunden mit sonstigen verbreiteten Krampferscheinungen),
Zucker (durch Physostigmin provoziert, durch Skopolamin gedämpft), Scharfetter;
Schreikrämpfe: Benedek, J. Schuster; *Fou-rire-Anfälle*: Sicard et Paraf, Goodhart. —
Auch die *Atmungsstörungen* zeigen teilweise ausgesprochen ticartigen Charakter (*Schnauftic*
u. dgl., nahestehend *Gähntic*: de Saussure, Westphal [5] u. A.) und können sich mit
ticartiger Unruhe anderer Muskelgebiete kombinieren (eigene Beobachtung). Hierher
gehörige Erfahrungen haben namentlich Marie-Binet-Lévy, Marie-Lévy, Roch,
Suckow, Turner, Bogaert und Nyssen mitgeteilt (übrigens bestehen hier offenbar
fließende Übergänge zu den einfacheren polypnoischen, apnoischen und dergleichen
Rhythmusstörungen encephalitischer Entstehung, siehe unten sub X, 4d). Die in den
Atemtics gegebene *zwangsartige hyperkinetische Abartung normaler Funktionen* leitet
über zu gewissen anderen Formen postencephalitischer Hyperkinese, wie etwa dem als
Akathisie bezeichneten *Aufstehzwang* (Bing [1], Sicard u. A.), dem *Geh- und Lauftrieb*
(Salkind), der *zwangsartigen Tempobeschleunigung* beim Gehen (Gerstmann und
Schilder [2]), beim Sprechen und Lesen (Dieselben; Claude und Dupuy-Dutemps;
Pinéas [3]: Sprachpulsion). — An dieser Stelle sind endlich noch zu erwähnen jene
mehr *universellen zwangsartigen Hyperkinesen hochkoordinierter Art*, die uns in den
allbekannten nächtlichen Unruhezuständen kindlicher Encephalitiker, sowie in dem
gesteigerten Bewegungs- und Beschäftigungsdrang der „psychopathieähnlichen" Zustände
jugendlicher Spätencephalitiker entgegentreten, teils mehr rein, teils in vielgestaltigen

Misch- und Übergangsformen zu einfacheren Hyperkinesen (choreatischer, torsionsspastischer Form usw., z. B. Bonhoeffer [5]). — Einen Teil dieser Hyperkinesen behandelt ausführlich die nach Abschluß dieses Referats erschienene Arbeit von Bing [4], in welcher auch die Beziehungen zum Psychogeniegebiet beleuchtet werden.

Da lokalisatorisch verwertbare Sektionsbefunde für diese einfacheren und komplizierteren, umschriebeneren und universelleren Hyperkinesen der Encephalitiker meines Wissens noch durchaus fehlen, so ist hinsichtlich lokalisatorischer Vermutungen und Schlüsse große Vorsicht geboten; meines Erachtens wird nach dieser Richtung die Bedeutung der Lethargicaerfahrungen überschätzt (auch Kleist [4a] S.258 redet einer zurückhaltenden Bewertung das Wort). Die große Ausbreitung des Prozesses, der sich — selbst wenn man es mit rein subkortikalen Läsionen als Grundlage all dieser Störungen zu tun hätte — keinesfalls elektiv auf das extrapyramidal-motorische System beschränkt, vielmehr große Anteile des Hypothalamus, das Höhlengrau des dritten Ventrikels und Aquaedukts usw. sehr regelmäßig beteiligt (vgl. Spatz, 10), macht alle näheren Vermutungen durchaus unsicher, ganz zu schweigen von der bei einem Prozesse dieser Art ungemein schwierigen pathophysiologischen Frage, ob gegebenenfalls Reiz- oder Ausfallserscheinungen vorliegen.

In diesem Zusammenhange möchte ich die sehr interessante Arbeit von Amsler anführen, in welcher er das (schon 1874 von Harnack entdeckte) durch *Apomorphin* erzeugte *Zwangsnagen* der Nagetiere, Rinder und Pferde (*Zwanspicken* der Vögel), verbunden mit gesteigerter Schreckhaftigkeit und Bewegungsdrang, lokalisatorisch analysiert. Nach *Großhirnrindenausschaltung* bleiben Schreckhaftigkeit und Bewegungsdrang aus, das Zwangsnagen ist aber bei niedrigerer Apomorphindosis noch zu erzielen, während es allerdings bei der ursprünglichen höheren Dosis nicht mehr auftritt unter gleichzeitigem Eintreten einer starken „motorischen Hemmung" oder „schlafähnlichen Betäubung". Aber auch beim rindenlosen Tiere mit niedriger Apomorphindosierung wird das Zwangsnagen beseitigt durch nachträgliche Entfernung der Corpora striata. Amsler zieht aus all diesen Befunden den Schluß, daß das Zwangsnagen bzw. -picken „Folgen einer erregenden Wirkung des Giftes auf die Corpora striata", Schreckhaftigkeit und Bewegungsdrang dagegen ein „Rindensymptom" sei. Diese Schlußfolgerungen erscheinen mir noch nicht ganz zwingend. Vielmehr läßt sich, wie ich glaube — die Begründung würde allerdings hier zu umständlich sein — Amslers Tatsachenmaterial ausreichend erklären durch die Annahme, daß der Ort der *primären* Erregbarkeitssteigerung durch Apomorphin in diesen Versuchen sowohl für Zwangsnagen wie für Schreckhaftigkeit und Bewegungsdrang der *Thalamus und vielleicht speziell das Höhlengrau* ist, die Exekutive aber für das Zwangsnagen der Rinde nicht bedarf, sondern direkt über das Corpus striatum geht, im Gegensatz zum Ausdruck der gesteigerten Schreckhaftigkeit und zum allgemeinen Bewegungsdrang, für deren Inerscheinungtreten die Rinde erhalten sein muß. (Übrigens selbst wenn sich Schreckhaftigkeit und allgemeiner Bewegungsdrang des Apomorphintieres als *direkte* Rindenreizsymptome herausstellen sollten, so bleibt mein Einwand hinsichtlich des Angriffspunktes des Giftes beim *Zwangsnagen* bestehen, die Deutung beider Erscheinungsreihen ist voneinander unabhängig. — Versuche von Amsler S. 10 lehren, daß beim intakten Meerschweinchen, der Ratte und Taube Schreckhaftigkeit und Bewegungsdrang schon durch sehr niedrige, Zwangsnagen bzw. -picken erst durch höhere Dosierung zu erzielen sind; auch dies entscheidet noch nicht zugunsten einer Verschiedenheit des *primären* Angriffspunktes der Reizwirkung bei beiden Erscheinungsreihen). Namentlich die soeben veröffentlichten Heßschen Kokain- und Ergotaminversuche (siehe unten X, 2) lassen meines Erachtens eine solche reservierte Stellungnahme zu Amslers Deutungen geboten erscheinen, bis die Frage der Beeinflussung des Thalamus und speziell des Höhlengraus durch das Apomorphin in *direkten* Versuchen weiter geklärt ist.

Wenigstens *für manche der hochkomplizierten ticähnlichen Störungen der Lethargica*, vor allem auch für die *funktionssystematischen* Formen des Be-

wegungsdranges (Aufsteh-, Gehzwang, zwangsmäßige Tempobeschleunigung beim
Gange u. dgl., auch manche der Atmungsstörungen), dann für die Fälle *allgemein*
gesteigerten Bewegungs- oder Beschäftigungsdranges scheint mir eine Schädigung
des extrapyramidal-motorischen Systems nach unseren heutigen Erfahrungen nicht
wohl als *alleinige* Lokalisation in Betracht zu kommen (anderer Meinung Bing).
Ich vermute vielmehr (mit Reserve), daß umschriebene oder mehr diffuse *Mit-
läsionen thalamischer* und *hypothalamischer* Gebiete, namentlich eines *im Höhlengrau des Thalamus oder Hypothalamus* mit einiger Wahrscheinlichkeit anzunehmenden *Zentrums für den instinktiven Bewegungsantrieb* hier von Bedeutung
sind; und speziell für die schwereren Formen universeller Hyperkinese (nächtliche
Jactation usw., Bewegungs- und Beschäftigungsdrang der encephalitischen
Psychopathen) dürfte auch die Annahme von *Reizerscheinungen* im Bereich
dieses Zentrums keineswegs von der Hand zu weisen sein. (Über die Frage dieses
Bewegungsantriebszentrums wird noch mehrmals zu sprechen sein[1].) Für die
Atmungstics und -rhythmusstörungen wird man vielleicht auch an Schädigung
des ebenfalls in jene Gegend verlegten Zwischenhirn-Atmungszentrums denken
können (s. unten sub X, 2 und 4d).

Nur für die *elementareren* unter den *umschriebenen* Krampf- und Ticformen
der Lethargica erscheint durch die außerencephalitischen anatomischen Erfahrungen eine *rein extrapyramidal-motorische*, vielleicht zum Teil speziell *striäre*
Lokalisation der zugrundeliegenden Schädigung gut gestützt, doch ohne daß
für das Lethargicagebiet bestätigende anatomische Erfahrungen solcher Vermutung vorlägen[2]).

3. „Psychomotorische" Bewegungsstörungen bei Herdfällen.

In die Lücke hinsichtlich der anatomischen Grundlagen höherkoordinierter
Hyperkinesen tritt teilweise eine auf nichtencephalitischen Beobachtungen fußende
vor zwei Jahren erschienene Arbeit von Kleist (4a). Für die von ihm genauer
umgrenzten, auch solche hochkoordinierten Bewegungsformen umfassenden
„psychomotorischen Bewegungsstörungen" (der Katatonie, mancher Paralysen,
Infektionspsychosen usw.), für welche er früher das Kleinhirn-Stirnhirnsystem

---

[1]) Der nach Abschluß dieser Arbeit soeben durch Wilckens publizierte histologische
Befund eines universellen postencephalitischen hochkoordinierten Bewegungszwanges mit
Charakterveränderung spricht meines Erachtens deutlich zugunsten der hier geäußerten
Vermutung; siehe darüber unten XI, C. — Auch für die „Schauanfälle" (Ewald) als funk-
tionssystematische motorische Zwangserscheinung würde ich im Sinne des oben Gesagten
eine Mitbeteiligung des Höhlengraus genannter Region vermuten; und die nur die Anfälle begleitenden affektiven, Konzentrations- usw. -störungen, ferner der bei den meisten
Ewaldschen und bei anderen derartigen Fällen hervortretende Zusammenhang mit der
Schlaffunktion scheinen mir jene Vermutung für diesen Sonderfall noch eigens zu stützen
(auch Ewald, der wegen des im Spezialfalle beteiligten *Muskel*gebietes an einen periodisch
auftretenden Reizzustand in Gegend der „Blickzentren" wahrscheinlich in der Vierhügel-
region denkt, scheint die Beziehungen zu affektiven Störungen und zum Schlafe aus
topischer Nachbarschaft der diesen Funktionen dienenden Stätten zu jenen Blickzentren
herzuleiten: S. 249).

[2]) In gewissem Maße hierher gerechnet werden könnte wohl der Fall von Falkiewicz
und Rothfeld (oben S. 17), dessen Bewegungsspiel allerdings von den Autoren als
athetotisch bezeichnet wird. Da der Sektionsbefund nur makroskopisch ist, so ist der Fall
auch bei Auffassung im Sinne von verbreitetem Tic nur mit großer Reserve zugunsten
striärer Lokalisation der auf Lethargica beruhenden Tics verwertbar.

als Substrat angesprochen hatte, hat er jetzt durch klinisch-anatomische Analyse einer größeren Zahl von *Herdfällen* (vaskulären Läsionen, Tumoren) Stützen der Anschauung erbracht, daß ein Teil jener Bewegungsstörungen beruhe auf Läsionen der Stammganglien (Striopallidum) einerseits, auf Läsionen des vom Dentatum über Bindearm-Ruber-Thalamus zum Striopallidum führenden Weges anderseits. Weiter sind zu dieser Frage anatomische Befunde von Jakob, Pinéas, Globus, Rabiner heranzuziehen.

Allerdings ist von den *für das Corpus striatum selbst in Betracht kommenden* sechs Fällen Kleists (Fälle 2—7) nur einer, Fall 3, bisher in Serienschnitten (der Stammregion) untersucht, während von den übrigen nur der makroskopische Befund vorliegt. Die Fälle 4 und 5, welche gewaltige Gliome ausgedehnter Hemisphärenteile (Stirnhirn, Zentralregion, unterer Scheitellappen im einen Fall; Schläfen-Scheitel-Inselregion im anderen) mit ausgeprägten Druck- und Verdrängungserscheinungen betrafen, dürften wohl nur von beschränkter Verwertbarkeit sein. Im Falle 3, einer Urämie, ist wegen dieser toxischen Grundlage, ferner wegen der vielleicht als lokales Reizmoment wirkenden Parästhesien in der rechten Körperhälfte und der auch in psychischen Störungen (Angst, Erregung, Apathie, später heitere witzelnde Stimmung, Erinnerungsausfall) zum Ausdruck kommenden histologisch nachgewiesenen diffusen Rindenschädigung die Beziehung der rechtsseitigen Bewegungsunruhe allein auf die Herdläsion im Corpus striatum keine ganz eindeutige. Und die übrigen drei Fälle (2, 6 und 7) boten neben Schädigungen der Stammganglien sehr ausgedehnte Erweichungsherde in der Rinde (Fall 2: ganzer vorderer Scheitellappenanteil, besonders unterer Scheitellappen, Stirnhirn, Zentralwindungen, Schläfenlappen der einen Hemisphäre; Fall 6: Stirn-Zentral-Angular-Schläfenlappenregion der einen Seite; Fall 7: Stirn-Zentral-Supramarginalregion der einen Seite), und ähnlich steht es mit den von Kleist herangezogenen Sektionsfällen von Noethe, Forster, Stauffenberg, Hartmann. So einleuchtend daher die von Kleist gegebene Deutung der klinisch und anatomisch komplizierten Fälle im einzelnen auch erscheint, so wird man meines Erachtens abwarten müssen, ob auch vaskuläre Fälle von *engerer Begrenzung auf die Stammganglien* (Tumoren, wenigstens größere mit Verdrängungserscheinungen usw., scheinen mir für diese Frage durchweg von zweifelhafter Verwertbarkeit zu sein) uns künftig Hyperkinesen analoger Art zeigen werden, nachdem der Blick durch Kleists klinische Schilderungen für diese Bewegungsformen geschärft worden ist.

Unter denjenigen Fällen von Jakob, welche bei nachgewiesener Stammganglienläsion solche höherkoordinierte „parakinetische" Störungen zeigten, scheint in gewissem Maße zur Stütze der Kleistschen Deutung der S. 4 schon in anderem Zusammenhange gewürdigte Fall 2 herangezogen werden zu können, eine relativ initiale Huntington-Chorea, die nicht selten mehr den Eindruck eines „zappligen" nervösen Menschen mit zahlreichen Reaktivbewegungen als den eines Choreatikers machte; allerdings war auch schon eine recht deutliche psychische Veränderung (starke gemütliche Übererregbarkeit, Gefühl des Versagens, Umständlichkeit usw.) nachweisbar mit entsprechenden keineswegs geringen Rindenveränderungen der Stirnschläfenzentralregion, so daß auch hier die reine Striatumbedingtheit jener Hyperkinesen nicht sicher steht, eine partielle frontotemporale Thalamusenthemmung daneben ihre Rolle spielen könnte. Zu kompliziert um hier mitsprechen zu können, erscheint klinisch wie anatomisch der (S. 20 bereits erwähnte) Fall 17: arteriosklerotische Muskelstarre mit schwerer seniler Demenz, „Parakinesen mit Athetosecharakter" im Zustande tiefer Benommenheit (!), die auf einen kontralateralen Pallidumherd bezogen werden, wobei wegen jener schweren psychischen Allgemeinstörung wieder der gestörte Einfluß des Kortex auf den *gesamten* Subkortex neben den striären Herden zu berücksichtigen ist; ebenso der Fall 27: schwere Idiotie (!) mit cerebraler Kinderlähmung auf Grund ausgedehnter Zerstörung der einen Hemisphäre einschließlich des Corpus striatum und teilweise des Thalamus, bot iterative Parakinesen in den nichtgelähmten homolateralen Gliedern. Auch hier ist also wieder die schwere gesamtpsychische Störung nicht außer Acht zu lassen. — Das gilt ebenso von dem von Kleist herangezogenen Falle 4 von C. und O. Vogt (Idiotie); die Pseudosklerose (Fränkel) ist wegen des ungemein diffusen, auch die Rinde beteiligenden, mit psychischer Störung einhergehenden Prozesses zu vieldeutig, der Blumenthalsche Fall von Hydrocephalus nur klinisch. — In dem (in der Hauptsache, namentlich auch was die Rinde anlangt, nur makroskopisch untersuchten) Falle „psychomotorischer Apraxie" bzw. „striomotorischer" Parakinesen (neben Akinese und Rigor), welchen Pinéas (1) beschreibt (nach Leuchtgasvergiftung beiderseits pallidäre Einschmelzungsherde nebst zahlreichen Kriblüren in den Putamina) ähnelte das klinische Bild auffallend dem einer Psychose, das Gesamtverhalten der Persönlichkeit war „unzugänglich", der ausgeprägte Mutacismus kann nach Verfasser selbst nicht auf die subkortikale Schädigung allein bezogen werden, und er vermutet deshalb, „daß eben doch mehr oder weniger umfangreiche Schädigungen der Hirnrinde mikroskopischer Natur vorgelegen haben, ähnlich denen, wie sie die neuere Forschung bei Schizophrenie nachgewiesen hat"; demnach erscheint die Beziehung der Bewegungsstörungen *allein* auf das Corpus striatum recht unsicher (noch entschiedener ablehnend, wie ich erst nachträglich ersehe, Bonhoeffer [8]; s. jetzt ferner Grinker, insbesondere S. 453, sowie A. Meyer [2]: tatsächlich Rindenläsionen in Pinéas' Falle). — In dem früher (S. 5) erwähnten Falle von durch Diphtherieinfektion erzeugter Chorea (Globus, Jakob [5] S. 89) fand sich starke Beimischung von Parakinesen nach Art von Zweck- und Reaktivbewegungen, zeitweise ein ganz katatonoides Bild; es bestand aber anfangs Unbesinnlichkeit, schlechte Merkfähigkeit, weiterhin hohe und gerade zur Zeit jener Parakinesen hyperpyretische Temperatur, mit Abnahme der motorischen Erscheinungen trat Benommenheit auf; es fand sich neben der beherrschenden (l. c. wiedergegebenen) Striatumläsion eine starke Injektion der Pia mit ausgedehnten pialen und subpialen Blutungen und leichten Meningealinfiltraten, kleine Blutungen in verschiedenen Thalamusgebieten usw.; all diese klinischen und anatomischen Zeichen einer Mitschädigung der Funktion von Rinde und Thalamus nebst hochgradiger toxischer Allgemeinschädigung dürfen meines Erachtens bei der Erklärung der parakinetischen Beimischungen zur choreatischen Unruhe keineswegs aus dem Auge verloren werden (nicht etwa soll gesagt werden, jene Momente hätten *ohne* begleitende Striatumschädigung hier jenes Bewegungsbild erzeugen können); und jedenfalls wird das Striatum von Globus (S. 418) als eindeutig „in schwerer Weise histologisch verändert" bezeichnet (hochgradige diffuse Verfettung, schwere Parenchymdegeneration im Nißl-Präparat), so daß Jakob's — mit einiger Reserve ausgesprochene — Erklärung der Parakinesen aus der „leichteren Affektion" des Striatum nicht zu befriedigen vermag. — Rabiner deutet von seinen hier anzuführenden beiden (auf Lethargica beruhenden) Fällen den ersten genau im Sinne meiner obigen Ausführungen (die parakinetische Bewegungsunruhe ein Ausdruck kombinierter Wirkung der Striatum- und Rindenläsion: S. 33, 34); und was seinen zweiten Fall anlangt, so waren auch hier nicht geringe Rindenveränderungen neben der Striatumveränderung zugegen, auch setzte gleichzeitig mit der in Rede stehenden „körperlichen Unruhe" eine „auffallende psychische Veränderung" ein, Verwirrtheit, Verstimmung, Erregung, Halluzinationen usw.; überdies wurden (außer den Veränderungen in der Rinde, Ponshaube und Nigra) auch im Hypothalamus und Infundibulum „neben schweren Parenchymveränderungen hochgradig entwickelte perivaskuläre Infiltrate" gefunden, so daß sehr wohl Reizwirkungen auf das im Höhlengrau des 3. Ventrikels usw. anzunehmende Zentrum des instinktiven Bewegungsantriebs, wie ich sie als Grundlage der allgemeinen Bewegungsunruhe gewisser häufiger Zustände der Lethargica vermute, auch hier eine Rolle gespielt haben können (siehe unten XI, C). — Anhangsweise sei noch der Fall von Schröder erwähnt: allgemeine katatonieartige Hyperkinese bei einem von der Hypophyse oder dem Hypophysengang ausgehenden extraduralen Tumor an der Basis des Zwischenhirns, von dem ein kirschkerngroßer Knollen über dem Türkensattel lag. Schröder ist nicht geneigt, die Hyperkinese mit dem Sitz des Tumors in engere Beziehung zu bringen (einerseits mediale Abschnitte der Hirnschenkelfüße: Stirnhirnbrückenbahn im Sinne der Kleistschen Theorie von 1908 und 1909; oder anderseits: Striatumnähe); ob Nachbarschaftswirkung auf das von mir vermutete Bewegungsantriebszentrum im Höhlengrau des 3. Ventrikels usw. in Betracht kommt, woran man wegen der in der letzten Zeit häufigen Schlafsucht und Benommenheit bei Fehlen von Stauungspapille denken könnte, wage ich nicht zu behaupten, zumal derartige hyperkinetische Zustände auch bei *dieser* Tumorlokalisation äußerst selten sind (Schröder); manieartige Zustände bei Tumoren des 3. Ventrikels siehe unten XI, C.

Als wichtig sei aus Kleists Ausführungen noch hervorgehoben, daß in seinen Fällen 3 bis 7 wie demjenigen von Noethe die in Rede stehenden Hyperkinesen in der zum striären Hauptherd homolateralen Körperhälfte auftraten, wofür Kleist teils nachgewiesene, teils (in den Tumorfällen) vorauszusetzende leichtere Schädigungen des Striatum in der anderen Hirnhälfte verantwortlich macht. Ausgehend von der einleuchtenden Annahme einer doppelseitigen, überwiegend kontralateralen Einwirkung des Striatum auf die Körpermuskulatur gelangt er zu folgender Deutung: „Doppelseitige größere Herde im Striatum bewirken doppelseitige Chorea und Athetose. Wenn aber auf einer Seite eine umfangreiche Zerstörung im Bereich der Stammganglien vorliegt und die andere Seite bloß durch kleinere, sonst latent bleibende Veränderungen geschädigt ist, so kann der durch diese geringfügigen Veränderungen gesetzte Funktionsausfall nicht mehr durch die Tätigkeit der umfangreicher zerstörten Ganglien der Gegenseite ausgeglichen werden. Der Funktionsausfall der minder geschädigten Stammganglien tritt dann in der Form der psychomotorisch-hyperkinetischen Erscheinungen hervor." (Da Jakobs vorhin behandelter Fall 27 auf der zu den Parakinesen kontralateralen Seite eine „in allen ihren Teilen normale Großhirnhemisphäre" hatte, so müßte hier ein anderer Mechanismus zur Erklärung herangezogen werden, wofern die Parakinesen in der Tat nur striär bedingt waren). —

Was nun *zweitens* jene Sektionsfälle anlangt, durch welche Kleist das Vorkommen höherkoordinierter Hyperkinesen auch *bei Schädigung der Bahn Dentatum-Thalamus* zu erhärten sucht, so sind auch hier Komplikationen gegeben, die eine volle Beweiskraft wohl noch nicht aufkommen lassen. Fall 8 (Salvarsan-Encephalitis, einstweilen makroskopischer Befund) zeigte bei rechtsseitiger Hyperkinese (rhythmische Greif- und Kratzbewegungen nebst leichten choreiformen Fingerbewegungen) zwar Blutungen im linken Zahnkern und Blutung in beiden Bindearmen, daneben aber massenhafte stecknadelkopfgroße Blutungen im gesamten Hemisphärenmark beider Seiten teilweise mit Erweichung und Brüchigkeit der noch erhaltenen Marksubstanz, so daß auf Ausschaltung zahlreicher kortiko-thalamischer und damit auch kortiko-striärer Einflüsse geschlossen werden muß. Der andere Fall (9, ebenfalls nur makroskopisch) ist ein wallnußgroßer Vierhügeltumor mit gewaltiger Druckwirkung auf das Gesamthirn, auf welche wohl auch Verworrenheit und Mutacismus bezogen werden müssen. — Der früher (S. 7, e) wiedergegebene Fall Jakobs (Nr. 33), welcher choreatisch-parakinetische Unruhe darbot, kann nicht im Kleistschen Sinne gedeutet werden; denn gerade die Verbindungswege vom Zahnkern via Ruber zum Thalamus sind hier frei geblieben; dagegen dürfte, wie schon l. c. angedeutet, die starke Beteiligung der Kernregion des Hypothalamus in Nachbarschaft des 3. Ventrikels, sowie des Höhlengraus nicht ohne Bedeutung für den parakinetischen Bewegungsdrang gewesen sein (vielleicht im Sinne von Reizerscheinungen des in dieser Gegend zu vermutenden Zentrums des instinktiven Bewegungsantriebs, unten IX, 3).

Da in den reinsten und anatomisch am genauesten untersuchten bisherigen Fällen von — sicher im Sinne von Ausfallserscheinungen wirkenden — Läsionen der Bindearm- und Rubergegend (siehe die Abschnitte Chorea, Athetose, Tremor) Hyperkinesen jener höherkoordinierten Form nicht zur Beobachtung gekommen zu sein scheinen, so dürfte es weiterhin auf die Erforschung derjenigen *zusätzlichen* Bedingungen ankommen, unter welchen eine Dentatum-, Bindearm-, Ruber- oder Thalmushyperkinese statt der gewöhnlichen chorea-, athetose- oder intentionstremorartigen Form teilweise jenen höherkoordinierten Charakter annehmen kann.

Bei einem *Rückblick* auf diese Befunde muß zwar gesagt werden, daß für das Vorkommen *rein striär bedingter* höherkoordinierter Hyperkinesen jener Art eindeutige Beweise noch nicht vorhanden sind. Anderseits wäre es meines Erachtens durchaus nicht berechtigt, etwa von dem radikalen Standpunkte Forsters (5) ausgehend, wonach bei „Linsenkernerkrankungen" „psychomotorische Störungen im Sinne Wernickes nicht vorkommen", eine wichtige Bedeutung der in den Kleistschen und den übrigen angeführten Fällen nachgewiesenen Striatumschädigungen für die Entstehung jener Hyperkinesen in Abrede zu stellen. Nur scheinen mir allerdings — ganz gleich wie für die analog gedeuteten *Bindearm-Ruber*fälle

Kleists — neben der striären Schädigung noch *zusätzliche Momente* gegeben sein zu müssen, um einer striären Hyperkinese jenen höherkoordinierten Charakter zu verleihen (vielleicht, mit Kleist, leichtere Striatumschädigung, jedoch verbunden mit Rindenschädigung, speziell bestimmter Gebiete? Schädigung ausgedehnter kortiko-thalamischer Verbindungen? Schädigung des Thalamus selbst, bestimmter Teile desselben?)[1]). Wenig wahrscheinlich ist es mir, daß jene weiteren Momente *lediglich* in einem *geringeren Grade* der Schädigung des Striatum gelegen seien. Jakob steht auf dem Standpunkt, daß zwar *leichtere* Striatumschädigung jener Art, die sonst Chorea erzeugt, Parakinesen stärker hervortreten lassen kann, daß aber dieses Moment nur eine pathogenetische Teilkomponente darstelle (s. auch unten XII, E, 4). Und wenn nach Kleist höherkoordinierte Hyperkinesen durch solche leichtere Striatumschädigungen hervorgerufen werden sollen, nach Foerster dagegen die elementarste aller extrapyramidal-motorischen Störungen, die Myoklonie, so zeigt schon dieser Gegensatz der Auffassungen, daß es hier noch weiterer Klärung bedarf. Erst wenn wir hinsichtlich jener von mir für erforderlich gehaltenen zusätzlichen Momente größere Sicherheit erlangt haben werden, wird auch für die in ihrer *Erscheinungsweise* ähnlichen Hyperkinesen der Katatonie, der exogenen Psychosen usw. (und Analoges gilt für deren akinetische Störungen) die Frage zu beantworten sein, in welchem Maße sie mit den Bewegungsstörungen gewisser striärer Herderkrankungen und mit den zur Zeit lokalisatorisch selbst noch gutenteils ungeklärten Bewegungsstörungen der Lethargica *wesensgleich* sind, wobei letzten Endes auch für jene Psychosen der Histopathologie entscheidende Wichtigkeit zukommen wird (vgl. hierzu noch spätere Ausführungen in Abschnitt XI, E).

4. Iteration, Palilalie.

Bei den bisher in diesem Abschnitt besprochenen vielgestaltigen Hyperkinesen tritt oft das Moment der Iteration bzw. Stereotypie stark in den Vordergrund. In seiner Allgemeinheit greift das Problem der Bewegungswiederholung weit über das Gebiet der extrapyramidal-motorischen Einflüsse auf die Gesamtmotilität hinaus (s. dazu Leyser [6], Zingerle [5]). Aber für eine spezielle Form der Iteration, die zuerst von Souques (1) und Brissaud (2) herausgehobene *Palilalie*, hat, auf Vermutungen des letzteren Forschers weiterbauend, 1921 Pick durch klinische Gründe (namentlich Zusammenvorkommen mit sonstigen, sicher „striären" Motilitätsstörungen) und durch Sektionsbefunde die Anschauung wahrscheinlich

---

[1]) Insbesondere für den verhältnismäßig frischen Huntingtonfall Jakobs (oben S. 27) wäre, da an sich die Rindenbeteiligung bei dieser Krankheit gesetzmäßig ist, die Hyperkinese aber in jenem Falle die in Rede stehende Besonderheit bot, vielleicht daran zu denken, daß die *relative* graduelle Ausprägung von Rinden- und Striatumprozeß in den Frühstadien von Fall zu Fall Unterschiede bieten, und diese die Form der Hyperkinese modifizieren könnten; erst weitere anatomische und klinische Erfahrungen an Frühfällen werden hier weiterführen. — Daß in den angeführten Herdfällen teilweise die im gedachten Sinne vielleicht bedeutsamen zusätzlichen Zerstörungen auf · der zu den Hyperkinesen homolateralen Seite lagen (oben S. 29), schließt ihre Mitwirksamkeit keineswegs aus, da durch die pallido-pallidären Kommissurbahnen, durch die Verbindungen des Pallidum mit dem gekreuzten roten Kerne, Corpus Luysi usw., der beiden roten Kerne untereinander (v. Monakow) mannigfache Auswirkungsmöglichkeiten einer kortikalen, kortiko-thalamischen und thalamischen Schädigung auch auf *herdgleichseitige,* vom Corpus striatum und den subpallidären Kernen abhängige Kinesen gegeben sind.

gemacht, daß es sich bei ihr um ein „Teilstück striärer Motilitätsstörungen" handelt. Ihrer klinischen Erscheinungsweise nach besteht sie in mehrfacher bis zu zehnfacher Wiederholung des einmal ausgesprochenen Wortes, kurzen Satzes oder Satzbruchstückes; das Ganze erfolgt vielfach explosiv mit bis zum Schreien erhobener Stimme und in häufig zunehmend raschem Tempo (vgl. hierzu oben S. 24 u.), was zu einer weitgehenden artikulatorischen Verschlechterung führt.

Auf klinische Fälle, namentlich von spätencephalitischem Parkinsonismus (ein solcher schon bei Pick), stützen sich die Beiträge von A. Westphal (4), Marie-Lévy, Steck (4), Gerstmann-Schilder, Sterling, Leyser, Graziani, Taterka, Herrmann, Balint, Goldflam, Froment, Claude et Dupuy-Dutemps (tachyphémie stéréotypique), Volpi-Ghirardini und Tarozzi u. A. — Siehe auch Jakob (5) S. 320 und sonst; Kleist (4a) S. 255: bei Huntington-Fällen. — Neuerdings beschreibt Pinéas (5) auch Palipraxie als striäre Störung.

Das *anatomische Material* zur Frage der striären Lokalisation dürfte in der Hauptsache folgendes sein: Pick bringt den (makroskopischen) Sektionsbefund von 4 Fällen mit dieser Störung. In dreien von ihnen, nämlich den Fällen 1, 3 und 4 (letzterer S. 188 und 203 behandelt), fanden sich neben Stammganglienherden (Putamen, „Linsenkern", Caudatum) ausgedehnte, zum Teil sogar sehr ausgedehnte Rindenherde (bei Fall 3 und 4 die linke, bei 1 überwiegend die linke Hemisphäre betreffend, in dieser hier außerdem ein Thalamusherd); im Falle 2 machen Atrophie von Schweif- und Linsenkern der rechten Hemisphäre nebst leichter Atrophie des Gesamthirns den makroskopischen Sektionsbefund aus, doch kann auch hier nach dem klinischen Befunde (Gedächtnisabnahme, fast völliger Verlust des Schreibvermögens, ohne daß der somatische Nervenstatus dies erklärte, anscheinend auch Wortfindungsstörung, psychisches Verhalten in der Klinik) meines Erachtens nicht zweifelhaft sein, daß die Rinde gewisser Regionen mikroskopisch in wesentlichem Maße beteiligt war. — Kleists (4a) vorhin erwähnte Fälle 5 und 7 boten ebenfalls Sprach- und Silbeniterationen, über die begleitenden Rindenläsionen wurde bereits gesprochen; und auch für die der Palilalie verwandte *Logoklonie* der Alzheimerschen Krankheit mit ihrer Iteration sinnloser Wortfragmente, für welche Kleist und Jakob (5, S. 97, 318) die Grundlage in den nachweisbaren Striatumveränderungen aufgezeigt haben, braucht das Nebenherbestehen schwerster Rindenveränderungen nicht erst betont zu werden. — Was den durch Palilalie auffälligen Fall von Runge (4, 458) anlangt, den er zur Wilsonschen Krankheit rechnet, so wird neben geistiger „Beschränktheit" (die vielleicht nicht fachmännisch festgestellt war) von kindischem, eigensinnigem, gereiztem Wesen und Apathie berichtet; das makroskopisch normale, mikroskopisch nicht untersuchte Gehirn dürfte also neben den vermutlichen striären auch kortikale oder thalamische Veränderungen geboten haben, zumal das Fehlen makroskopischer Veränderungen den Fall anatomisch doch wohl eher zur Pseudosklerose stellen läßt (übrigens fehlen Angaben über die Leber). — Die Diskussionsbemerkung von Schuster (8), daß er in zwei Fällen von Palilalie Herde im Striatum gefunden habe, ermöglicht kein Urteil über den Zustand des übrigen Gehirns. — (Senise teilt zwei Fälle von Palilalie mit. Der eine bot das Bild der senilen Demenz, zeigte ausgedehnte Rindenherde linkerseits neben Arteriosklerose; der andere war eine „typische Paralyse". Diese Fälle müssen hier zunächst ausscheiden, da, soweit das Referat erkennen läßt, der Zustand des Striatum nicht genauer untersucht wurde; vgl. auch Senise [3]). — Loewy's (unten VIII, F, 2 in anderem Zusammenhang zu behandelnder) Fall von doppelseitiger Striatumerweichung (makroskopisch) zeigte neben verlangsamter, leiser, ersterbender Sprache zeitweise ein sehr rasches Hervorstoßen desselben Wortes mehrmals hintereinander. — Endlich ist hier die wichtige Angabe von Anton (1) über seinen Status-marmoratus-Fall zu erwähnen: „Auffällig war, daß viele willkürliche und automatische Bewegungen sich hintereinander zweimal und öfter wiederholten. Auch beim Sprechen trat öfteres Wiederholen der Worte ein"; klinisch fehlten intellektuelle und affektive Ausfallserscheinungen, und anatomisch waren nur die Putamina verändert. Freilich bestanden sonstige Störungen des Sprechens und der Atmung, die vielleicht sekundär zu Wortwiederholungen Anlaß geben konnten. (Im Übrigen wird, soweit ich sehe, in sonstigen Fällen von Status marmoratus mit erhaltener Sprechfähigkeit über Palilalie nichts betrichtet).

Überblickt man das vor allem von Pick erbrachte anatomische Material zu unserer Frage, so erscheint es kaum zweifelhaft, daß die Stammganglien an der Entstehung der Palilalie beteiligt sind. Abgesehen vom Antonschen (und etwa noch dem Loewyschen) Falle würde allerdings ein Beweis, daß es sich um eine *ausschließlich* striär bedingte Störung handelt, nach dem Angeführten noch nicht geliefert sein (denn auch für die Encephalitisfälle dieser Art, für welche meines Wissens noch keine anatomische Nachprüfung vorliegt, spricht die Vermutung aus mehrerwähnten Gründen gegen *reine* Striatum-(überhaupt Stammganglien-)-läsion, selbst wenn die Rinde als intakt vorausgesetzt wird; die Huntington-fälle aber haben eo ipso ausgedehnte Schädigungen außerhalb der Stamm-ganglien). Der Antonsche und der Loewysche Fall scheinen wenigstens für die einfache Form der *Wort*-Palilalie die Möglichkeit einer rein striären Grund-lage darzutun. Für *Satziterationen* dagegen, als eine der höchstkoordinierten überhaupt denkbaren Hyperkinesen, scheint mir nach dieser Richtung vor-läufig noch einige Zurückhaltung geboten; ich möchte es vielmehr für wahr-scheinlich halten, daß auch hier extrastriäre Läsionen (Rinde?, bei späten-cephalitischen Fällen vielleicht wieder Zwischenhirn?) mit eine Rolle spielen. Braucht doch die „striäre Enthemmung", in welcher seit Picks gedanken-reicher Analyse das Maßgebende gesehen wird, weder anatomisch noch patho-physiologisch ein so einfaches Geschehen darzustellen, wie etwa bei einer durch Striatumherd bedingten Chorea oder Athetose.

Für die Stereotypien überhaupt ist Kleist (durch Analyse seiner oben S. 27 angeführten Herdfälle und des Noetheschen Falles) zu dem Ergebnis gelangt, daß ihr Auftreten begünstigt wird durch Miterkrankung der linken Hemisphäre, bzw. durch begleitende aphasische oder apraktische Störungen; und für Stereo-typien „höheren" Charakters, insbesondere bei Geisteskranken, schließt er eine Lokalisation ausschließlich in die Stammganglien gewiß mit vollem Rechte aus. Sein erstgenanntes Ergebnis scheint mir den oben von mir eingenommenen zurückhaltenden Standpunkt mit Bezug auf *ausschließlich* striäre Lokalisation der komplizierteren Formen der Palilalie zu unterstützen.

5. Zwangsgreifen, Nachgreifen.

In einigen der Fälle, welche Kleist (4a) seiner Stammganglientheorie gewisser psycho-motorischer Bewegungsstörungen zugrunde legt (seinem Falle 1, dem Noetheschen) fand sich eine Erscheinung, auf die schon Foerster für sein Pallidumsyndrom (wie auch für die verwandten Stirnhirnsyndrome) und sein athetotisches Striatumsyndrom (5, S. 108) nachdrücklich hingewiesen hatte, nämlich eine ausgesprochene Kontraktions-nachdauer des Faustschlusses um ergriffene Gegenstände, deren Intensität zunahm, je mehr man den Gegenstand der Hand zu entwinden trachtete. Kleist sah hierin eine von ablehnender Stellungnahme der Gesamtpersönlichkeit unabhängige, triebhaft nega-tivistische Reaktion einzelner Körperteile. Ob es sich empfiehlt, den Begriff des Negati-vismus so weit zu fassen, mag zweifelhaft erscheinen (Ablehnung bei Forster, Jakob). Daß die Erscheinung, welche offenbar sehr häufig verknüpft ist mit zwangsmäßigem Faustschluß bei Berührung der Hohlhand, zusammenhängen kann mit einer Erkrankung des extrapyramidal-motorischen Systems, das wird außer durch Foersters und Kleists Beobachtungen, sowie durch Thomallas Wilsonfall auch noch durch die Fälle von Mills, v. d. Scheer und Stuurman sehr wahrscheinlich gemacht. Janichewski, welcher diesen „Greifreflex" als pathognomonisch ansehen will für eine „Läsion der extra-pyramidalen Wege in dem oberen Teil ihres Verlaufes" (eine Lokalisation so wenig klar wie manche sonstige anatomische Bemerkungen), sah ihn bei Thalamustumor, Hydrocephalus,

Wilsonscher Krankheit, häufig bei Encephalitis, ferner bei Stirnhirntumor. Diese letztere Angabe erinnert an zuerst von P. Schuster (4, 5) beschriebene Fälle, in welchen sich das Zwangsgreifen mit *Nachgreifen* verband (die von Foerster [5] S. 102/3 bei Athetose beschriebenen Erscheinungen dürften jenen Symptomen übrigens sehr nahe stehen). Für Schusters drei Fälle ergab sich aus dem übrigen Befund (hauptsächlich geringe Parese der rechten eupraktischen, zwangs- und nachgreifenden Hand bei Apraxie der linken) die Vermutung eines Herdes im subkortikalen Marklager nicht allzuweit von der linken vorderen Zentralwindung mit Beteiligung der *Balken*strahlung; speziell auf eine Bedeutung des letzteren Hirnteiles lenkten den Verdacht auch drei Fälle der Literatur (Steinert, v. Vleuten, Liepmann). Der Sektionsbefund von Pinéas (2) schien zwar in gewissem Maße dieser Vermutung recht zu geben, doch waren (wie in dem einige Berührungspunkte, auch ausgedehnte Balkenläsion aufweisenden Falle Noethes) auch die *Stammganglien* nicht intakt. Anderseits (vgl. eingangs: Foerster) sprechen Befunde von C. Mayer (zitiert bei Stiefler), sowie von Stiefler (6) vielleicht für eine Bedeutung des *Stirnhirns*, dieser Autor will speziell eine Ruber-Enthemmung durch Läsion der frontorubralen Strahlung verantwortlich machen; Forster (5) denkt nach eigenen Erfahrungen an das Stirnhirn und die „großen Ganglien", vielleicht die Bahnen zwischen beiden. Neuestens machen Pinéas (4)-Schuster (9) wieder auschließlich eine Schädigung der *Stammganglien* oder der von ihnen ausgehenden Bahnen, Kleist (5) speziell auch für das Nachgreifen nur die Stammganglien verantwortlich. — In dem Betlheimschen Falle von Zwangsgreifen brachte die Obduktion (über die keine näheren Angaben) keine Aufklärung.

Zusammenfassend wird man sagen müssen, daß Zwangsgreifen und Nachgreifen sehr wahrscheinlich durch Läsion der *Stammganglien* hervorgerufen werden kann (Foerster, Kleist, Schuster, Pinéas). Nähere Lokalisation ist hier noch nicht möglich, Foersters Beobachtungen aber scheinen darauf hinzuweisen, daß reine *Striatum*läsionen das Symptom bedingen können. Ferner ist es wahrscheinlich, daß auch *Stirnhirn*läsion als Grundlage in Frage kommt (Foerster, Forster, Stiefler), wobei noch offen bleibt, welches System dabei speziell von Bedeutung ist (fronto-cerebellar? fronto-rubral? Stiefler). Die Bedeutung von *Balken*läsionen ist noch unsicher. Die von Schuster seinerzeit gegebene Theorie — Enthemmung eines normalerweise neencephal gehemmten primitiven subkortikalen Greifreflexes durch neencephale Herde —, welche von Stiefler unter Heranziehung der Ruberfunktion modifiziert wird, wäre für die durch Stammganglienläsion bedingten Fälle einer Abänderung bedürftig.

Eine dem Zwangsgreifen und Nachgreifen analoge Störung im Gebiete der Lippen-Zungenmuskulatur, welche an die Zungen- und Lippenbewegungen des Säuglings erinnerte, sah Schuster in einem Falle, welcher makroskopisch nur Atrophie beider Stirnlappen mit Verschmälerung der linken F_3 (Fuß) und des unteren Endes von C_a aufwies. Beziehungen zum extrapyramidal-motorischen System sind hier vorläufig nicht zu erkennen. In diesem Zusammenhang darf die von Gamper-Untersteiner studierte spätencephalitische Hyperkinese, welche an den oralen Einstellungsmechanismus des Säuglings gemahnte, nochmals erwähnt werden; siehe ferner Zingerle (5, Saugautomatismus).

6. Zwangslachen und -weinen.

Die Frage der anatomischen Grundlagen dieser hochkoordinierten Zwangsbewegungen ist noch keineswegs geklärt; die Grundlagen sind keine einheitlichen (siehe darüber z. B. Bostroem [4] S. 185f., Jakob [5] S. 322, Matzdorff S. 504ff., ferner neuestens die mir nur im Referat zugängliche Arbeit von S. A. K. Wilson [8]). Die Erfahrungen namentlich beim Status marmoratus (C. und O. Vogt [2] S. 20) beweisen, daß rein *striäre* Läsionen dieses Symptom erzeugen können; von Herdfällen spricht ein von C. und O. Vogt (ebenda S. 47) erwähnter, noch nicht veröffentlichter Fall Freunds, ferner einigermaßen auch derjenige von Guidi im gleichen Sinne; vielleicht auch Franceschi zitiert nach Mingazzini (2) S. 102. (In dem Falle von Mills war dagegen die in Betracht kommende

Region der inneren Kapsel mitlädiert). Nicht ganz eindeutig sind die einschlägigen Erfahrungen bei Wilsonscher und Parkinsonscher Krankheit. — Daß *Pyramiden*läsion allein Zwangslachen und -weinen auslösen *kann*, wird auch von Wilson noch aufrechterhalten, Pette (zitiert nach Runge [4] S. 443) läßt sie sogar stets beteiligt sein, und Gerstmann-Schilder (zitiert nach Runge S. 442/3) leugnen das Vorkommen dieser Zwangsbewegungen bei extrapyramidaler Pseudobulbärparalyse. Runge selbst steht nicht auf diesem Standpunkt im Hinblick auf die Encephalitiserfahrungen, die freilich mangels schlüssiger anatomischer Befunde im Einzelnen nicht leicht deutbar sind (siehe z. B. Wimmer Fall 62, [3] S. 256ff.: Thalamus, Striatum, Vierhügel, Aquaeduktgegend, Pons, Nigra stark, Rückenmark.) Jakob (5) sah diese Zwangsbewegungen noch häufiger als bei striären Herden bei Affektionen des *Stirnhirnmarklagers* und des *Thalamus* zustandekommen, womit er sich v. Monakows Standpunkt nähert (multiple, zerstreute, in Sehhügel und Mark der Regio rolandica, dann in der Frontalregion lokalisierte *kleinere* Herde). Matzdorff schuldigt für seinen Fall die ausgedehnten Markfaserausfälle beider Hemisphären an; doch waren auch innere Kapsel, Striatum, Pallidum, Thalamus ergriffen. Die Thalamuslokalisation wird wiederum von Wilson bestritten; er selbst macht außer der Pyramidenbahn (besonders deren Kniebündel) zwei ihrer genauen Lage nach noch unbekannte Bahnen verantwortlich, welche der *unwillkürlichen* (emotionellen) Regulierung des „faciorespiratorischen Mechanismus" (dessen Zentrum in den oberen Brückenabschnitten liegt) dienen und vom Cortex zum Respirationszentrum ziehend die eine auf ihrem Verlauf an die kaudalen Thalamusabschnitte grenzt, beide durch die Regio subthalamica und Haube kaudalwärts gelangen; doch würde auch eine kortikale Läsion des Ursprungsgebietes dieser Bahnen, das noch unbekannt ist, dieselben Störungen auslösen können.

Außer der striären Auslösungsmöglichkeit kommen also sicher noch weitere in Betracht. Eine einheitliche Deutung erscheint für diese Zwangsbewegungen wenigstens heute noch nicht möglich.

VII. Wilsonsche Krankheit und Pseudosklerose. Anhang: Spastische Pseudosklerose.

Daß einzelne klinisch unter dem Bilde des Torsionsspasmus verlaufende Fälle anatomisch den typischen Hirn- und Leberbefund der Wilsonschen Krankheit oder der Pseudosklerose dargeboten haben (Thomalla, Wimmer-Neel, oben S. 22), stellt eine klinische Kontinuität her zwischen der bisher behandelten Gruppe der extrapyramidalen *Hyperkinesen* und der nunmehr zu behandelnden Gruppe der sog. *hypokinetisch-hypertonischen Syndrome*, deren wichtigste Beispiele die Wilson-Pseudosklerosegruppe und die Paralysis agitans bilden.

Die ursprünglichen *typischen Wilson-Fälle* mit Tremor, Rigor, Hypokinese, Zwangslachen und -weinen (und meist überhaupt sehr ausgesprochener Beteiligung des Bulbärgebiets) haben zur Grundlage eine progressive Totalnekrose (C. und O. Vogt) des Putamen mit späterem Übergreifen auf das Pallidum. Über diese *Reihenfolge* des Ergriffenwerdens beider Anteile des Linsenkerns herrscht seit Wilson allgemeines Einverständnis. Daß alle maßgebenden Symptome durch die anfangs für sich allein bestehende *Striatum*-(Putamen-)läsion begründet sein können, lehren namentlich solche Fälle, in welchen Tremor *und* Hypertonie (nebst hypokinetischen Erscheinungen) schon im Initialstadium der klinischen Erscheinungen auftreten und dennoch bei der unter Umständen erst nach Jahren stattfindenden Sektion das Pallidum entweder nicht merklich oder jedenfalls nur in geringem Maße ergriffen gefunden wird neben hochgradiger Erkrankung des Putamen (z. B. Kleine, Greenfield u. Mitarbeiter [hier Rigor erst später, aber

Pallidum in der Hauptsache verschont], Hall, auch Hadfield, Stöcker, Pollock, Tschugunoff, Pfeiffer; für den hier behandelten Gesichtspunkt lehrt Gleiches auch der Fall von Fleischhacker). Hiermit soll natürlich nicht bestritten werden, daß in anderen Fällen (z. B. Bielschowsky, 3) ein erst später sich geltendmachender Rigor, namentlich wenn die Putamenerkrankung sich als nicht sehr hochgradig herausstellt, mit Recht auf die Mitschädigung des Pallidum bezogen wird. Jedenfalls nimmt auch Wilson selbst für den Tremor *und* die Hypertonie des Frühstadiums die *Putamen*läsion als Grundlage in Anspruch. — Der v. Economosche Fall lehrt ferner, daß Tremor und überhaupt jede Hyperkinese während des ganzen Verlaufes trotz starker Putamen- (und geringerer Pallidum-)veränderungen fehlen kann.

Dieses gewissermaßen „schematische" und namentlich anatomisch wohlumschrieben erscheinende Bild hat seit seiner Aufstellung durch Wilson stets einen der Eckpfeiler für die Erkenntnis des Wesens der extrapyramidal-motorischen Störungen gebildet. Demgegenüber hat sich für die von C. Westphal und v. Strümpell beschriebene *Pseudosklerose*, die vor allem durch die obligate Lebercirrhose mit der Wilsonschen Krankheit übereinkommt, bekanntlich ein viel ausgebreiteterer histologischer Prozeß (durch Alzheimer und viele Nachfolger) als Grundlage ergeben, weshalb es sich im allgemeinen verbietet, aus dem klinischen Bilde *solcher* Fälle weitgehende Schlüsse auf die Symptomatologie der *Stammganglien* oder überhaupt des extrapyramidal-motorischen Systems zu ziehen. In dem von v. Hoesslin klinisch untersuchten Falle fand nämlich Alzheimer das *ganze zentrale Nervensystem* befallen, wenn auch einzelne Teile vorzugsweise. Am stärksten erkrankt waren Corpus striatum, Thalamus, Regio subthalamica, Brücke und Nucleus dentatus (Untergang des nervösen Gewebes mit auffälligen Gliaveränderungen, besonders Bildung riesenhafter nicht faserbildender Elemente, die großenteils durch Bildung riesiger Kerne mit lappigen Auswüchsen oder durch Mehrkernigkeit ausgezeichnet sind: sog. „Alzheimersche Gliazellen"). Wie der histologische Prozeß ein weitverbreiteter ist, so hat ja auch das klinische Bild, woran ich ebenfalls nur ganz kurz erinnere, durch offensichtlich cerebellare Elemente der Bewegungsstörung (vgl. auch Hunt, 9) und durch sicher z. T. rindenbedingte seelische Störungen (wie fortschreitende Demenz, Wutanfälle, epileptische Anfälle usw.) einen viel weiteren Rahmen als die Wilsonsche Form, daher man hier anatomisch und klinisch nicht einmal cum grano salis von einem Stammgangliensyndrom reden kann.

Wie zuerst Stoecker gezeigt hat und seither durch zahlreiche Erfahrungen klinisch und anatomisch (letzteres namentlich von Spielmeyer) immer tiefer begründet werden konnte, gibt es klinische Übergänge und anatomische Mischungen aller Grade zwischen beiden Krankheitsbildern, so daß sie heute allgemein (Widerspruch allerdings noch 1922 von seiten Wilsons, 6) zu einer einheitlichen Wilson-Pseudosklerosegruppe (von Hall unter der Bezeichnung „hepatolentikuläre Degeneration") zusammengefaßt werden. Insbesondere klinisch ist auch der Kayser-Fleischersche Hornhautring kein auszeichnendes Merkmal der Pseukosklerose geblieben, bei welcher er zuerst gefunden worden war. Und anatomisch ist es von großem Interesse, daß nicht nur verbreitete Alzheimersche Gliaveränderungen als Begleiterscheinung der groben Linsenkerneinschmelzung gefunden werden können, sondern daß ein der letzteren (auch hinsichtlich der von

Pollock, Spielmeyer festgestellten progressiven Gefäßveränderung) völlig gleichender *spongiöser Einschmelzungsprozeß* in Fällen dieser Gruppe auch an *anderen* Stellen des Gehirns vorkommen kann (z. B. Dentatum, Hirnrinde, Stirnlappenmark: Spielmeyer, Schütte, Hadfield, Schob).

Auf die bedeutungsvollen, von einer Entscheidung noch weit entfernten *pathogenetischen* Streitfragen, in deren Verfolgung viele experimentelle und klinische Untersuchungen zur Aufklärung der Rolle der Lebererkrankung unternommen wurden, kann hier nicht eingegangen werden (zur Luesfrage siehe neuerdings wieder Nonne [2] S. 938ff.); ebensowenig auf mannigfache rein *klinische* Fragen. Ich verweise für die klinische Seite namentlich auf die in den letzten Jahren erschienenen Darstellungen von Hall, Wilson, Bostroem, Bielschowsky (4), K. Goldstein, Runge, für die anatomische Seite namentlich auf Bielschowsky (3) und Spielmeyer (2). Siehe ferner die soeben erschienene monographische Darstellung von J. Mahaim. — Wegen der Wilsonartig verlaufenden Huntingtonfälle s. oben S. 4[1].

Anhang: Spastische Pseudosklerose. Nur ganz kurz gestreift werden kann das zuerst durch einen Fall Creutzfeldts bekannt gewordene, dann namentlich von Jakob ausgebaute Krankheitsbild der *spastischen Pseudosklerose* (von Spielmeyer als „Creutzfeldt-Jakobsche Krankheit" bezeichnet), welches mit der C. Westphal-Strümpellschen Pseudosklerose allerdings fast nur den Namen gemein hat; denn es fehlt diesem neuen Krankheitsbilde vor allem die Lebercirrhose, aber auch der Hornhautring. Die Nervensymptome werden dargestellt durch ausgeprägte psychotische, ferner pyramidale und striothalamische Erscheinungen (unter letztere gehören wohl namentlich Tremor und Wackelbewegungen, leichte Spannungszustände, Akinesen, schwere Sprachstörungen von dysarthrischem, häufig logoklonisch-iterativem Charakter, Astasie und Abasie); der anatomische Befund der stets rasch fortschreitenden Erkrankung zeigt eine progrediente Parenchymerkrankung hauptsächlich in Stirnhirn und vorderer Zentralwindung (in geringerer Intensität in der übrigen Rinde) mit Bevorzugung der 4.—6. Schicht, ferner in Striatum, medioventralem und lateralem Thalamusgebiet, leichtere Veränderungen in Nigra (besonders Zona compacta) und Ponshaube, eine mehr oder weniger starke Aufhellung der Pyramidenbahn (diese Angaben nach Jakob). Ob es sich um eine Sonderform der Encephalitis lethargica handelt (Meggendorfer), ist noch nicht geklärt.

Hauptarbeiten: Kirschbaum (2); Kirschbaum und Rautenberg; Jakob (1, 2, 6, 7); Meggendorfer (2); Creutzfeldt (1); vgl. Spielmeyer (4).

VIII. Paralysis agitans und verwandte Syndrome.

A. Genuine Paralysis agitans.

Der Wilsonschen Krankheit gleicht, wie schon ihr Entdecker hervorhob, die Paralysis agitans rein symptomatologisch „in mehr als einer Weise". Rigor, Tremor, akinetische Erscheinungen als Grundsymptome sind beiden gemeinsam; die Hauptunterschiede liegen im relativen Zurücktreten pseudobulbärer, dem stärkeren Hervortreten vegetativer Störungen bei der Paralysis agitans. So hatte denn nach Wilsons Arbeiten die Annahme vieles für sich, daß manche der als *juvenile Paralysis agitans* beschriebenen Fälle (s. vor allem Willige, Oppenheim, Bechterew, Stiefler 1, ferner Krabbe) in Wahrheit Wilson-Pseudosklerosefälle gewesen sein mögen, wie sich das in der Tat für den Stöcker-

schen Fall bestätigt hat. Ein weiterer Teil dieser jugendlichen Fälle dürfte spätencephalitischer Natur sein (z. B. Korbsch). Doch hat anderseits die histologische Untersuchung eines juvenilen Falles durch Hunt gelehrt, daß anatomisch
ein recht genau dem Bilde der genuinen Paralysis agitans entsprechender Befund
zugrunde liegen kann. Ist diese ein im Corpus striatum lokalisierter seniler Er-
krankungsprozeß, so mag man hier von einem lokalisierten Senium praecox oder
mit Hunt von Abiotrophie im Gowersschen Sinne sprechen. (Ob auch die
traumatisch ausgelösten Fälle — z. B. Oppenheim, Mendel, Hudovernig,
Decker, Busch, Wrede, Laehr, Gierlich u. A., eigene Beobachtung — sich
dieser Auffassung eingliedern lassen, soll hier nicht erörtert werden.)

Der *Sitz der Gehirnveränderungen bei der Paralysis agitans* ist in den letzten
Jahren dank den Forschungen von Jelgersma, Lewy, Mc Couch und Auer,
Hunt, Trétiakoff, C. und O. Vogt, Bielschowsky, Fünfgeld, Jakob,
Foix, Lhermitte et Cornil u. A. in weitem Maße aufgeklärt, insofern für die
Kardinalsymptome von Rigor, Akinese und Tremor einerseits hauptsächlich die
Stammganglien (Striatum und Pallidum), anderseits die Substantia nigra in
Betracht kommen.

Eine Läsion der *Substantia nigra* hatte schon Brissaud (1), gestützt auf den Charcot-
Blocq-Marinescoschen Fall von Herdläsion dieses Kernes mit Paralysis agitans-
Symptomen (siehe Näheres unten S. 48), als hypothetische Grundlage der Parkinsonkrankheit in Anspruch genommen. Erst Trétiakoff, welcher in 11 Fällen typischer
Paralysis agitans eine, wie er behauptet, isolierte Erkrankung der Nigra gefunden hatte,
stellte 1919 den Satz auf: „Die Paralysis agitans in ihren Hauptsymptomen, Steifheit
und Zittern, beruht auf einer destruktiven Läsion der Substantia nigra." Zu der Begründung seiner Aufstellung muß einerseits gesagt werden, daß der übrige Hirnbefund
seiner Fälle (S. 47, Anm.) außerordentlich summarisch geschildert und in seiner Geringfügigkeit gemessen an den Befunden einer Reihe anderer Autoren — wenig überzeugend
ist; ferner ist die Stütze, welche er durch Heranziehung von 20 Literaturfällen des (von
ihm unzulässig weit gefaßten) „Benediktschen Syndroms" zu gewinnen sucht (S. 65),
insofern trügerisch, als unter diesen Fällen nicht wenige sich finden, in denen die Substantia nigra ausdrücklich *intakt* befunden wurde (ich nenne nur die bekannten Fälle
von Bonhoeffer, sowie von P. Marie et Guillain, XIII und XIV bei Trétiakoff).
Zu Unrecht werden daher die aus jener Literaturkasuistik zunächst nur für den vagen
anatomischen Begriff des „pédoncule" abgeleiteten Folgerungen (S. 68ff.) durch Wen-
dungen wie S. 70 unten, 84 unten *unvermerkt* in eingeengter Form auf die Substantia
nigra speziell übertragen. Die große Wichtigkeit von Trétiakoffs positiven eigenen
Nigrabefunden soll hiermit nicht verkleinert werden. — Derselbe Befund wurde seither
in drei weiteren Fällen von Souques und Trétiakoff (siehe Souques [2]) erhoben.
Auch Omodei-Zorini (besonders S. 491ff.) scheint Trétiakoffs Folgerung beizutreten,
macht aber über den Zustand des übrigen extrapyramidal-motorischen Systems keinerlei
Angaben. Spatz (5) konnte bei einem Falle von Paralysis agitans grobe, ja schon
makroskopisch erkennbare Veränderungen der Nigra beider Seiten feststellen, und auch
Spielmeyer hat sich in einem kurzen Satze (3) zugunsten der Trétiakoffschen Befunde ausgesprochen, ohne daß indessen die Äußerungen dieser beiden Forscher bisher
erkennen ließen, ob sie *allgemein* jede Bedeutung von Läsionen des Striatum und Pallidum
für die Symptome der Paralysis agitans in Abrede stellen wollen, wie das Trétiakoffs
These besagt. Dem gegenüberstellen möchte ich hier die vergleichenden Untersuchungen
von McAlpine, der (gleich vielen Anderen) die Nigra in drei akuten Lethargicafällen
und einem spätencephalitischen Parkinsonismus stark betroffen, dagegen in drei Fällen
von Paralysis agitans beiderseits intakt fand.

Keiner der Autoren, welche seit Trétiakoff *ausführliche* Mitteilungen zur Pathologie
der genuinen Paralysis agitans veröffentlicht haben, ist ihm, so viel ich sehe, in *jeder*
Hinsicht beigetreten. Denn selbst Foix, welcher die Nigraveränderung bestätigt und

konstant findet, stellt daneben doch auch erhebliche Veränderungen vor allem im Striato-Pallidum fest, wenn auch im ganzen variabler als in der Nigra, und sieht zusammenfassend in der Paralysis agitans nicht etwa eine Nigraerkrankung schlechthin, sondern ein „lenticulo-subthalamisches Syndrom"; d'Anglade (bei Verger et Cruchet, S. 153 ff.) findet Pallidum, Nigra, Ponsgrau, Dentatum, Oliven vor allem ergriffen.

Alle übrigen neueren Autoren kommen darin überein, den Hauptsitz der Veränderungen im *Corpus striatum* zu finden, und das gilt auch von denjenigen, welche die Substantia nigra mehr oder weniger konstant mitverändert gefunden haben.

Wenn wir, unter Absehen von der historischen Entwicklung, nur über den heutigen Stand der Kenntnisse einen Überblick gewinnen wollen, so lassen sich hier wohl zwei Hauptgruppen unterscheiden, deren eine durch Lewy, Hunt, Fünfgeld, Jakob, Lhermitte et Cornil, die andere durch C. und O. Vogt, Bielschowsky vertreten wird.

F. H. Lewy (5), dessen Ausführungen sich auf 65 anatomische Fälle stützen, findet zwar auch die Rinde in der überwiegenden Mehrzahl von senilen Veränderungen betroffen (mit Bevorzugung des Stirn- und Schläfenlappens), als Stelle der stärksten Veränderungen aber das Corpus striatum. Im Neostriatum — vor allem Putamen — findet er eine hochgradige Verarmung an großen Zellen, während die kleinen nur in verhältnismäßig geringem Grade betroffen sind; daneben kann es zu einer spongiösen Degeneration der Grundsubstanz kommen. Die Hauptveränderungen finden sich im Pallidum und in dem von Lewy ihm zugerechneten Kern der Substantia innominata (Nucleus basalis), deren Ganglienzellen in großer Zahl dem Untergang verfallen, soweit erhalten aber Zeichen schwerster Veränderung darbieten (Lewy unterscheidet hierbei sechs Formen des Zellunterganges, auf die hier nicht einzugehen ist). Auch im Pallidum kommt es teils zu spongiöser Einschmelzung (wenn auch dieser Kern hierzu weit weniger neigt als das Striatum, S. 244), teils zum Ersatz des zugrundegehenden Parenchyms durch plasmatische und faserige Gliawucherung (S. 256). Wichtig ist die verbreitete Entstehung von eisengierigen lipoproteiden („Pseudokalk"-)Ablagerungen in und an den Gefäßwänden des Pallidum. Unter den mannigfachen Degenerationsformen der Zellen des Nucleus basalis (namentlich Verfettung) spielt die Ablagerung kugliger, den Corpora amylacea ähnlicher Gebilde im Plasma eine besondere Rolle („corps de Lewy" französischer Autoren). Zellveränderungen, wenn auch weit weniger schwer und umfangreich, findet Lewy ferner auch ausgesprochen im „Nucleus periventricularis" des centralen Höhlengraus, im Tuber cinereum, dem Corpus Luysi, der Nigra (unter 50 Fällen 11mal erkrankt, jedoch sind „derartig prominente Störungen" wie bei Trétiakoff, Souques in Lewys Fällen nicht nachweisbar: S. 280), dem sympathischen Oculomotorius-, Trigeminus- und Vaguskern („vegetativen Oblongatakern" Lewys); namentlich die Konstanz, wenn auch ungleichmäßige Verteilung der Ganglienzellveränderungen im letzteren Kerne wird betont. Regelmäßig, wenn auch nicht sehr hochgradig ergriffen findet Lewy das Kleinhirn (Purkinje-Zellenschicht, Zahnkern; auch gefäßabhängige Windungsatrophien in Gestalt von Verödungs- oder Erweichungsherden). Im Thalamus findet sich (in manchen Fällen) namentlich der laterale und zentrale Kern verändert. Markfaseruntergänge (in Linsenkern, Ansa lenticularis, H_1H_2-Feldern, Vlies des roten Kernes, Corpus Luysi, unterer Olive, fronto- und temporopontinen Bahnen) fanden sich in vier daraufhin untersuchten Fällen in wechselnder Intensität und Verteilung, ohne Proportionalität zur Ausprägung des klinischen Bildes. Allgemein-pathologisch wird der Prozeß (vgl. S. 316) als ein seniler bzw. präseniler aufgefaßt, welcher sich hier — ähnlich wie der paralytische bei der Lissauerschen Herdparalyse — in umschriebenen Bezirken (basalen Ganglien, zentralen vegetativen Kernen, daneben Hirnrinde) mit besonderer Intensität ausprägt. (Die pathogenetischen Anschauungen Lewys und seine darauf bezüglichen Experimentalforschungen können hier nicht referiert werden).

Am nächsten kommen den Befunden von Lewy diejenigen von Hunt (1, 2), (1 Fall: weitgehender Untergang der großen Striatum- und der Pallidumzellen, schwere Erkrankung des Nucleus substantiae innominatae, Verdünnung der Ansa lenticularis und peduncularis) und von Fünfgeld (in dessen Falle vor allem noch starkes Hervortreten der Läsion der Substantia nigra).

Auch Jakob (5), dessen Schilderung sich auf drei Fälle stützt, kommt zu ähnlichen Ergebnissen wie Lewy, nur daß er umgekehrt wie dieser die Striatumdegeneration stärker betont findet als diejenige des Pallidum; übereinstimmend mit Lewy, Hunt, Fünfgeld ist wieder sein Befund, daß innerhalb des Striatum die großen Zellen (die Ursprünge der striopallidären Faserung) in bevorzugter Weise erkranken, so auch in seinem sonst in vieler Hinsicht atypischen Falle 32. Nur einer seiner Fälle zeigte eine gleichsinnige Nigraerkrankung (etwas leichter als diejenige des Striatum), die beiden anderen eine intakte Nigra. Der Bedeutung der von ihm in zwei Fällen gefundenen Beteiligung des Kernes der Substantia innominata für das Krankheitsbild steht er aus ähnlichen Gründen wie Bielschowsky sehr skeptisch gegenüber, ebenso den Veränderungen im vegetativen Oblongatakern; gegen Lewy fand er das Kleinhirn intakt. Ganz übereinstimmend mit Lewy ist seine allgemein-pathologische Zuteilung des Prozesses zu den senilen, und gleich diesem Autor betont er gegen C. und O. Vogt sowie Bielschowsky die pathogenetische Unabhängigkeit der striären Degenerationen von Gefäßveränderungen.

Hierin ganz übereinstimmend mit Lewy und Jakob urteilen (für die „primitive", „kryptogenetische" Paralysis agitans) Lhermitte et Cornil, die im übrigen gleich Lewy die Erkrankung des Pallidum weit stärker ausgeprägt finden als die des Putamen; die Nigra zeigte sich zwar deutlich verändert, doch messen die Autoren dem Befunde keine Bedeutung als Grundlage der Paralysis agitans bei, weil Kontrollfälle ganz andersartiger Nervenkrankheiten Nigraveränderungen derselben Art darboten.

Von dieser ersten Gruppe von Forschern unterscheidet sich die durch C. und O. Vogt sowie Bielschowsky vertretene hauptsächlich in der allgemein-pathologischen Auffassung des Prozesses.

C. und O. Vogt (3) sehen bekanntlich (auf Grund vor allem von Markscheiden- und van Gieson-Untersuchungen in zehn Fällen) die Grundlage der Paralysis agitans in einem „*Status desintegrationis*" des Striatum- und Pallidumgewebes, welcher sich zusammensetzt aus einem verbreiteten Untergang von Ganglienzellen und Markfasern (letzterer gelegentlich als Status paradysmyelinisatus des Pallidum sich sehr dem Bilde des oben S. 15 behandelten Status dysmyelinisatus nähernd), aus der Bildung kleiner durch Nekrobiose, Erweichung oder Blutung entstehender Lakunen (Status lacunaris), und aus einer Rarefizierung und späteren Resorption des Gewebes um die Blutgefäße (Status cribratus und praecribratus). Von allen Hirnteilen betrifft der Status desintegrationis bei der Paralysis agitans am stärksten das striäre System (uber diesen Begriff siehe oben S. 3), vor allem das Corpus striatum; vereinzelt wird auch von Atrophie des Corpus Luysi, der Bündel H_1 H_2 berichtet, während die Substantia nigra sich nicht verändert fand. Da der Status desintegrationis als Äußerung früher Senilität aufzufassen ist, so spricht sich in der Bevorzugung von Striatum und Pallidum eine ganz besondere Neigung dieser Kerne zu praesenilen Erkrankungen aus.

Zu einer weitgehenden Bestätigung der Vogtschen Befunde kam auf Grund von sechs mit allen maßgebenden Methoden untersuchten Fällen Bielschowsky (3). Hervorzuheben ist, daß er im Striatum stets beide Ganglienzelltypen betroffen fand. Er betont namentlich die pathogenetische Bedeutung der Gefäßveränderungen (besonders einer verbreiteten Kapillarfibrose) für die Entstehung des Status cribratus und praecribratus, neben welchem eigentliche Lakunenbildung (durch Blutung, Erweichung) von weit geringerer Bedeutung ist. Chronische Parenchym- und Gefäßveränderungen finden sich aber auch sonst im Gehirn weit verbreitet: in der Rinde (gelegentlich von beträchtlicher Stärke), im Thalamus (besonders im ventrolateralen Kerngebiet), im zentralen Höhlengrau, Corpus Luysi (besonders ausgeprägte Zellveränderungen in zwei Fällen), vereinzelt im Kern der Substantia innominata, in der Nigra; jedoch sind all diese Befunde von untergeordneter Bedeutung, weil nicht konstant; nur Striatum und Pallidum sind von Parenchymausfällen gesetzmäßig ergriffen. —

Die Anschauung Souques' von einer Wesensgleichheit der chronischen Fälle des spätencephalitischen Parkinsonismus mit der genuinen Paralysis agitans, welche mehr oder weniger weitgehend von Sicard, Netter, Merklen (zitiert nach Achard) geteilt wird, findet mit guten Gründen Ablehunng bei den meisten übrigen Autoren, von denen nur Achard, Gordon, Christiansen, Lewy, Koepchen, Syllaba, Cruchet, Fünfgeld, Stern, Zingerle genannt seien (meist wird wohl eine *ausdrückliche* Ablehnung für überflüssig gehalten). Soweit hierfür der anatomische Befund in Betracht kommt, wird beim spätencephalitischen Parkinsonismus auf die Frage zurückzukommen sein.

In der *Beziehung der Einzelsymptome der Paralysis agitans auf die Läsion bestimmter Kerne* gehen die pathologisch-anatomischen Untersucher recht verschieden weit ins Einzelne. Abgesehen von denjenigen Autoren, welche die Nigraläsion in den Vordergrund stellen und auf sie allein Rigor und Tremor beziehen, wurde von den übrigen gerade für diese beiden Kardinalsymptome, namentlich unter dem Eindruck der Wilsonschen Krankheit, das Corpus striatum in Anspruch genommen. C. und O. Vogt haben durch Vergleich der klinischen mit den anatomischen Befunden ihrer Einzelfälle die Anschauung gewonnen, daß für den Rigor das Pallidum, für den Tremor das Striatum verantwortlich sei. Ebenso ist Bielschowsky (mit Reserve) geneigt, den Rigor auf die Pallidumläsion zurückzuführen. Hinsichtlich des Pallidum schließt sich ihnen auch Lewy an, nur daß er (gleich Hunt) den Rigor und dessen höchsten Grad, die Kontraktur, auf den kombinierten Untergang der Pallidum- wie der großen Striatumzellen zurückführt; auch kommen (Lewy [5] S. 355) Fälle von Kontraktur durch Untergang der Riesenganglienzellen des Striatum bei Fehlen schwerer Pallidumschädigung vor. Die Hypokinese (insbesondere die mimische) leiten C. und O. Vogt von einem Ausfall *innervatorischer* Einwirkungen des Striatum auf das Pallidum ab (in diesem Punkte gefolgt von Jakob), und beziehen auch die Brachybasie auf den Ausfall einer (koordinatorischen) Striatumtätigkeit (S. 820). Die häufigen Schmerzen der Parkinsonkranken werden von Lewy wie von Jakob als Thalamusschmerzen aufgefaßt (vgl. ihre einschlägigen anatomischen Befunde). Nicht einhellig ist noch die Zuteilung der Pulsionen (Kleinhirn: Lewy, abgelehnt von Jakob S. 327 und Kleist; Wegfall striärer Hemmungen gegenüber dem Pallidum: C. und O. Vogt). Die vegetativen Störungen (des Wasser- und Zuckerstoffwechsels, der Wärmeregulation, der Speichel- und anderer Sekretionen usw.) führt Lewy auf die Beteiligung vegetativer Kerne am Krankheitsprozeß zurück (hierüber genaueres in Abschnitt X). Psychische, namentlich Intelligenz- und Gedächtnisstörungen werden auf die Rindenveränderungen bezogen (Lewy, Jakob); Kleist (6) verlegt von den psychischen Veränderungen bei Paralysis agitans die hysteroide Umwandlung der Persönlichkeit, affektive bzw. paranoide Störungen in die Stammganglien.

Zusammenfassend läßt sich demnach etwa folgendes über die für die Hauptsymptome der Paralysis agitans *lokalisatorisch bedeutsamen* Ergebnisse der pathologischen Anatomie sagen: Daß eine Läsion der Substantia nigra als alleinige Grundlage in Frage komme (Trétiakoff), erscheint für die große Mehrzahl der genuinen Fälle nicht zutreffend. Für Rigor und Tremor sind in der Mehrzahl der Fälle Striatum- und Pallidumveränderungen die Grundlage. (C. und O. Vogt 2, Jakob betonen dabei die Striatum-, Lewy, Lhermitte et Cornil die Pallidumveränderungen als überwiegend.) Von mehreren Forschern (Hunt, Lewy, Fünfgeld, Jakob) wird innerhalb des Striatum die gänzliche oder relative Verschonung der kleinen Ganglienzellen bei starker Degeneration der großen neben dem Untergang der Pallidumzellen hervorgehoben. Der Rigor wird fast allgemein mit C. und O. Vogt auf die Pallidumläsion zurückgeführt, daneben auch auf den Untergang der großen Striatumzellen von Hunt, Lewy (namentlich Kontrakturbildung), Jakob; die Akinese ausdrücklich auf das Striatum bezogen von C. und O. Vogt, Jakob. Die Grundlage des Tremors ist noch strittig (Striatum: C. und O. Vogt).

B. Senile Versteifung. Arteriosklerotische Muskelstarre.

Wird mit Lewy, Jakob u. A. (s. oben) der Degenerationsprozeß der Paralysis agitans als ein seniler bzw. präseniler aufgefaßt, so läßt sich eine scharfe Grenze zwischen dieser Krankheit und den als senile Muskelstarre (bzw. senile Demenz mit Muskelstarre) geschilderten Fällen (Jakob 5, S. 134ff., sowie die neuere unter Jakobs Leitung ausgeführte Arbeit von Stief) nicht ziehen, nur daß bei letzteren die senile Demenz im Vordergrunde steht.

Jakob findet auch hier die Hauptveränderungen im Striatum (namentlich Verminderung der großen Ganglienzellen; hin und wieder senile Drusen) und Pallidum, auch in der Substantia nigra zahlreiche geschrumpfte und melaninarme Ganglienzellen bei Fehlen schwererer Entartungen, und hebt hervor, daß bei der sonst nahe verwandten Alzheimerschen Krankheit mit der viel weniger hochgradigen Entwicklung ausgesprochener Starrezustände auch das Pallidum viel weniger stark betroffen zu sein pflegt. Sehr ähnlich wie bei Jakob war der Befund in den Fällen von Stief (von seinen fünf Senildementen boten vier bloße Versteifung, einer — Fall 2 — das Vollbild der Paralysis agitans); nur in einem seiner Fälle (5) zeigte neben Striatum und Pallidum auch die Nigra starke Veränderungen; im übrigen erstreckten sich namentlich Verfettungen bei manchen Fällen mehr oder weniger ausgesprochen auch auf Thalamus, Luys, Ruber usw.

Die zuerst von O. Foerster aufgestellte (und damals mit Wahrscheinlichkeit mit kleinen Herdschädigungen der fronto-cerebellaren Bahnen in Zusammenhang gebrachte) *arteriosklerotische Muskelstarre* ist von der Paralysis agitans sine agitatione anatomisch dann kaum abzugrenzen, wenn man die Grundlage der letzteren Krankheit in dem großenteils gefäßabhängigen Status desintegrationis C. und O. Vogts erblickt; wohl dagegen vom Standpunkte der im spezifisch-histologischen Sinne „senilen" Natur des Krankheitsprozesses der Paralysis agitans (s. über die Abgrenzungsfrage Foerster 1 S. 914; Lewy 5 S. 45; einen „Übergangsfall" bei Jakob Fall 11). Die Zahl der eingehend histologisch beschriebenen Fälle arteriosklerotischer Muskelstarre ist keine sehr große.

Die meisten finden sich bei Jakob (namentlich Fälle 11, 12, 17, 19, 20; die Fälle 16 und 18, vielleicht auch 13 und 15, sind arteriosklerotisch-luetische Mischfälle). Hierher ferner Kashida Fall 1, Kleist (4a) Fall 1, C. und O. Vogt Fall 33; Urechia, Mihalescu und Elekes bringen bloß luetische und encephalitische Fälle. Einige Fälle, die vielleicht als halbseitig entwickelte arteriosklerotische Muskelstarre zu deuten sind, finden sich mitgeteilt von Spiller (letzter Fall) und Newmark. Die Veränderungen in den angeführten Fällen, welche teilweise neben dem Rigor auch Tremor zeigten, bestehen in kleinherdigen arteriosklerotischen Verödungen und Einschmelzungen (zum Teil mit diffuser Parenchymschädigung verbunden), welche lokalisatorisch gegenüber den Paralysis agitans-befunden von C. und O. Vogt, Bielschowsky, Jakob, Lewy und Verwandten nichts wesentlich Neues erbringen (*Striatum und Pallidum als Hauptlokalisation*). Die arteriosklerotische Grundlage führt zu häufiger Kombination mit *groben* vasculären Herdschädigungen der gleichen und anderer Regionen, wodurch das Symptomenbild oft über das typische der Paralysis agitans cum oder sine agitatione weit hinausführt. So verstärkt nach Foerster (5, S. 71) die Miterkrankung des Stirnhirn-Kleinhirnsystems das „Pallidumsyndrom" der Paralysis agitans, und Jakob teilt (8, S. 313) einen Fall mit, in welchem die Beteiligung des Bindearm-Rubersystems potenzierend auf den Rigor wirkte (unten IX, 2). Siehe ferner Lhermitte (2).

C. Spätencephalitischer Parkinsonismus.

Für lokalisatorische Fragen viel bedeutsamer als die hyperkinetischen Formen der Lethargica hat sich der spätencephalitische Parkinsonismus[1] erwiesen (er ist wohl in der überwiegenden Zahl der Fälle Ausdruck chronisch gewordener Infektion, s. darüber Nonne, 1, Harvier; anderer Meinung Spatz 10, auch Pette 5).

Daß schon rein symptomatologisch von einer völligen Deckung dieses Krankheitsbildes mit dem der Paralysis agitans keine Rede sein kann, lehren zahlreiche Erfahrungen der Autoren, wie auch meine eigenen (s. oben S. 39 u., ferner Wimmer [3] S. 192 und dort Zitierte, Verger et Cruchet u. A.). Die beim Parkinsonismus meist viel ausgesprochenere Bewegungsverlangsamung, der oft geringere oder feh-

---

[1] Wo in der Folge ohne Zusatz von Parkinsonismus gesprochen wird, soll stets der spätencephalitische verstanden sein.

lende Rigor, das viel häufigere Fehlen des Tremors, die oft viel ausgesprocheneren bulbären Erscheinungen, die viel prominenteren begleitenden Willens- und Affektstörungen (Antriebsmangel, Reaktivitätsverlangsamung, Bradyphrenie, Affekthemmung usw.), die nicht seltene Kombination mit adiposo-genitaldystrophischen Symptomen und mit kennzeichnenden Symptomen der Lethargica (Schlafstörung, Augenmuskellähmung, myoklonischen Symptomen usw.) scheiden, um nur weniges zu nennen, die beiden Krankheitsbilder zur Genüge. Das hindert nicht, daß *Einzel*fälle des Parkinsonismus klinisch bis zur Ununterscheidbarkeit einen echten Parkinson nachahmen können.

Hat sich schon für die genuine Paralysis agitans kein völlig einheitliches Bild der anatomischen Grundlagen ergeben, so gilt das in noch höherem Maße vom Parkinsonismus. Aber es kann dabei, wenn das Gesamtmaterial gewürdigt wird, kaum ein Zweifel bestehen, daß *auch lokalisatorisch* der metencephalitische Parkinsonismus und die genuine Paralysis agitans nicht zu identifizieren sind (so ausdrücklich auch Lewy 8, Jakob 9, Creutzfeldt 3), ganz abgesehen davon, daß häufig in den spätencephalitischen Fällen sich neben den chronischen Einschmelzungsprozessen auch noch frische Entzündungsprozesse an den Stellen der hauptsächlichsten Degeneration oder anderwärts gefunden haben, wie sie der genuinen Paralysis agitans völlig fremd sind (auf die Identitätsauffassung von Souques u. A. komme ich hier nicht mehr zurück, siehe oben S. 39). Die *lokalisatorische* Unterscheidung ist gegeben in der *relativen* Rolle, welche bei beiden Krankheitsbildern den Läsionen des Corpus striatum einerseits, der Substantia nigra anderseits zukommt. Während nämlich für die genuine Paralysis agitans, wie berichtet, nur wenige Forscher mit Trétiakoff in einer Nigraschädigung die einzig wesentliche (oder eine der wesentlichen) Grundlagen erblicken, in ihrer großen Mehrzahl dagegen den Schwerpunkt ins Striopallidum verlegen, sind die histopathologischen Untersucher des *Parkinsonismus* nahezu einstimmig darin, daß *die schwersten Veränderungen sich in der Nigra finden, oder doch diese neben anderen Gehirnteilen zu den schwerstlädierten gehört.*

Auch hier scheint der erste Befund von Trétiakoff zu stammen (Beobachtung XI); weitere veröffentlichten Trétiakoff et Bremer, Foix. Den ersten gleichlautenden brachte hierauf K. Goldstein (1), fernere z. B. Bellavits, Jakob (5, Fall 22; zusammenfassender Bericht über seine fünf Befunde bei Stief S. 605), McAlpine (1. Fall), Baló, Claude et Schaeffer (2), Creutzfeldt (3), Spatz (10), Lucksch und Spatz, Gamna-Omodei (Fall 2), Hohmann, Insabato, McKinley, Lhermitte-Kraus-Mc Alpine, Lisi, Omodei-Zorini, Pette, Scholz, Tarozzi, Hunt und Cornwall, Marinescu-Baloi, d'Anglade (bei Verger et Cruchet, S. 141 ff.), Wilckens (Fall 1), Strauß und Globus.

Neben schweren Nigraveränderungen etwa gleich starke vor allem in anderen Teilen des extrapyramidal-motorischen Systems fanden sich (außer bei einem Teil der eben genannten Fälle) z. B. bei d'Antona (Striopallidum, Luys usw.), Jakob (Fall 21: Pallidum, weniger große Striatumzellen, Ruber, Pons), Secrétan und Hedinger (Pallidum), Urechia (1: Luys, 4: Striopallidum), Gamna-Omodei (Fall 1: Pallidum, auch Striatum), Kufs (Fall 1: Striopallidum), Vegni (Locus coeruleus, auch Pallidum, Dentatum), Bielschowsky-Henneberg (Pallidum), Wimmer (3), G. Lévy. Ein Überwiegen der Läsion in anderen Gehirnteilen über diejenigen der Substantia nigra fand sich in *Einzel*fällen von Jakob (5. Fall im Zitat bei Stief S. 606), König (Striopallidum, Oblongata, Kleinhirn, Dentatum), Urechia und Elekes (Pallidum, auch Striatum, daneben Dentatum, Nucleus periventricularis), Stern (6: am stärksten Subthalamus, Linsenkern, aber auch stark Nigra).

Ungeachtet der starken Mitbeteiligung von Pallidum, auch Striatum in einem Teil der Fälle mit hochgradigen Nigraveränderungen ist namentlich nach den Befunden von K. Goldstein, Lucksch und Spatz, Creutzfeldt, Mc Kinley, Pette, Tarozzi kaum ein Zweifel daran möglich, daß die motorischen Kardinalsymptome des Parkinsonismus, der Rigor und der Tremor, durch eine von pallidärer und striärer Beteiligung nicht begleitete Erkrankung der Nigra erzeugt werden können (auch andere extrapyramidal-motorische Kerne: Luys, Ruber, Dentatum, ferner Kleinhirn überhaupt, Oliven und übriges Nachhirn waren in diesen Fällen meist intakt oder fast intakt). Dabei beziehen sich zwar die Befunde beispielsweise von K. Goldstein, Creutzfeldt auf tremorfreie Fälle, jedoch z. B. Tarozzis Befund auf die Kombination von Rigor und Tremor (im Einklang mit der Anschauung Trétiakoffs über Rigor- *und* Tremorauslösung von der Nigra aus).

Von großer Bedeutung ist nun aber weiter meines Erachtens die Feststellung von Creutzfeldt, daß in seinen zwei außer Rigor und Tremor auch Antriebs- und Bewegungsarmut, Apathie und infantilistische Züge aufweisenden Fällen neben der Nigraläsion noch „eine mächtige faserige subependymäre Gliawucherung um den Aquaedukt und in den Ventrikeln" zu finden war, und die sehr verwandte Feststellung von Lucksch und Spatz (vgl. Spatz 10), daß sich in ihren 18 Fällen dieser Art qualitativ dieselben Veränderungen wie in der Nigra, wenn auch meist viel weniger deutlich, im medioventralen Thalamusgebiet, im Höhlengrau des 3. Ventrikels und Aquaedukts fanden (ähnlich Pette 5, für den Aquaedukt auch d'Anglade 3), Veränderungen, denen, wie später auszuführen, für die akinetischen, affektiven und vegetativen Störungen des Parkinsonismus wichtige Erklärungsmöglichkeiten zu entnehmen sind, und die auch auf nichtparkinsonistische Formen der Spätencephalitis Licht werfen.

D. Luetische Parkinsonsyndrome. Malaria, Polysklerose.

Verglichen mit der Sonderstellung, welche der spätencephalitische Parkinsonismus durch die hervorragende Nigraerkrankung einnimmt, nähern sich die weit seltener zur Beobachtung kommenden *luetisch bedingten parkinsonartigen Bilder* lokalisatorisch durchaus der genuinen Paralysis agitans.

Klinische Mitteilungen auf diesem Gebiete brachten z. B. Klippel et Monnier-Vinard, Stertz (1: Paralyse, Fall 15), Kramer, Roger, Aymès et Pourtal, Boas, Lafora, Camp, Foerster (bei Lues wie bei Paralyse), Lhermitte, Nonne (2) S. 439.

Verwertbare *anatomische Befunde* stammen von Mills, Jakob (5: Fälle 13, 14 sowie die arteriosklerotisch-luetischen Mischfälle 16, 18, vielleicht auch 15); Urechia (3); Urechia-Mihalescu-Elekes; Lhermitte et Cornil (4); Lhermitte; Loeper et Forestier; Mella und Katz; Pette (vgl. Nonne [2] S. 440). Ob in A. Westphals (2) Fall Grohe (C. und O. Vogt, Fall 32), den auch Stertz (1) S. 68 im Auge hat, die gefundenen Veränderungen mit der alten Lues im Zusammenhang stehen, ist nicht zu entnehmen. Neuestens bringt M. Pappenheim einen klinisch wie histologisch auf Kombination von Lethargica mit Lues beruhenden Fall von Parkinsonismus. — Da sich für die Funktion der extrapyramidal-motorischen Kerne wesentlich neue Gesichtspunkte nicht ergeben würden, so mag auf eine Anführung der Einzelheiten dieser Befunde verzichtet werden.

Aus einer (nur klinischen) Mitteilung von S. A. K. Wilson (5) geht hervor, daß vielleicht auch die *Malaria*infektion in seltenen Fällen das Bild einer Paralysis agitans erzeugen kann. *Multiple Sklerose* als Grundlage von Parkinson-Bildern erwähnen Stertz, Walthard.

E. Toxisch bedingte parkinsonartige Bilder.

Zur Lokalisation der dem parkinsonartigen Rigor, der Akinese usw. zugrunde-
liegenden Schädigungen hat in neuester Zeit die Untersuchung einer Anzahl von
Kohlenoxyd- (bzw. Leuchtgas-) Vergiftungsfällen sehr wichtige Beiträge geliefert.
Bekanntlich ist seit langem (ältere Literatur bei Ruge) die Häufigkeit symmetrischer Linsenkernerweichungen aufgefallen (daneben kommen auch andere
Lokalisationen vor)[1]), und zwar handelt es sich innerhalb jenes Kerns, wie Kolisko schon 1893 hervorhob und auch die neuesten Arbeiten (z. B. Wohlwill,
Ruge, Richter, Rössle, Rosenblath, Hiller, Grinker, A. Meyer) bestätigt
haben, in der großen Mehrzahl der Fälle um reine Pallidumherde (im Falle 3
von A. Meyer war das Striatum mitgeschädigt, bei Jakob Fall 30 der Putamenherd wahrscheinlich älteren Datums). Wenn auch die große Mehrzahl der Sektionsbefunde dieser Art sich auf Fälle bezieht, in denen wegen zu raschen Todes oder
wegen Verdeckung durch sonstige Symptome keine extrapyramidalen Bewegungsstörungen zur Beobachtung kommen konnten (z. B. die meisten Fälle von Ruge,
die von Hiller, Rosenblath, Jakob, A. Meyer Fall 1), so haben doch Wohl-
wills Fälle, sodann namentlich die von Richter (Biedermann) und Grinker
sichergestellt, daß das Bild des vollentwickelten Parkinson-Rigors mit Akinese,
kataleptoidem Verhalten, vorzeitigem Versiegen begonnener aktiver Bewegungen,
Propulsion durch solche symmetrische reine Pallidumherde verursacht werden
kann. Da in Richters erstem Fall von zwei Monate langer Dauer nur einmal
ganz vorübergehend Händezittern beobachtet wurde, dagegen sein anderer anatomischer Fall wie auch der ebenfalls zwei Monate beobachtete von Grinker
keinen Tremor hatten, und das Gleiche auch von Wohlwill für seine Fälle betont
wird, so steht es sicher, daß diese Pallidumherde in der Regel ohne jede solche
oder verwandte Hyperkinese einhergehen. Sehr bemerkenswerterweise fehlte in
Richters Fällen ebenso wie in demjenigen Grinkers auch jede Andeutung
vegetativer Begleitsymptome, wie Hyperhidrosis, Speichelfluß, Salbengesicht, so
daß meines Erachtens für die Hyperhidrose im Falle Pinéas wahrscheinlich Veränderungen außerhalb des Striopallidum maßgebend sind[2]).

Daß in dem Falle von (A. Westphal-) A. Meyer (Fall 3) die Pallidumherde sich
nur in Bewegungsarmut, nicht in Rigor kundgaben, dürfte meines Erachtens mit Wahrscheinlichkeit auf der schweren Kleinhirnzerstörung beruhen.

Die Frage, woher diese eigentümliche Elektion gerade des Pallidum bei der Kohlenoxydvergiftung kommt — auch innerhalb der Rinde können elektiv gewisse Schichten
zum Untergang kommen, z. B. in Hillers Falle die 6. Schicht, in Fällen von G. Wilson
und Winkelman, sowie Stewart (zitiert nach Grinker) das Grenzgebiet zwischen 3.
und 4. Schicht —, klärt sich neuerdings sehr überzeugend dahin auf (Hiller, Spielmeyer,
A. Meyer, zustimmend jetzt auch Jakob [11] S. 700, vgl. Grinker), daß darin die entscheidende Bedeutung der Gefäßlähmung im Zusammenhalt mit lokalen Verschiedenheiten
des Aufbaus des Kapillarnetzes zum Ausdruck kommt (Entwicklung von Prästase, Stase
und danach Erweichung oder Blutung); für diesen Spezialfall scheint also nicht zuzu-

---

[1]) z. B. Substantia nigra, Großhirnrinde (insbesondere Ammonshorn), Kleinhirn:
s. namentlich Hiller, A. Meyer, G. Wilson und Winkelman.

[2]) Die von A. Meyer (Fall 2) im Pinéasschen Falle nachgewiesene schwere begleitende Arteriosklerose, die außerordentlich starke Gliaverfettung auch außerhalb der
Stammganglien — in äußerer und innerer Kapsel — geben dieser Vermutung eine tatsächliche Grundlage, wenn auch von Veränderungen speziell im Corpus Luysi, Höhlengrau, Hypothalamus nicht ausdrücklich berichtet wird.

treffen, daß eine primäre Giftschädigung der Ganglienzellen eine Rolle spiele (R u g e u. a.), und die Elektivität auf spezifischer Giftempfindlichkeit gewisser Ganglienzellgruppen beruhe (spezielle Pathoklise: C. und O. V o g t [4]).

(Auf die seltenen extrapyramidalen *Hyperkinesen* nach Kohlenoxydvergiftung — Sektionsfall von Chorea: M e r g u e t, oben S. 6; Myoklonie usw.: W i m m e r (4) — sei noch kurz verwiesen).

Nur klinisch beobachtet ist ein von S t i e f l e r (4) geschilderter (mit Tremor einhergehender) sehr typischer Parkinsonzustand als Spätfolge einer *im Felde erlittenen Gasvergiftung*; ursächlich kommen hier sowohl die eigentlichen Kampfgase, als die Sprenggase in Betracht, bei welch letzteren es sich wieder im wesentlichen um Kohlenoxyd handeln würde.

Die „Linsenkernerweichungen" nach *Phosphor*vergiftung (G r a w i t z, K l e b s, P o e l c h e n, R o t k y zitiert nach S t i e f l e r, vgl. ferner die Tierversuche von K i r s c h b a u m) scheinen klinisch keine Bedeutung zu besitzen. Die bisher vereinzelte Beobachtung (E d e l m a n n) von Erweichungs- bzw. Blutungsherden „im Kopfe beider Streifenhügel" (S. 267) und in den Linsenkernen, insbesondere deren pallidären Gliedern (neben diffuser Ganglienzellschädigung) nach Vergiftung durch *gasförmige Blausäure* ließ ebenfalls keine striären Symptome feststellen (Tod des dauernd bewußtlosen Patienten nach etwa 24 Stunden). Da unter dem „Kopf beider Streifenhügel" nur der Kopf des Nucleus caudatus verstanden werden kann, so ist die von N e u b ü r g e r geäußerte Meinung, daß es sich nur um Pallidumerkrankung gehandelt habe, meines Erachtens nicht ganz sicher, wenn auch der mikroskopische Bericht und nachher die Besprechung nur auf Pallidumerweichung abstellt.

Bei *Salvarsan*vergiftung hat S c h m o r l (zitiert nach E d e l m a n n „Linsenkernerweichungen" (offenbar beidseitig) beobachtet. In K l e i s t s Fall 8 (oben S. 29) waren gerade die Linsenkerne gleich der Rinde, dem Ruber und Luys verschont bei starkem Ergriffensein des gesamten Großhirnmarks. Vielleicht liegen Stammganglienschädigungen dem (nur klinischen) Falle von amyostatischem Symptomenkomplex nach Salvarsan zugrunde, welchen M a t z d o r f f (1) mitgeteilt hat.

Die in seltenen Fällen durch chronische *Mangan*vergiftung erzeugten, in mancher Hinsicht an die Wilsonche Krankheit erinnernden Bilder (E m b d e n; S e e l e r t, J a c k s c h zitiert nach B o s t r o e m; C h a r l e s) sind bisher anatomisch noch nicht untersucht. Im Tierexperiment fanden L e w y und T i e f f e n b a c h bei Kaninchen neben schweren diffusen Rindenveränderungen Herde im Corpus striatum und anderen grauen Regionen (dabei einige Male Rigor; nach L e w y [5] S. 628 bei richtiger Dosierung elektive Schädigung der paläostriären großen Zellen mit Akinese), M e l l a bei Affen schwere Veränderungen hauptsächlich im Pallidum und Striatum neben leichten Rindenveränderungen (choreatisch-athetotische Bewegungen mit folgendem Rigor und Tremor, Kontraktur der Hände mit gestreckten Endphalangen). — Die vereinzeit bei *Dysenterie*vergiftung des Kaninchens von L o t m a r (3) beobachteten Nekroseherde im Striatum konnten sich neben den überwiegenden Vorderhornherden nicht in motorischen Symptomen äußern.

Ein von M a r k l (nur klinisch) nach *Cola*intoxikation beobachteter „an Parkinson erinnernder amyostatischer Symptomenkomplex" könnte nach O. W i e n e r vielmehr auf Strychninwirkung beruhen.

Rückblickend bleibt demnach als wichtiges Ergebnis der Erfahrungen über *toxische Schädigungen der Stammganglien* festzuhalten, daß die für *Kohlenoxyd*vergiftung typische symmetrische *Pallidumerweichung*, wenn isoliert auftretend, das reine Bild des *Rigor mit Akinese usw. ohne jede Hyperkinese und ohne vegetative Begleiterscheinungen* erzeugt.

Fall von Alzheimer (3): Dieser ätiologisch und pathologisch-anatomisch bei keiner der sonst bekannten Gruppen von Stammganglienerkrankung unterzubringende Fall kann wohl am besten hier eingeschaltet werden, da hypertonische Erscheinungen in den Armen mit großer Wahrscheinlichkeit auf die symmetrischen Degenerationsherde im Globus pallidus bezogen werden dürfen. Von großem Interesse ist es, daß die Hypertonie des einen Armes anfangs und lange Zeit hindurch nur in Gestalt von *Krampfanfällen* hervortrat, deren organische Natur sogar lange zweifelhaft blieb (vgl. die Fälle Börn-stein-Goldstein, Vedel-Giraud, Wimmer: oben S. 19; ferner Stertz [1] S. 29, so-wie Fälle 3 und 4: Anfälle tonischer Versteifung mit Zittern ohne Bewußtseinsverlust; den Fall von Thomalla; ferner Jakob S. 296; auch an Zingerle [3] Fall 11 sei erinnert).

F. Parkinsonähnliche Syndrome durch grobe vaskuläre Herdläsionen und durch Tumoren.

Die toxisch bedingten parkinsonartigen Syndrome, soweit sie (wie namentlich die Kohlenoxydfälle) durch ausgedehntere Erweichungsherde des Pallidum zu-standekommen, bilden den Übergang zu den durch grobe vaskuläre Läsionen (Blutungen, ischämische Erweichungen) und durch Tumoren erzeugten ähn-lichen Syndromen.

1. Erstickung, Stauung und Verwandtes. An eine gewisse innere Verwandt-schaft mit der Kohlenoxydschädigung der Stammganglien (worauf aber hier nicht näher eingegangen werden soll) wird man denken dürfen bei den durch *vorübergehende Er-stickungsschädigung des Gehirns* zustandekommenden Syndromen dieser Art, die deshalb hier zunächst ihren Platz finden mögen.

Abgesehen von dem nur klinischen Falle Gerstmanns (2: nach Wiederbelebung eines Erhängten außer krampfartigen Drehbewegungen und Koordinationsstörungen auch vorübergehend allgemeiner Rigor, namentlich der Beine) ist auf den bekannten klinisch-anatomischen Fall von Deutsch zu verweisen: fünf Tage nach Strangulationsversuchen trat im Anschluß an „Krämpfe" allgemeiner extrapyramidaler Rigor mit Kontrakturen (vor allem der Beine) auf, verbunden mit Sprach- und Schluckerschwerung, Starre des Blickes und „apathischem" Verhalten; anatomisch Erweichung beider Linsenkerne (Pu-tamen und Pallidum) mit relativer Verschonung der die einzelnen Glieder trennenden Markleisten, sowie Erweichung beider Nuclei caudati (weniger weit vorgeschritten). Auf Grund der herrschenden normal-anatomischen Vorstellungen müßte man hier den Rigor in erster Linie auf die Pallidumzerstörung beziehen; über die Frage, ob auch grobe Striatum-zerstörungen Rigor im Gefolge haben können, lassen sich aus dieser Beobachtung keine Schlüsse ziehen.

2. Blutungen und ischämische Erweichungen gröberer Art. Es liegt auf der Hand, daß hier fließende Übergänge zu den auf arteriosklerotischen Lakunen und Kriblüren beruhenden Fällen „arteriosklerotischer Muskelstarre" und „Paralysis agitans", wie zu den Parkinsonsyndromen vaskulär-luetischer Genese bestehen.

Außer rein klinischen Fällen, die zum Teil hierher gehören dürften (z. B. Bregmann, Delahaye, Grimberg) seien vor allem *folgende Autopsiefälle* erwähnt: Böttiger, Min-gazzini, Loewy, Lhermitte et Cornil, O. Fischer. Der (makroskopische) Sektions-fall von Boettiger (dieser stellt eine „Hemihypertonia apoplectica" auf, zitiert rein klinische Fälle von Bechterew und Pfeiffer) läßt wegen mangelnder Scheidung zwischen Striatum und Pallidum im Autopsiebefund keine weitergehenden Schlüsse zu und sei deshalb nicht genauer wiedergegeben. Dagegen ist der (anatomisch — makroskopisch — von O. Fischer untersuchte) Loewysche Fall in dieser Beziehung einwandfrei, nur die fehlende mikroskopische Untersuchung macht einige Reserve bei der Verwertung dieser wichtigen Beobachtung erforderlich: einer beiderseitigen (wohl embolischen) Erweichung der Caudata und Putamina bei Intaktheit der Pallida entsprach eine allgemeine Rigidität mit parkinsonähnlicher Haltung, Pulsionen, Mikrographie, Ersterben der Sprachleistungen und Palilalie; nicht erklärt ist durch den Sektionsbefund der beiderseitige Babinski. — Mikroskopisch untersucht ist zunächst der Fall von Lhermitte et Cornil (2); hier ent-sprach einem Paralysis agitans-ähnlichen Bilde (Rigor, Tremor) eine beiderseitige Zer-störung eines Teiles des medialen Pallidumgebietes, sowie ausgesprochene Lakunen im Striatum und geringe Nigraveränderungen (siehe Lhermitte [2] S. 425). — Der auf Serien-schnitten untersuchte Fall von Mingazzini (3) bot als Grundlage eines vorwiegend rechtsseitigen Parkinsonsyndroms (Zittern, Hypertonie, Parese, Dysarthrie) eine vaskuläre Zerstörung des rechten Striatum und zum Teil Pallidum, sowie des vorderen Segments der inneren Kapsel (frontocerebellare Bahnen), gestattet also keine sicheren Schlüsse in bezug auf die Bedeutung des Corpus striatum und seiner Bestandteile für parkinsonartige Symptome. (Wenn Mingazzini die überwiegende Homolateralität der Erscheinungen auf den „vollständigen Mangel der Kreuzung der rechten Pyramide" zurückführt, so wird meines Erachtens hierdurch die Homolateralität *extrapyramidaler* Störungen nicht ausreichend begründet. Auch in dieser Hinsicht ist also der Fall nicht genügend klar). — Erhebliche Bedeutung hat der ganz andersartige Fall von O. Fischer (Schnittserie): Nach linksseitigem Schlaganfall mit fast völliger Ausgleichung der Lähmung zeigte der Arm leichte Kontraktur, die Finger Geburtshelferstellung verbunden mit ständigem grobschlägigem, bei Willkürbewegung gesteigertem Zittern; links Babinski; anatomisch alte Erweichungszyste rechts etwa in der Mitte des lateralen Thalamuskerns bei ganz intakter innerer Kapsel. Wenn ungeachtet des Babinski die Armkontraktur in der Tat rein extrapyramidaler Natur war (nähere klinische Kennzeichnung, Angaben über Sehnenreflexe usw. am Arm, ferner über Empfindungsvermögen und Koordination sind nicht vorhanden), so würde der Fall beweisen, daß die Kardinalsymptome der Paralysis agitans durch reinen Thalamusherd entstehen können. Für den Tremor jedenfalls — der nach heutiger Kenntnis durch reine Kapselläsion nicht erzeugt wird — beweist der Fall die Möglichkeit einer rein thalamischen Grundlage (in Parallele zur Thalamuschorea und -athetose), wenn auch beim typischen „Syndrome thalamique" Dejerine-Roussy, wie letzterer (3) hervorhebt, Tremor nicht vorhanden ist.

Vereinzelt steht, soviel ich sehe, der von Marburg (2, S. 408) angeführte Fall eines Hemiparkinson auf Grund einer kontralateralen Zyste (vaskulärer Entstehung) im Mark der hinteren Zentralwindung und angrenzenden Parietalregion, unter Verschonung des Linsenkernes. Es geht nicht hervor, ob eine Kontrolle der Stammganglien auf Serienschnitten stattfand. Der Fall ist auf Grund unserer sonstigen Kenntnisse meines Erachtens nicht deutbar.

3. Parkinsonähnliche Syndrome bei Tumoren. In dem vielzitierten, leider nur makroskopisch beschriebenen Falle von v. d. Scheer und Stuurman werden innerhalb des Linsenkernes Putamen und Pallidum nicht geschieden (doch muß auch das Pallidum in seinen vorderen Anteilen im Tumor aufgegangen sein): Tumor im Kopf des rechten Caudatum, vorderen Schenkel der inneren Kapsel und vorderen Teil des Linsenkernes (nebst Erweichung im Kopf des linken Caudatum); Hauptsymptome: links extrapyramidaler Rigor, Verlangsamung und vorzeitiges Ersterben aktiver Bewegungen, kataleptoides Verhalten, Zwangsgreifen mit tonischer Perseveration, Amimie, dann und wann kleine Zuckungen, ferner pseudospontane Bewegungen der Glieder. Für die letzteren beiden Symptome wird heute vor allem die *Striatum*läsion, für den Rigor, die Akinese und Katalepsie auch die *Pallidum*läsion (direkt und durch Druck) verantwortlich zu machen sein; doch darf auch die Schädigung fronto-thalamischer und -pontiner Bahnen nicht vernachlässigt werden. — Nur kurz erwähnt seien die ebenfalls bloß makroskopischen Corpus striatum-fälle von Brouwer (1), Sollier (in beiden hauptsächlich Tremor, welchen Brouwer aber auf das Stirnhirn bezieht); ferner die klinisch-bioptischen von Pussep und Pötzl-Schloffer (letzterer inzwischen autoptisch aufgeklärt); Fumarolas Fall von striärem Tumor hatte keine Parkinsonsymptome. — Durch Einwachsen des Tumors in das Pallidum oder durch Druck auf diesen Kern erklärt sich das nach Schwab häufige Vorkommen pallidärer Symptome bei Schläfenlappentumoren (auf diese Mitteilung machte mich Herr Prof. Foerster aufmerksam).

Viel erwähnt wird der *Thalamus*fall von v. Leyden (1864), in welchem heute der extrapyramidale, insbesondere der rein thalamusbedingte Charakter der Kontraktur des Armes bei fast Apfelgröße des Tumors kaum feststehen dürfte; Druckwirkungen auf die innere Kapsel (aber auch auf das Pallidum) sind keinesfalls auszuschließen. Die durch den Fischerschen Fall (oben sub 2) gelassenen Zweifel an dem Vorkommen eines rein thalamischen Rigors von Parkinsoncharakter vermag der Fall daher nicht zu beheben, dürfte aber, da der Tremor Initialsymptom war, das Vorkommen eines Thalamustremors stützen. (Zur Hypertoniefrage auch die Thalamusfälle von Bischoff, Herz, Bouttier-Bertrand-Marie: oben S. 19 u. 9, vgl. unten IX, 2).

In das Gebiet des *Hirnschenkels* führen die folgenden beiden Fälle: E. Mendel sah eine mit Zittern und Hypertonie ohne Sehnenreflexsteigerung verbundene Parese der rechten Glieder (nebst linker Oculomotoriuslähmung) beruhen auf einem Tuberkel der linken Hirnschenkelhaube, welcher den *roten Kern und Bindearm* völlig, das *Corpus subthalamicum* ziemlich vollständig zerstörte; über die Nigra findet sich keine Angabe, der „Fuß" war anscheinend normal (nur makroskopisch mitgeteilt). Wegen des Fehlens einer Beschreibung auf Grund von Serienschnitten und der Nichterwähnung der Nigra ist der Fall heute für feinere lokalisatorische Fragen kaum mehr verwertbar.

Mit Recht berühmt geworden ist der von Blocq und Marinesco mikroskopisch exakt untersuchte *Nigra*fall Charcots[1]): Halbseitiger Rigor, Tremor und anscheinend Parese, Maskengesicht, gebeugte steife Haltung beim Gange mit Andeutung von Propulsion konstituierten ein weitgehend der halbseitigen Paralysis agitans gleichendes Bild (so auch die Diagnose in vivo); anatomisch fand sich im Hirnschenkel der Gegenseite ein Solitärtuberkel, welcher „en somme" hauptsächlich die Nigra vernichtete, dagegen den Fuß, die Bindearmbahn, die Oculomotoriusfasern, (in der Hauptsache) auch die Schleife intakt ließ. Der Wortlaut der Beschreibung sagt nichts von einer auch nur partiellen Ruberzerstörung. Die Beschreibung der Grenzen des Tuberkels innerhalb des Hirnschenkels: vorne der Pes pedunculi, hinten der Bindearm, innen die Fasern des Oculomotorius, außen die untere Schleife, bezeichnet klar genug die Region des Hauptanteils der Nigra, indem offenbar diese und der Hirnschenkelfuß dabei in einer rein medial-lateralen (statt in einer von medioventral nach laterodorsal ansteigenden) Erstreckung gedacht sind; jedenfalls ist die fernere Angabe, daß der Bindearm keine — also auch keine retrograde — Degeneration aufwies, und endlich auch die Angabe, daß die verschiedenen Teile der Haube zwar zurückgedrängt und komprimiert, aber nicht zerstört waren, durchaus nicht vereinbar mit der von Rademaker (2) S. 254 als notwendig bezeichneten Annahme, es sei der laterale Teil des Ruber zerstört gewesen, geschweige daß es (mit Rademaker S. 264) berechtigt wäre, noch weitergehend von einer „völligen" Zerstörung des Ruber zu reden, die Nigra aber als „ganz oder beinahe ganz außerhalb" des Herdes gelegen zu bezeichnen und damit diese in der französischen Literatur mit Recht als Nigraherd klassisch gewordene Beobachtung in einen Ruberherd umzudeuten.

Stirnhirn. Namentlich eine Beobachtung von Bostroem von Paralysis agitans-artigen Symptomen bei doppelseitigem Stirnhirntumor (die er im Sinne von Kleists bekannten Forschungen über die Beziehungen von Kontraktionsnachdauer zum Stirnhirn-Kleinhirnsystem auf Schädigung von dessen Ursprungsgebiet bezog) hatte Schuster in zwei Fällen von Stirnhirntumor mit Paralysis agitans-ähnlichen Erscheinungen an einen Zusammenhang der letzteren mit dem Stirnhirn denken lassen; doch ergab die mikroskopische Untersuchung ausgeprägte Stammganglien-, zum Teil auch Nigraveränderungen, so daß er nun diese verantwortlich machte (wie es schon vorher Bonhoeffer [4] vermutungsweise getan hatte). Pötzl bezog in einem ähnlichen Falle Rigor und Tremor auf Druckwirkung auf die Stammganglien. Ein von Hoffmann und Wohlwill veröffentlichter, histologisch genau kontrollierter Fall scheint aber doch (im Einklang mit den Anschauungen von Foerster [5] S. 71ff., vgl. auch Wexberg S. 96ff.) die *Möglichkeit* des Auftretens parkinsonartiger Bilder durch Stirnhirntumor ohne begleitende Stammganglienschädigung zu erweisen (in dem Hoffmann-Wohlwillschen Falle fehlte allerdings ausgesprochener Rigor, es bestand von hier einschlägigen Symptomen Bewegungsverlangsamung, Akinese, Tremor). Noch nicht zu übersehen ist vorläufig, warum nur in einem relativ kleinen Bruchteil der Fälle von Stirnhirntumor (nicht z. B. auch in den von mir gesehenen) dieses Bild hervortritt, und warum Stirnhirn*verletzungen* anscheinend niemals solche Symptome schaffen (Feuchtwanger S. 22ff.; auch hierzu stimmt meine eigene Erfahrung). Wichtige Fragen bedürfen hier also noch der Klärung.

---

[1]) En passant: Die von Charcot-Sohn stammende Krankengeschichte nebst kurzem anatomischem Befund gab Béchet in seiner Thèse von 1892 S. 132, Beobachtung 19. Maillard in seiner Thèse von 1907 S. 52/53 macht daraus zwei Fälle: Béchet und Blocq-Marinesco, und ihm folgt mit diesem Irrtum Trétiakoff 1919 S. 68. Da Brissaud (1) den Fall zum Ausgangspunkt seiner Theorie der Paralysis agitans machte, wird er endlich auch noch unter dessen Namen zitiert, z. B. von Spatz (3). Es kann so leicht der Anschein von drei oder gar vier Fällen statt eines einzigen entstehen. Vgl. schon Pelnar (1) S. 145.

Anhangsweise sei noch der Fall von Foerster (5, S. 72/73) erwähnt, in welchem ein den linken mittleren Kleinhirnschenkel komprimierender Tumor das Bild der Hemiparalysis agitans sine agitatione erzeugte, sowie derjenige von Stertz (1, Fall 18, S. 73), in welchem ein Paralysis agitans-ähnliches Bild durch einen extraduralen Tumor an der Basis der mittleren Schädelgrube anscheinend auf dem Wege der Drucknachbarschaftswirkung auf das Striatum hervorgebracht wurde.

Rückblick. Ein Rückblick auf die *durch grobe vaskuläre Herde und durch Tumoren bedingten parkinsonartigen Symptomenkomplexe* ergibt als lokalisatorisch bedeutsame Tatsachen einmal wieder den hauptsächlich *pallidär* bedingten Rigor (H. Deutsch, Lhermitte et Cornil), sodann das Vorkommen eines Parkinson-Vollbildes sine agitatione auch bei doppelseitiger anscheinend reiner *Striatum*-einschmelzung (M. Loewy), endlich das Vorkommen eines parkinsonähnlichen Tremors bei *Thalamus*läsion (O. Fischer, v. Leyden), während das Vorkommen eines thalamusbedingten *parkinsonartigen* Rigors noch nicht sicher steht (wohl indessen das Vorkommen von Hypertonie überhaupt). Ein recht reiner *Nigra*-Solitärtuberkel (Charcot-Blocq-Marinesco) ließ erstmals die Rolle von Läsionen dieses Kerns für die Auslösung völlig parkinsonähnlicher Syndrome erkennen (Rigor, Tremor, Akinese, Haltungsanomalien). Auch *Stirnhirn*herde (Tumoren) scheinen vereinzelt parkinsonähnliche Bilder zu erzeugen (Bostroem, Hoffmann und Wohlwill, Foerster, Wexberg).

IX. Ergänzendes zu den Einzelkomponenten des hypokinetisch-rigiden Syndroms: Parese; Tremor; Rigor und rigorfreie Starre; Akinese.

Daß die in dem Vollbilde der genuinen Paralysis agitans begegnende Mischung von Parese, Rigor, Tremor, akinetischen Erscheinungen nicht eine unlösbare Einheit darstellt, lehrt schon die vor Jahren (1884) von v. Strümpell als klinisch zugehörig erkannte Form sine agitatione, ein Symptomenbild, das uns vielleicht noch öfter beim spätencephalitischen Parkinsonismus, in voller Reinheit auch bei der Kohlenoxydstarre begegnet. Fälle, in welchen nach akutem Auftreten vaskulärer Striatumherde die hier fast regelmäßig anfänglich bestehende schlaffe Lähmung der Gegenseite bis auf geringe *Parese* mit Sehnenreflexsteigerung ohne auffälligen Rigor und ohne Tremor sich zurückbildet, haben Mingazzini (2) u. A. (siehe die bei ihm angeführte Literatur) beschrieben. Und auch für die parkinsonartigen Zustände kann, wie Foerster überzeugend ausführt, an der selbständigen Bedeutung einer paretischen Komponente nicht gezweifelt werden; nach Wilson ist der Grad der Schwäche etwa umgekehrt proportional dem Volum des einzelnen Muskels. Im Beginn mancher Wilson- oder Parkinsonfälle finden wir ferner ein im wesentlichen auf *Tremor* vielleicht verbunden mit gewissen hypokinetischen Symptomen beschränktes Bild. Und hinwieder manche Fälle spätencephalitischer Natur verwirklichen das Bild einer reinen oder fast reinen *Hypokinese* ohne wesentliche Beimischung von Parese, Rigor, Tremor. Es lohnt sich wohl, die schon gelegentlich der Paralysis agitans für Rigor und Tremor berührte Frage, ob sich diese gegenseitige Unabhängigkeit all jener

Komponenten[1]) vielleicht zum Teil durch *lokalisatorische* Gesichtspunkte verstehen läßt, noch weiter zu verfolgen, wobei jene Komponenten in etwas weiterem Rahmen, d. h. auch unter Berücksichtigung ihres Vorkommens *außerhalb* des „akinetisch-hypertonischen Syndroms" ins Auge zu fassen sind.

1. Tremor.

a) Pallidum. Oben S. 40 wurde ausgeführt, daß in der Frage, ob der Tremor der Paralysis agitans auf die Läsion des Striatum oder die des Pallidum zurückzuführen sei, noch keine Einhelligkeit herrscht. Die S. 44 angeführten Fälle von pallidärer Kohlenoxydstarre, in welchen Tremor anscheinend auch während der *Herausbildung* der Einschmelzungsherde fehlte, sprechen als bisher reinste Fälle von Pallidumläsion, welche wir kennen, nicht für das Vorkommen eines rein pallidär bedingten Tremors. Trotzdem kann die Frage noch nicht als erledigt gelten.

b) Striatum. Immerhin neige ich auf Grund der Kohlenoxydfälle mehr der Anschauung derjenigen Forscher zu, welche den Tremor der Paralysis agitans als ein Symptom der Striatumläsion ansehen (oben S. 40, ferner Lhermitte et Cornil [4]). Für diese Auslösungsmöglichkeit spricht ferner das frühe Erscheinen des Tremors bei der Wilsonschen Krankheit, die im Striatum einsetzt (daß vereinzelt Wilson-Fälle, sogar solche mit wesentlicher Beschränkung der Zerstörung auf das Striatum, ohne jeden Tremor einhergehen — v. Economo — dürfte zur Zeit noch nicht erklärbar sein), wie auch Tremorbeobachtungen bei allmählich in das Corpus striatum einwachsenden Schläfenlappentumoren (Schwab). Erwähnung verdienen auch die ausgeprägten Tremoranfälle in dem Richterschen Falle von Torsionsspasmus, der *in der Hauptsache* Striatumveränderungen aufwies (allerdings war auch der Ruber geschädigt); vgl. auch Wechsler und Brock Fall 6; ferner Stertz' Fall 8 von Athetosis duplex (S. 50). Isolierte Striatumherde als Grundlage von Tremor sind weiter der kurz erwähnte Fall von Mingazzini (2, S. 88: Monotremor des Vorderarms und der Hand bei Verletzung des mittleren Teils des gegenseitigen Putamen), der auf Serienschnitten untersuchte Fall von Rhein und Potts, der bei Bostroem (4, S. 175) erwähnte Fall von Henrici. Siehe hierzu ferner unten XII, F, 2 a, und namentlich neuestens Kleist (6) S. 1813 ff.

c) Thalamus. Daß reine Thalamusläsion Tremor auslösen kann, wird durch den bereits in anderem Zusammenhang (oben S. 47) behandelten Fall von O. Fischer bewiesen. Der dort erwähnte von v. Leyden, ein Tumorfall von C. Westphal (ebenfalls bloß makroskopisch) kommen als unterstützend in Betracht. (Lewandowsky, Handb. I, 727 zitiert noch Dejerine). Ein Tumorfall von Holmes (Fall 3) zeigt zu ausgedehnte Läsionen (beide Thalami, beide Bindearme und rote Kerne, Kleinhirn), als daß brauchbare Schlüsse gezogen werden könnten.

d) Substantia nigra. Beweisend ist namentlich der Fall von Herdläsion, den Charcot-Blocq-Marinesco untersucht haben (oben S. 48). Trétiakoff fand Nigraveränderungen auch beim einfachen Tremor senilis, doch steht dahin, ob hier das Corpus striatum völlig verschont war.

e) Nucleus Ruber. Läsion dieses Kernes liegt wohl in der Mehrzahl der Fälle dem Tremor des Benediktschen Syndroms zugrunde. Als anatomisches Beweisstück ist hier vor allem der Fall von Raymond et Cestan zu nennen: hauptsächlich schwere cerebellarataktische (auch Gleichgewichts-) Störung mit Intentionszittern, rechts überwiegend; anatomisch auf der linken Seite völlige, auf der rechten partielle (die seitlichen Anteile freilassende) Zerstörung des roten Kerns durch Tumor unter Verschonung oder — nach der Abbildung — höchstens geringer Verschmälerung der Substantia nigra. In der *Besprechung* ist zwar von Steigerung des Muskeltonus die Rede, die *Krankengeschichte selbst* jedoch enthält keinerlei Angabe über gesteigerten Muskeltonus, spricht vielmehr nur von Steigerung der Sehnenreflexe, und namentlich der Text der ursprünglichen Veröffentlichung läßt sehr daran denken, daß vielleicht nur diese (für eine Hypertonie *nicht* be-

---

[1]) Auch wo bei Paralysis agitans Rigor und Tremor nebeneinander bestehen, hängt, wie Walshe (2) durch intramuskuläre Novokaininjektion gezeigt hat, der Tremor nicht vom Rigor ab.

weisende) Sennenreflexsteigerung, nicht aber eine direkte Prüfung der passiven Beweglichkeit die nachträgliche Aussage von einer Tonussteigerung veranlaßt hat. Jedenfalls hat eine schwere Starre von Rumpf und Gliedern, wie sie durch eine entsprechende Vernichtung der roten Kerne bzw. der Forelschen Haubenkreuzung beim Tiere unmittelbar erzeugt wird, bei dem Kranken auch zuletzt offenbar *nicht* bestanden. Wegen Fraglichkeit einer Tonussteigerung überhaupt erscheint es mir recht zweifelhaft, ob der Fall als Analogon der Magnus-Rademakerschen Enthirnungsstarreversuche bei Kaninchen und Katze (Rademaker S. 248 ff., Kleist [6] S. 1770) gedeutet werden kann. — Einen sich bis in die laterale Thalamusregion erstreckenden Ruberherd mit Intentionstremor beschreiben anatomisch genau Chiray-Foix-Nicolesco. — Der anatomisch besonders gründlich untersuchte und durch vortreffliche Mikrophotogramme belegte Fall von Marcuse bot hauptsächlich (rechts überwiegend) Schütteltremor und Hypotonie; „der Gang schien trotz der hochgradigen Hypotonie infolge der steifen Beinhaltung spastisch"; doch konnte Patientin bis in die letzte Zeit ohne Unterstützung gehen; im Bette nahm sie noch kurz vor dem Tode mit dem rechten Bein oft eine extreme Beugestellung in Knie und Hüfte bei bestehender Hypotonie ein. Anatomisch fand sich ein Angiom, welches links den roten Kern sowie Teile der Nigra, rechts teilweise den roten Kern zerstörte; Forelsche Haubenkreuzung, Bindearmkreuzung und eine Reihe weiterer in der Haube gelegener Systeme waren im Tumor untergegangen. Das Monakowsche Bündel (noch bis in die Olivengegend als Aufhellung verfolgbar) „muß ... völlig degeneriert sein". Nur diese wenigen, vor allem wegen der Frage der Enthirnungsstarre durch Ruberläsion belangreichen Einzelheiten können hier Platz finden. — Der Fall von Sorgo bietet auf der hauptsächlich in Betracht kommenden Seite eine Kombination von Zerstörung des Ruber und der Nigra; doch konnte das Verhalten der Regio subthalamica, in die hinein sich der Konglomerattuberkel offenbar noch erstreckte, aus äußeren Gründen nicht untersucht werden (S. 699, al. 2). Während sonst die Tremorerscheinungen bei Ruberherden, zum Teil stillschweigend, als *Ausfall*serscheinung dieses Zentrums bzw. der cerebello-rubro-thalamischen Bahn betrachtet werden, scheint übrigens Sorgo für seinen Fall den an Paralysis agitans erinnernden Tremor — welcher Muskel um Muskel, bzw. Muskelgruppe um -gruppe ergriff — als *Reiz*erscheinung der ventral von den Vierhügeln angenommenen subkortikalen motorischen Zentren zu deuten. — Der Fall 1 von Holmes bot Zerstörung von Pes, Nigra und Ruber einer Seite durch Tumor. — Daß der Fall von Charcot-Blocq-Marinesco (bzw. Béchet) nicht hierhergerechnet werden kann, wurde oben S. 48 begründet.

f) Bindearm. Die Fälle von Ilberg und von Eisenlohr sind hier anzuführen, wenn auch bei Ilberg neben dem tumorartigen Gumma noch verbreitete sonstige luetische Veränderungen das anatomische Bild trüben, und bei Eisenlohr eine mikroskopische Untersuchung auf Serienschnitten nicht stattfand. Zu bemerken ist ferner das Fehlen von Tremor in dem bereits früher erwähnten Bindearmfalle Porots (nur Hemiasynergie).

g) Kleinhirn. Der bei Kleinhirnerkrankungen manchmal zur Beobachtung kommende Tremor, auf welchen hier nicht näher eingegangen werden soll (geleugnet von Bing [3]), gleicht in seiner Erscheinungsweise meist dem Intentionszittern (Fall aus neuerer Zeit: Leiri), kann aber auch, wie ein anatomisch sehr genau beschriebener Fall von Anton (2) beweist, ein „auch in der Ruhe lebhaftes klonisches rhythmisches Zittern" darstellen (verbunden mit Ataxie, „Zwangsbewegungen" in der Ruhe und „schleudernden Mitbewegungen"); zerstört waren Rinde und Mark des rechten Lobus quadrangularis einschließlich des Bindearms mit hochgradiger Atrophie des Zahnkernes usw. — Ob für das bei Kleinhirnaffektionen nicht eben häufige Auftreten von Tremor spezielle lokalisatorische Bedingungen von Bedeutung sind, ob insbesondere dem Dentatum eine Rolle zufällt, wie Hunt (4) auf Grund seines Sektionsfalles von Dyssynergia cerebellaris progressiva (der aber mit Friedreichsymptomen und Myoklonusepilepsie kompliziert war) darzutun sucht, das bedarf wohl noch weiterer Sicherung (siehe auch oben S. 11 über die Bedeutung des Dentatum für die Myoklonie). Nach Leiri sollen nur beim Menschen und Affen Kleinhirnläsionen zu Tremor führen, was er mit der starken Entwicklung der Pyramidenbahn in Zusammenhang bringt (cerebellarer Tremor als Ausdruck eines kortikalen Kompensationsversuches gegenüber den hypermetrischen cerebellaren Bewegungen; ähnlich Hunt [6]). — Verwiesen sei ferner noch auf P. Schuster (7).

h) Stirnhirn. Zur Frage des Tremors durch Stirnhirnläsion siehe die oben S. 48 gemachten Bemerkungen über Paralysis-agitans-artige Erscheinungen bei Stirnhirntumoren.

Im obigen wurden vor allem die meines Erachtens reinsten und bestuntersuchten Fälle berücksichtigt. Übersicht über die ältere Literatur, doch mit absichtlicher Vernachlässigung des Unterschiedes von Tremor, Chorea, Athetose, bei Bidon; verwiesen sei ferner auf die Zusammenstellung der Hirnschenkelherde bei d'Astros, bei Raviart; für neuere Literatur bis 1914 namentlich auf Pelnar.

Ein *Rückblick* auf die *Auslösungsmöglichkeiten von Tremor durch Läsionen vom Hirnstamm abwärts* ergibt folgendes: In erster Linie sind es *Striatum*läsionen, welche Tremor erzeugen können. Für das *Pallidum* ist die Frage noch nicht völlig entschieden, es fehlt anscheinend noch an einem Beweis für Tremorentstehung durch reine Pallidumläsion (auch Kleist spricht sich gegen pallidären Tremor aus: 6, S. 1913). Das Corpus Luysi kommt allem Anscheine nach für diese Form der Hyperkinese nicht in Betracht. Wohl aber ist *Nigral*äsion als Grundlage von Tremor bewiesen. Weiter kommt wieder der ganze Weg vom *Kleinhirn* über *Bindearm* und *Ruber* zum *Thalamus* einschließlich des letzteren in Frage; ob beim Kleinhirn insbesondere Schädigung des Dentatum das Maßgebende ist, steht noch dahin.

Seiner *Erscheinungsweise* nach gleicht offenbar der Tremor bei *Nigral*äsion am meisten dem der Paralysis agitans (Herdfall von Charcot-Blocq-Marinesco), wofür in gewissem Maße auch die Erfahrungen beim spätencephalitischen Tremor sprechen. Der Tremor der Wilsonkrankheit (*Striatum*) verstärkt sich bei Muskelaktionen. Derjenige bei *Kleinhirn-Bindearm-Ruber*-Läsion scheint in der Regel die Form des Intentionstremors zu haben, doch zeigte Antons Fall (oben S. 51) rhythmischen Kleinhirnruhetremor (nach Kleist findet sich auch bei Ruberläsion manchmal „Antagonistenzittern", vgl. Wilson, 9, S. 272; ich selbst sah solches in einem — nur klinischen — Falle von Benediktschem Syndrom); der in Rede stehende Tremor ist oft mit ausgesprochenen cerebellar-ataktischen bzw. -asynergischen Störungen verbunden. Auch die Beschreibungen des seltenen *Thalamus*tremors (O. Fischer, v. Leyden, C. Westphal) scheinen für Intentionstremor, zum Teil mehr vom Ausmaß des Wackelns zu sprechen. Wilson (9) hält die Grenzen des „Ruhe"- und „Intentionstremors" für fließend. — Tiefere Einblicke in den Mechanismus der einzelnen Formen verspricht die weitere Ausnützung graphischer, besonders elektro-myographischer Methoden (Pelnar, Gregor und Schilder, Lewy, Mann und Schleier, Wilson u. A.).

2. Rigor. „Rigorfreie Starre".

Rigor. Eine Reihe früher behandelter Tatsachen lehrt, daß *durch Striatumläsion allein bei Mitbetroffensein der großen Elemente* rigide Zustände ausgelöst werden können (a. M. Kleist, 6, S. 1769): einmal das starke Hervortreten von Rigor bei einer ganzen Reihe der autoptisch gesicherten Fälle von Status marmoratus; sodann das Auftreten von Rigor schon in den Frühstadien der Wilsonschen Krankheit, wie sein ausgesprochenes Vorhandensein in Fällen, in welchen auch bei der Sektion der Prozeß noch nicht erheblich auf das Pallidum übergegriffen hatte (oben S. 34/5); das Vorkommen von vaskulärer Striatumeinschmelzung mit ausgeprägtem parkinsonähnlichem Rigor (M. Loewy; s. ferner auch Richter, oben S. 19 sub 6). Die Bedeutung des Striatum, und zwar speziell des Untergangs seiner großen Zellen, für das Auftreten von Hypertonie tritt weiter hervor in jenen Fällen chronisch-progressiver Chorea, wo das Hinzukommen des Untergangs der großen Striatumelemente zum anfänglich elektiven Untergang der kleinen an die Stelle der choreatischen Hyperkinese Versteifung treten läßt (oben S. 5); und ferner ist nach Hunt, Lewy, Jakob auch bei der Paralysis agitans der Untergang gerade der großen Striatumzellen neben dem der Pallidumzellen — hier bei relativem Intaktbleiben der kleinen Striatumzellen — ein den Rigor verstärkendes Moment. Ein völlig elektiver Untergang der großen Striatumzellen ohne gleichzeitige Pallidumschädigung ist zwar meines Wissens noch nicht beobachtet, dürfte sich aber, wie wir aus annähernd so bedingten Rigorfällen von Paralysis agitans (Lewy), ferner aus jenen progressiven Choreafällen, und namentlich aus dem Falle von Fleischhacker wohl schließen können, in dem Bilde einer Versteifung kundgeben.

Daß reine Erkrankung des *Pallidum* — auch ohne jede Beiteiligung des Striatum oder anderer Teile des extrapyramidal-motorischen Systems — Rigor im Gefolge hat, lehren am überzeugendsten die Kohlenoxydfälle (oben S. 44), wie sonstige Fälle grober Pallidumzerstörung (S. 46f.); bestätigt wird die Bedeutung des Pallidum u. a. durch die Zunahme der Versteifung im Spätstadium der Wilsonschen Krankheit bei Übergreifen aufs Pallidum, ferner durch den anatomischen Befund in Fällen von Paralysis agitans mit ausgeprägter Versteifung verglichen mit solchen, bei denen der Tremor vorherrscht (C. u. O. Vogt), durch gewisse Einzelfälle des spätencephalitischen Rigors, endlich durch die terminale Versteifung der Fälle von progressiver Pallidumathetose (oben S. 15).

Der Rigor durch Läsion der *Substantia nigra* wird gesichert durch den mehrerwähnten Herdfall von Charcot-Blocq-Marinesco (S. 48), ferner vor allem durch viele Erfahrungen beim spätencephalitischen Parkinsonismus. (Wie manche Fälle der letzteren Art, so verwirklichen auch die von Hallervorden-Spatz, oben S. 15 sub 3, das Bild einer kombiniert pallidär-nigrären Versteifung)[1]).

Die Frage, ob die Hypertonie durch Striatumläsion einerseits, diejenige durch Pallidum- oder Nigraläsion anderseits (welche hier sämtlich gemeinsam mit der Bezeichnung Rigor im Gegensatz zum Pyramiden*spasmus* belegt wurden) durchweg feinere klinische Unterschiede aufweisen, ist meines Erachtens noch weiterer Prüfung bedürftig.

Ein Fall von Jakob (8, S. 313) scheint zu zeigen, daß durch Hinzutreten einer *Ruber*degeneration zur Striatum-Pallidumdegeneration der Rigor eine weitere Verstärkung erfährt (oben S. 41).

Dies führt uns zur *Frage der Entstehung von Hypertonie durch Ruberläsion* überhaupt.

Daß durch isolierte Zerstörung des großzelligen Anteils dieses Kernes (oder Durchschneidung der Forelschen Haubenkreuzung) bei Katze und Kaninchen eine mit der Sherringtonschen „Enthirnungsstarre" identische Form von

---

[1]) Warum in dem Falle von Markuse (oben S. 51) die halbseitige Nigrabeteiligung nicht in Hypertonie zum Ausdruck kam, läßt sich wohl zurzeit nicht ausmachen. — Die durch die oben angeführten Erfahrungen gelieferten Gründe für die Abhängigkeit hypertonischer Zustände von Nigraschädigungen halte ich für so stark, daß der negative Ausfall entsprechender Tierversuche (siehe Rademaker) jenen Zusammenhang für den *Menschen* einstweilen nicht entkräften kann.

Hypertonie erzeugt werden kann, hat Rademaker bewiesen. Sehr spärlich sind aber bislang noch eindeutige Beweisstücke aus der Pathologie für eine dem entsprechende Bedeutung des Ruber auch beim *Menschen.* Eine Prüfung der vorhandenen Fälle unter diesem Gesichtspunkt verdanken wir Rademaker.

Von den 13 Fällen, die er hierzu näher verwertet (12 davon wurden auch von mir im Bisherigen unter Chorea, Athetose, Tremor besprochen), erscheinen mir nur diejenigen von Marie-Guillain-Dejerine (oben S. 18) und Ceni (oben S. 7) ein einigermaßen sicheres Urteil im positiven Sinne zu erlauben, da hier Hypertonie zweifellos vorhanden und der Herd auf den Ruber genügend beschränkt war. Einige Beweiskraft besitzen ferner vielleicht noch der Fall von Kolisch (oben S. 7) und der mir erst aus Rademakers Werk bekannt gewordene Fall von Greiwe. Allerdings waren in diesen Fällen außer dem roten Kern auch die sonstigen dorsal von der Nigra gelegenen Haubenteile zerstört, in Kolischs Falle bis weit distalwärts in die Brückenregion. In dem Falle von Greiwe läßt ferner das Intaktsein gerade der *kaudalen* Partie des roten Kerns (in welcher die dem großzelligen Ruberanteil der niederen Säuger entsprechenden Riesenzellen, die Ursprungs-elemente der rubrospinalen Bahn, gelegen sind: v. Monakow) sowie das nach allem sehr wahrscheinliche Verschontsein der Forelschen Haubenkreuzung die unmittelbare Ana-logisierbarkeit mit den Rademakerschen Tierversuchen einigermaßen zweifelhaft er-scheinen.

Was die übrigen Fälle anlangt, so waren in dem von Holmes (oben S. 51) außer dem Ruber auch Nigra und Hirnschenkelfuß verletzt, überdies wird Hypertonie nicht erwähnt, sondern von Rademaker bloß angenommen. Bei Raymond et Cestan ist, wie oben S. 50f. dargelegt wurde, das Vorliegen von echter Hypertonie sehr zweifelhaft. In dem Falle von D'Astros und Hawthorn lehrt die Querschnittsabbildung, daß die Nigra in beträchtlicher Ausdehnung mit zerstört war. Den Fall von Charcot-Blocq-Marinesco (bzw. Béchet), einen Nigrafall, deutet Rademaker, wie früher ausgeführt (S. 48), zu Unrecht in einen Ruberfall um; übrigens selbst wenn entgegen der Darstellung von Blocq-Marinesco der Ruber mitverletzt gewesen sein sollte, so war doch zum mindesten da-neben eine Nigraläsion, und zwar hier eine sehr ausgedehnte, wiederum vorhanden. Sowohl für diesen Fall, wie für den von Holmes und auch für den von D'Astros und Haw-thorn trifft somit Rademakers Behauptung (S. 264 letzter Absatz) nicht zu, daß „die Substantia nigra ganz oder beinahe ganz außerhalb der Herde" lag. — Bei Wallenberg (oben S. 18) war die Nigra ebenfalls (ferner der Pes) mitbetroffen, etwa ebenso umfänglich wie der nur teilweise geschädigte rote Kern. Mitbetroffen war sie auch in dem Falle von v. Halban und Infeld (oben S. 7). Und in dem meines Wissens niemals ausführlich veröffentlichten Falle von Infeld (oben S. 7), da er als mit dem letztgenannten „histo-logisch . . . . fast identisch" bezeichnet wird, muß demnach ebenfalls Nigrabeteiligung an-genommen werden. Der Fall von E. Mendel (oben S. 47/8) ist wegen bloß makroskopischer Beschreibung und wegen Nichterwähnung der Nigra in der vorliegenden Frage nicht wohl verwertbar. In dem Falle von Claude und Loyez endlich (oben S. 7), einer besonders reinen einseitigen Zerstörung des kaudalen Ruberteils, fehlte Hypertonie (nur die Sehnen-reflexe waren auf der Gegenseite etwas gesteigert).

Erhebliche Schwierigkeiten für die Identifizierung der Verhältnisse bei Tier und Mensch bereitet anderseits der anatomisch wohl am genauesten geschilderte (der Auf-merksamkeit von Rademaker entgangene) Ruberfall, nämlich der von Marcuse (oben S. 51). Denn bei totaler Zerstörung des einen und ausgedehnter Zerstörung des andern roten Kernes mit nachgewiesener Entartung der rubrospinalen Bündel (und trotz Mit-beteiligung der Nigra auf der einen Seite) bestand hier *Hypotonie;* die an obiger Stelle angeführten Angaben über den Gang lassen daran denken, daß je nach der Körper- (oder Kopf-?) Stellung die Tonusverhältnisse wechselten (Einfluß tonischer Labyrinth-reflexe usw.?). Bis in die letzte Zeit war das Gehen ohne Unterstützung möglich. Ver-gleicht man dies mit der Schilderung Rademakers (S. 216) von Katzen mit intaktem Großhirn und durchtrennten rubrospinalen Bahnen, so kommt darin wohl eine *relativ* geringere tonussteigernde Bedeutung des Wegfalls dieser Bahnen beim Menschen als bei jenen Versuchstieren zum Ausdruck. (Auch der Fall von Raymond et Cestan dürfte nach dem Obigen in gleichem Sinne sprechen.) Man wird das vielleicht mit der beim

Menschen relativ so viel mächtigeren Ausbildung der Pyramidenbahn (und wohl auch mit der der cerebro-cerebellaren Bahnen) in Zusammenhang bringen dürfen, welche anderseits offenbar die beim Menschen viel ausgesprochenere hypertonisierende Wirkung der Pyramidendurchtrennung bedingt.

Soweit das spärliche in dieser Frage verwertbare Material (Marie-Guillain-Dejerine, Ceni, vielleicht auch Kolisch, Greiwe) ein Urteil zuläßt, *scheint demnach auch beim Menschen eine allein auf Ruberläsion beruhende Tonussteigerung vorzukommen. Die tonuserhöhende Wirkung des Wegfalls der rubrospinalen Einflüsse scheint aber verglichen mit dem Tierversuch quantitativ weniger bedeutsam zu sein*, und *negative Fälle* (Fehlen von Hypertonie: Claude und Loyez; Hypotonie: Marcuse) zeigen, daß *die Tonuserhöhung auch nicht in gleicher Konstanz wie beim Tiere* sich einstellt. Die Sonderbedingungen, auf denen das wechselnde Verhalten beim Menschen beruht, sind noch zu erforschen. — Daß auch völlig isolierte *Thalamus*-Läsionen zu Hypertonie und Kontrakturbildung führen können, lehren in eindeutiger Weise z. B. die Fälle von Bischoff, Herz (oben S. 19) und Bouttier-Bertrand-Marie (oben S. 9); die beiden ersten betreffen im frühen Kindesalter, der letzte im erwachsenen Alter entstandene Thalamusherde. Auch in dem Auftreten *dieser* Hypertonien zeigt sich, soweit wir heute übersehen können, ein bemerkenswerter Unterschied gegenüber Kaninchen, Katze und Hund, bei denen nicht nur die Entfernung des Großhirns, sondern auch des Thalamus ohne wesentlichen Einfluß auf den Muskeltonus bleibt. (Die pathophysiologische Deutung der Thalamushypertonien dürfte heute noch nicht mit Sicherheit möglich sein, wird aber wohl ähnliche Erwägungen zugrunde legen müssen, wie sie zur Erklärung der intrakortikalen Lähmungen — oben S. 17, C — dienlich sind; das Problem soll in dieser Arbeit nicht weiter verfolgt werden.)

Die von Bremer (und den bei ihm zitierten Vorgängern) im Tierversuch nachgewiesene, strecktonushemmende Funktion der paläocerebellaren Rinde, die auf dem Wege des Dachkerns und fastigio-rubraler Bahnen am roten Kerne angreift[1]), läßt das Auftreten von *Tonussteigerungen als Kleinhirnsausfallserscheinung* voraussehen. Ley hat (in einer mir nur im Referat zugänglichen Arbeit) einen Rigor bei Läsion von Kleinhirn und Kleinhirnsystemen zum Teil in diesem Sinne gedeutet.

Auf welchen Läsionen der Rigor in den beiden von Spielmeyer (6) untersuchten wilsonartig verlaufenden Huntingtonfällen beruht (oben S. 4[1]), läßt sich auf Grund unserer bisherigen Kenntnisse nicht sicher aussagen. Ruberschädigung kommt nicht in Frage, Nigra- und Pallidumschädigung, sowie Beteiligung der striären Großzellen sind nach Spielmeyer bei Berücksichtigung von Vergleichsfällen quantitativ nicht ausreichend.

Rademaker sucht darzutun, daß nicht nur „die Bedeutung einer völligen oder teilweisen Zerstörung der Pyramidenbahnen für die Entstehung hypertonischer Erscheinungen beim Menschen bisher viel zu hoch eingeschätzt wurde", sondern daß auch die Rolle, die das Corpus striatum des Menschen bei der Regulierung des Muskeltonus spielt, noch unbekannt und es nicht einmal sicher sei, daß ihm überhaupt eine Rolle dabei zukommt; die Existenz eines den Muskeltonus regulierenden Zentrums in der Substantia nigra sei sehr zweifelhaft. Die von ihm als Stütze herangezogene Auswahl klinisch-anatomischer Befunde halte ich zur Begründung so weitgehender, zum Teil grundstürzender Schlußfolgerungen nicht für ausreichend; vielmehr scheint mir das bis heute vorliegende Gesamt-

---

[1]) Nach Bernis und Spiegel wird diese Funktion auch auf fastigio-bulbärer Bahn via Corpus restiforme ausgeübt.

material entschieden dafür zu sprechen, daß die *beim Tiere fast exklusive* Bedeutung einer Zerstörung des roten Kernes oder der rubrospinalen Bahnen für die Entstehung von Tonussteigerungen *beim Menschen in solcher Ausschließlichkeit nicht mehr* besteht, sondern daß hier *die Schädigung einer ganzen Reihe von Kernen bzw. Systemen* als Ausfallserscheinung Tonussteigerungen im Gefolge haben kann, die sich zum Teil durch kennzeichnende Eigentümlichkeiten voneinander abheben (ob solche auch für die *rubrale* Hypertonie bestehen, ist noch der Aufklärung bedürftig); innerhalb der Gesamtheit der Beobachtungen von Hypertonie beim Menschen dürften aber die rubral bedingten an Zahl recht zurücktreten. Die große Wichtigkeit der tierexperimentellen Ergebnisse vom *entwicklungsgeschichtlichen* Standpunkte leuchtet, wenn ich recht sehe, gerade bei unbefangener Gegenüberstellung der Ergebnisse der menschlichen Pathologie erst voll hervor.

„**Rigorfreie Starre.**" Ist die Unabhängigkeit des Rigors vom Tremor längst anerkannt, und erscheint uns heute der Rigor gewissermaßen als das grundlegendere Symptom der Paralysis agitans denn der Tremor, so wurde dagegen erst in neuerer Zeit Nachdruck darauf gelegt, daß auch die „*Starre*" *im engeren Sinne* wieder *vom Rigor* zu unterscheiden und weithin von ihm unabhängig ist, daß es, wie Bostroem (9) sich ausdrückt, auch eine „rigorfreie Starre" oder „Gebundenheit" gibt, die selbst wieder grundlegendere Bedeutung für das Bewegungsbild der Paralysis agitans besitze als der Rigor.

Der Ausdruck „rigorfreie *Starre*" ist insofern wohl nicht ganz glücklich, als manche Autoren (z. B. Lewy) unter Starre eben den Rigor verstehen (was auch dem naiven Sprachgefühl durchaus entspricht).

Fußend auf Anschauungen von Stertz, Foerster, A. Isserlin, Goodhart, Steiner, Schilder, Spiegel, hat Bostroem aus jener mit Nachdruck vertretenen Dualität von Gebundenheit und Rigor den Schluß abgeleitet, daß auch lokalisatorisch für beide sich künftig eine Scheidung ergeben werde. Was Bostroem als „Gebundenheit" zusammenfaßt, sind indessen, soweit ich sehe, nur *gewisse Erscheinungsformen der spezifischen Dauerhaltung und der Hypokinese* bei Parkinsonbildern, die sich z. B. in der grundlegenden Analyse von Foerster schon weitgehend berücksichtigt finden: so bei Schilderung der veränderten Ruhelage der Glieder und der Haltungsanomalien (5, S. 13ff., 67ff.) unter Betonung ihrer — erstmals 1908 durch Kleist festgestellten — Unabhängigkeit vom Rigor (S. 19); ferner bei der Besprechung des Ausfalls an Reaktionsbewegungen (S. 35ff., namentlich S. 37 unten) und normalen Mitbewegungen (S. 51ff.). Bostroem hebt für die abnormen *Ruhelagen* der mimischen und Körpermuskeln das Moment einer primären Schlaffheit und mangelnden Innervationsbereitschaft hervor, für die *Bewegung* vor allem die *Dissoziation* des motorischen Geschehens, die aus dem ausschließlichen Ingangsetzen der unerläßlichen Hauptaktion bei Unterbleiben aller vorbereitenden und unterstützenden Hilfs-, Neben- und Mitbewegungen entsteht. Wenn der Gebundene sich bewegt, so scheiden sich regungslose und bewegte Körperteile, während beim Normalen sozusagen die gesamte Motorik bei jeder Bewegung ins Spiel tritt: hier bleibt die „motorische Persönlichkeit" eine Einheit, beim Gebundenen unterliegt sie einer Spaltung. Verwandtes wird für das Gebiet der Mimik ausgeführt. — Im übrigen wird die auch nach meinen Erfahrungen in manchen Fällen leicht feststellbare Unabhängigkeit von Rigor und hypokinetischen Erscheinungen scharf hervorgehoben auch von Lewy (S. 353ff.) unter Betonung der Scheidung durch Zingerle, ferner von Lhermitte (2), Jakob (5, S. 317, mit Hinweis auf Kramer, C. und O. Vogt, Rausch und Schilder, A. Westphal); ähnlich auch Steck, Wilson (9, S. 9); für den Parkinsonismus Verger et Hesnard, Cruchet (Nichtabhängigkeit der „Bradykinese" vom Rigor, doch unter unberechtigter Einschränkung der Bedeutung des Rigors.)

3. Akinese.

Mit der Abgrenzung der *Gebundenheit* in Haltung und Bewegung vom Rigor sind wir bereits zu den Problemen der Hypo- und Akinese gelangt; denn jene Gebundenheit bei Bewegung ist, wie gesagt, nichts anderes als eine Erscheinungsform der Hypokinese.

Von Zingerle, C. und O. Vogt, O. Foerster, Gerstmann und Schilder u. v. A. ist dargetan worden, wie diese hypokinetischen Störungen das Gesamtgebiet der Motorik umgreifen: die *reflektorische* (Fehlen der Irradiation von Reflexbewegungen usw.), die *unmittelbar-reaktive* (Reaktiv- und Ausdrucksbewegungen aller Art; für erstere in der Hauptsache bestritten von Wilson [9] S. 59ff.), wie auch die eigentliche *Willkür*motorik (vor allem Bewegungsverarmung, Verlangsamung des Beginns, Ablaufs und Abklingens, Ersterben begonnener Akte, Bewegungslücken, Geringfügigkeit der Bewegungsexkursion, Ausfall normaler Mit- und Hilfsbewegungen — anderer Meinung Wilson [9] S. 53ff. —, Verlangsamung und andere Störungen vor allem auch bei der Bewegungs- und Handlungs-*sukzession*, Ersterben rhythmisch alternierender und sonstiger automatischer wie willkürlicher Bewegungsfolgen, Unmöglichkeit der Ausführung simultaner voneinander unabhängiger Handlungen: Homburger, Hauptmann [2][1]). Alle auf unserem Gebiete beobachteten Störungen der Bewegungssukzession, die meines Erachtens auch pathophysiologisch keineswegs einheitlicher Natur sind, unter den Begriff der Adiadochokinese (und Pseudoadiadochokinese) unterzubringen, wird ihrer Mannigfaltigkeit nicht gerecht, doch würde ein Eingehen auf diese Probleme hier zu weit vom Wege abführen. Nicht anders als zu erwarten ist es, daß die akinetischen Behinderungen gerade an solchen Handlungen besonders deutlich zum Ausdruck kommen, welche aus einer langdauernden Folge von Bewegungen teils übereinstimmender, teils variierter Art bestehen, so beim *Gange* in der Kurzschrittigkeit und dem Fehlen aller möglichen unterstützenden Mitbewegungen (worunter auch des Armschlenkerns), bei der *Sprache* in Monotonie, Ersterben und andern Störungen, bei der *Schrift* in Mikrographie, Verlangsamung und Ersterben. (Zur Auffassung der *Mikrographie* als einer Störung, in welcher verschiedene zur Akinese im weiteren Sinne gehörige Momente zusammenwirken, siehe z. B. Foerster, Schnyder und dort Zitierte, Gerstmann und Schilder [1], Bernhard und dort Zitierte; Bing [1] macht den Gegensatz zur cerebellaren Makrographie zum Ausgangspunkt der Deutung. Wilson [9] lehnt in der Hauptsache alle diese Erklärungsversuche ab und bestreitet spezifische Beziehungen der Mikrographie zur extrapyramidalen Motorik).

Nun zu den Problemen der *Lokalisation* (ich sehe dabei ganz ab von frontaler und parietaler Akinese; auf das Stirnhirn bezieht Lewy einen Teil der akinetischen Erscheinungen der Paralysis agitans).

Daß akinetische Erscheinungen als wichtige Komponente zum Bilde der *Striatum*erkrankungen gehören (C. und O. Vogt, Jakob), lehren namentlich die Erfahrungen bei vielen Fällen des Status marmoratus, bei manchen Choreafällen (Kleist, Stertz, Steck, C. Mayer, eigene Beobachtungen; es ist zuzugeben, daß speziell *diese* Erfahrungen lokalisatorisch nicht völlig eindeutig sind), bei der beginnenden Wilsonkrankheit, bei Herdfällen von Striatumläsion (M. Loewy).

Für Läsionen des *Pallidum* braucht die hervorragende Bedeutsamkeit akinetischer Symptome nicht erst hervorgehoben zu werden. Was die *Substantia nigra* anlangt, so spricht der einzige reine Herdfall, welchen wir besitzen (Charcot-Blocq-Marinesco), da hier Maskengesicht bestand, sehr dafür, daß Läsionen dieses Kerns mit akinetischen Erscheinungen einhergehen können; dagegen kann dieser Schluß nicht etwa eindeutig auf die akinetischen bzw. akinetisch-rigiden Fälle von Spätencephalitis mit ihrer hervorstechenden und in manchen Fällen *scheinbar* isolierten Nigraläsion gegründet werden; denn hier sind nach den Befunden von Creutzfeldt, Lucksch und Spatz u. A. (oben S. 43) in *gesetzmäßiger Weise* auch das medio-ventrale Thalamusgebiet, das Höhlengrau des

---

[1] Wilson führt einen guten Teil der akinetischen Erscheinungen auf dem Gebiete der Willkürmotorik auf die *bewußte* Abgeneigtheit zurück, jene *erhöhte* Anstrengung zu leisten, welche allein gegenüber den Hemmungen durch Parese und Rigor den Impuls *effektiv* gestalten würde.

3. Ventrikels und Aquaedukts am Krankheitsprozeß histologisch greifbar beteiligt, eine Tatsache, deren Bedeutung sogleich noch näher ins Auge zu fassen ist.

Von großer Wichtigkeit ist es nämlich schon ganz allgemein, daß auch durch *Hirnstammläsionen*, welche *nicht* die *Kerne des extrapyramidal-motorischen Systems* selbst betreffen, ausgesprochene akinetische Störungen hervorgebracht werden können. Nothnagel u. A. haben bekanntlich gezeigt, daß *Sehhügel*erkrankungen die mimischen Facialisbewegungen vernichten können unter Bestehenlassen der Willkürinnervation der Gesichtsmuskeln. Und der klassische Fall von Anton (1, Fall 3) beweist, daß eine ausgedehnte einseitige Einschmelzung des größten Teiles des Thalamus (nur der vordere innere Abschnitt, etwa ein Viertel der Gesamtmasse, blieb erhalten) zu ausgesprochener Akinese der ganzen gegenseitigen Körperhälfte führen kann. (S. 165 letzter Absatz scheint mir sogar, trotz S. 172, dafür zu sprechen, daß überdies noch *allgemeine* Akinese, nicht bloß kontralaterale bestand: „. . . . . . daß, obwohl eine Muskellähmung nicht bestand, er spontan oft stundenlange keine Bewegungen vollführte. Auch beim Anrufen reagierte er nur wenig mit Bewegungsäußerungen". Erst hierauf *folgt* die Schilderung akinetischer Erscheinungen speziell der Herdgegenseite bei Reaktivbewegungen und bei normalerweise beidhändigen Aktionen.)

Soweit es sich bei der Thalamusakinese (hierher teilweise auch Kleist [4a] Fall 1, Fall von Matzdorff) um *herdgegenseitigen* Bewegungsausfall handelt, liegt gewiß heute die Annahme am nächsten, daß er auf dem *Ausfall thalamo-pallidärer und -striärer Zuflüsse beruht*, wodurch Pallidum und Striatum, die Exekutivorgane der unmittelbaren Reaktivität, des Impulses zur motorischen Entäußerung beraubt werden; hierdurch werden nicht nur unmittelbare motorische Reaktionen (Automatismen) in Wegfall kommen, sondern auch solche Willkürakte ausfallen oder gemindert werden, in welche pallidär-striäre Automatismen als wesentliche Elemente verflochten sind; dazu kommt ferner noch der Ausfall direkter thalamo-kortikaler Anregungen zu motorischer Entladung.

Aber die *allgemeine* Akinese des Antonschen Falles (wenn ich ihn richtig verstehe), wie vor allem die der Spätencephalitiker scheint mir noch weitere Erwägungen nahezulegen. Gehen wir zunächst auf die letzteren Beobachtungen ein, so ist meines Erachtens die gerade bei Spätencephalitis keineswegs seltene Beobachtung einer *ausgesprochenen* Akinese *ohne* begleitende Erscheinungen von Rigor oder Tremor[1]) unter Berücksichtigung der Tremor-Rigorerscheinungen des Charcot-Blocq-Marinescoschen Nigraherdfalles ein gewisser Hinweis darauf, daß es *nicht* die Nigra (und das Striopallidum) *allein* sind, welche die spätencephalitische Akinese hervorrufen, daß vielmehr noch eine Stätte außerhalb jenes Kerns (bzw. beider Kerne) dafür in Betracht kommt.

Hierzu treten nun die Erfahrungen mit jenem der allgemeinen spätencephalitischen Akinese gewissermaßen entgegengesetzten, dabei aber der Spätencephalitis so eigentümlichen universellen Bewegungs- und Beschäftigungsdrang, sei es bei Nacht verbunden mit schwerer Schlafstörung der Kinder, sei es bei Tage (oft verbunden mit allerhand affektiven Störungen) in den psychopathieartigen Zuständen der Kinder und Jugendlichen. Gerade die fast *gesetzmäßige* Verbin-

---

[1]) Derartige Fälle z. B. bei Hauptmann(1); vgl. ferner vor allem Verger et Hesnard. Ich selbst sah wenigstens ein Mißverhältnis zwischen Geringfügigkeit des Rigor und Stärke der Hypokinese.

dung der spätencephalitischen *Schlafstörung* der Kinder mit jener schweren universellen triebhaften *Hyperkinese* läßt doch gewiß an eine *enge Nachbarschaft eines in Hyperfunktion befindlichen Wachzentrums* mit einem ebenfalls in *Hyperfunktion versetzten Bewegungsantriebszentrum* denken. Erwägen wir sodann die ausgesprochene *Hypervigilität der Aufmerksamkeit* in jenen psychopathieähnlichen Nachzuständen; halten wir ferner damit die Tatsache zusammen, daß als kennzeichnende Elemente des Übergangs vom Wachsein zum Schlaf ein allgemeines Nachlassen und Erlöschen der instinktiven Bewegungsantriebe (noch früher eine Einschränkung jeder Willkürmotilität) und der Vigilität der Aufmerksamkeit (wie überhaupt jeder Zuwendung zur Außenwelt) sich herausheben; erinnern wir uns endlich, daß gerade in jene Hirngegend, in welcher **Lucksch und Spatz, Creutzfeldt, d'Anglade, Pette** bei der Spätencephalitis mehr oder weniger schwere histologische Veränderungen nachweisen (oben S. 43), auf Grund der Lethargica-Erfahrungen und der Herdfälle von **Pette, Adler-Lucksch** das sogenannte „Schlafzentrum" zu verlegen ist (welches, wie später auszuführen, viel geeigneter als „Wachzentrum" bezeichnet werden sollte). Faßt man alle diese Tatsachen gemeinsam ins Auge, so scheinen sie mir mit erheblichem Gewicht für die Annahme zu sprechen, daß *irgendwo im Höhlengrau des rückwärtigen Thalamusabschnitts, des Hypothalamus und Aquaedukts ein Zentrum des instinktiven Bewegungsantriebs* [1]) (und, wie später noch näher begründet werden soll, wohl auch ein Zentrum der *triebhaften psychischen Aktivität*) anzunehmen ist, ein Bewegungsantriebszentrum, dessen *Hypofunktion* uns in den in Rede stehenden Formen *allgemeiner* Hypokinese vor Augen tritt. Auch **Bonhoeffer** (9) wird durch (wenn auch nicht so ins Einzelne gehende) Erwägungen, die ebenfalls an die Erfahrungen der Lethargica anknüpfen, zur Vermutung von Quellen des *Handlungsantriebs* (und der *Affektivität*) in jenen Regionen der Hirnschenkelhaube geführt, welche auch vegetativen Funktionen wie den elementaren Trieben des Hungers und Durstes als Zentralstätten dienen.

Sollte die Vermutung eines Bewegungsantriebszentrums innerhalb der bezeichneten Region sich durch künftige Forschungen bestätigen, so wird auch noch die Frage zu lösen sein, ob und wie weit es räumlich unabhängig ist von dem eigentlichen Wachzentrum (ferner auch von jener später zu behandelnden Stätte der instinktiven psychischen Zuwendung usw.). Gegen ein völliges Zusammenfallen von Bewegungsantriebszentrum und Wachzentrum scheint mir in gewissem Maße das Erhaltenbleiben der Wach-Schlafperiodizität auch bei schwer akinetischen Spätencephalitikern zu sprechen. Anderseits dürften die nicht seltenen Beobachtungen einer vorübergehenden Besserung der automatischen und Willkürmotilität im Momente des Aufwachens vielleicht am ehesten bei Bestehen einer engen funktionellen und wohl auch räumlichen Beziehung (Nachbarschaft? teilweisem Zusammenfallen?) beider Zentren verständlich werden, ebenso vielleicht auch das namentlich von v. **Economo** (2, 5) hervorgehobene bei manchen dieser Patienten gegen Abend zu beobachtende Nachlassen oder gänzliche Aufhören von Akinese, Affektlosigkeit (auch Rigor usw.).

Ein weiteres Kardinalproblem würde darin liegen, ob auch für jenes instinktive Bewegungsantriebszentrum (ungeachtet dessen, daß gerade die *Allgemeinheit* der in Rede stehenden Akinese den Ausgangspunkt unserer Schlußfolgerungen bildete) eine gewisse *somatotopische* Gliederung besteht; würden doch gerade hier, wofern überhaupt Gliederung

---

[1]) „Instinktiv" hier nur als Gegensatz zu vollbewußtem Geschehen höherer psychischer Stufe; „instinktiver Bewegungsantrieb" demnach ein terminologischer Abgrenzungsversuch gegenüber demjenigen Bewegungs„antrieb", der die höheren (willkürlichen) Strebungen in Motorik umsetzt (und dessen Schädigung manche Stirnhirnverletzungen vor Augen führen); siehe über diesen (problematischen) Begriff **Feuchtwanger** S. 166ff.

herrscht, auch andere Gliederungsprinzipien, etwa *nach vitalen Einzelfunktionen*, nahe-liegen: der Durstlöschung, der Hungerstillung, der Sexualbetätigung, der Flucht, dem Angriff, der Reizerfassung (sinnlichen Aufmerksamkeit) dienende instinktive Teilbe-wegungsantriebe könnten hier ihre jeweils zusammengefaßten innervatorischen Ausgangs-punkte haben; es stände dies im Einklang mit dem Gliederungsprinzip der *vegetativen* Zentren dieser Hirnregion. Doch sollen solche durchaus hypothetischen Gedankengänge hier nur angedeutet bleiben, wenngleich gerade manche *funktionssystematische* Hyper-kinesen der Spätencephalitiker (siehe oben S. 24 ff.) unter Voraussetzungen dieser oder ähnlicher Art am ehesten Licht zu gewinnen scheinen.

Der Antonsche Fall endlich dürfte (wenn tatsächlich auch *allgemeine* Bewegungs-armut bestand, oben S. 58) die Frage aufwerfen, ob nicht *einseitige* Totalzerstörung jenes Antriebszentrums zu *allgemeiner* Hypokinese führt, sei es infolge normaler Einwirkung des jederseitigen Anteils auf beide Körperhälften (durch Vermittlung von Kommissuren der Zwischen- oder Mittelhirnregion oder des Balkens), sei es infolge geweblicher Mitschädigung des anderseitigen Anteils des Antriebszentrums, welche z. B. in Betracht käme, falls der Nucleus reuniens einen Bestandteil des Antriebszentrums bilden würde (vgl. übrigens das Auftreten von *Schlafsucht* bei einseitiger Thalamuszerstörung: z. B. Hirsch). — Der durch Schädigung jenes Antriebszentrums gesetzte Antriebsmangel geht natürlich ohne Sensibilitätsstörungen einher. Wie weit solche die gewöhnliche Thalamusakinese mit-bedingen, ist hier nicht zu erörtern[1]).

Zusammenfassung: So scheint sich denn nach unseren heutigen Kennt-nissen und nach nicht ganz unwahrscheinlichen Vermutungen erster Annäherung das Problem der *Hirnstammakinese* etwa in folgender Art darzustellen: Läsionen des *Striatum* und *Pallidum* führen dadurch zu akinetischen Erscheinungen, daß in ihnen die *motorischen Ausführungsorgane* der unmittelbar-reaktiven Motilität (der Ausdrucks-, Reaktions- usw. Automatismen) selbst — oft einschließlich der Zu-fuhrfaserung vom Thalamus her — zu Verlust gehen; analog dürfte sich allem Anschein nach auch die mit reinen *Nigra*läsionen einhergehende Akinese erklären, insofern wir auch in diesem Kerne wohl ein (teils direkt vom Kortex, teils vielleicht unter anderem vom Pallidum aus in Betrieb gesetztes) motorisches *Exekutiv*-organ zu sehen haben. Die Akinese ist bei Striatum und Pallidum (auch bei der Nigra?) gemäß unserem sonstigen Wissen von diesen Kernen eo ipso eine *somato-topisch* ausgeprägte. Dasselbe dürfte mit einiger Wahrscheinlichkeit mindestens teilweise auch noch gelten für diejenige durch *Thalamus*läsion bedingte Akinese, welche von den *im engeren Sinne thalamischen* Kernen beherrscht wird; lassen sich doch mancherlei (hier nicht zu besprechende) Gründe dafür anführen, daß auch in einem Teil jener Thalamuskerne noch somatotopische Gliederungsprinzipien walten. Diese Form der Thalamusakinese würde sich erklären durch den Wegfall einmal der aus sensorisch-sensibler peripherer Quelle, sodann der aus der Rinde stammenden den Stammganglien zugeleiteten thalamischen Anregungen, endlich durch den Ausfall der auf thalamo-kortikalen Bahnen der motorischen Rinde zu-strömenden bewegungsanregenden Reize.

Demgegenüber scheint sich namentlich in gewissen akinetischen (wie auch in manchen hyperkinetischen) Störungen der Spätencephalitis — vielleicht auch zum Teil in der Akinese der Paralysis agitans (s. oben S. 39 die Befunde Biel-

---

[1]) Wofern sich die oben begründete Vermutung über die Höhlengraulokalisation eines Anteils der allgemeinen Akinese der Spätencephalitiker bewähren wird, so fände dadurch die S. 56 angeführte Annahme Bostroems, daß *Gebundenheit* und *Rigor* eine *verschiedene* Lokalisation haben, für einen Teil der Parkinsonismusfälle Bestätigung. In der Tat dürfte die rigorfreie Gebundenheit beim Parkinsonismus viel öfter zu beobachten sein, als bei der genuinen Paralysis agitans.

schowskys) — die Funktionsstörung eines besonderen *Zentrums des instinktiven Bewegungsantriebs* kundzugeben; dieses vermutlich nahe dem *Wachzentrum* (wie das „Schlafzentrum" besser genannt werden sollte) im Höhlengrau des 3. Ventrikels und Aquaedukts gelegene, oder teilweise mit dem Wachzentrum zusammenfallende Zentrum setzt sei es direkt, sei es auf dem Umwege über die im engeren Sinne thalamischen Kerne wiederum die Striato-Pallidummotorik, aber auf letzterem Umwege auch die Rindenmotorik für die grundlegendsten Lebensfunktionen in Tätigkeit. (Die Frage nach der Art der Gliederung dieses erst noch zu sichernden Antriebszentrums wurde oben gestreift.)

Die hiermit umschriebene Form der Akinese schlage ich trotz ihres noch hypothetischen Charakters vorläufig vor als *Höhlengrauakinese* herauszuheben, um sie mittels kurzer Bezeichnung abzusondern von der durch Läsion *extrapyramidalmotorischer oder i. e. S. thalamischer* Kerne erzeugten, prinzipiell *gliedweise* verteilten Akinese (die spätencephalitische wäre dann wohl in der Mehrzahl der Fälle ein Gemisch *beider* Formen von Akinese, mit wechselnder relativer Betonung des extrapyramidal-motorisch und des höhlengraubedingten Anteils).

Die weitgehende Störung auch der *Willkür*handlungen bei schwerer spätencephalitischer Akinese (selbst bei geringem oder fehlendem Rigor) nötigt, da erhebliche Miterkrankung des Kortex als Erklärung hier nicht ausreichen dürfte, zu der Annahme, daß (nicht nur ein *primärer* pallidär-nigrärer Ausfall, sondern auch) eine *schwerere Schädigung jenes Höhlengrauzentrums des instinktiven Bewegungsantriebs* zugleich die *kortikale* Motorik stark in Mitleidenschaft zieht; teils ist dies wohl einfach Folge der durch jene Schädigung zunächst erzeugten Außerbetriebsetzung der in alle Willkürmotorik eingebauten Striatum-Pallidummotorik (dieser Modus der Rückwirkung auf die Willkürmotorik kommt für die *unmittelbar striato-pallidär bedingte* Akinese der Paralysis agitans usw. ganz ebenso in Betracht), teils aber Folge eines mehr *direkten* Eingehens des subkortikalinstinktiven Bewegungs*antriebs* in allen *kortikalen* Bewegungsantrieb[1]), und Folge noch weiterer erst später zu berührender Momente (XI, B, gegen Ende). Wie die sogenannte Kinesia paradoxa, paroxysmale Tachyphemie und verwandte Erscheinungen lehren (Bing, Mayer-Gross und Steiner, Hauptmann, Bostroem, Steck, Souques, Wilson, Cruchet, Goldflam, Claude, Lhermitte u. A., eigene Beobachtungen) können dann Willkürimpulse manchmal noch durch Zuhilfenahme eines künstlichen affektiven Hochdrucks oder ähnlich wirkender Hilfsmittel zu ausreichender Durchschlagskraft gesteigert werden.

X. Extrapyramidal-motorisches System und vegetative Störungen.

1. Einleitung. Corpus striatum; Corpus Luysi.

Mit der anläßlich der Besprechung der Akinese begründeten Vermutung eines wohl im Bereiche des Höhlengraus des 3. Ventrikels und der distal angrenzenden Teile gelegenen Zentrums des instinktiven Bewegungsantriebs sind

---

[1]) Manche Forscher leiten bekanntlich den *gesamten* kortikalen oder Willkürbewegungsantrieb aus subkortikaler Antriebsquelle ab, bestreiten selbständige kortikale Antriebskräfte. Durch obige Fassung soll die Stellungnahme hierzu offen gelassen werden.

wir anatomisch bereits in jenes Gebiet geführt worden, das neben anderen Kernregionen auch für die Beziehungen der extrapyramidal-motorischen Erkrankungen zu *vegetativen* Störungen ins Auge zu fassen ist, Störungen, welche mit ganz besonderer Häufigkeit gerade bei den hypokinetisch-hypertonischen Syndromen (Wilson-Pseudosklerose, namentlich aber Paralysis agitans und Parkinsonismus) zur Beobachtung kommen. Aber auch hiervon abgesehen gibt es eine Reihe von mehr oder weniger gesicherten Tatsachen experimenteller, klinischer und anatomischer Natur, welche eine klinische Bedeutung insbesondere der *Stammganglien* und des *Corpus subthalamicum* für wichtige vegetative Funktionen teils dartun, teils als möglich erscheinen lassen.

Für *Dentatum* (überhaupt *Kleinhirn*) und *Ruber*, sowie für die eigentlichen *Thalamuskerne* kommt dagegen nach *klinischen und anatomischen* Befunden eine *direkte* Beziehung zu vegetativen Funktionen gar nicht, eine indirekte nicht in gesicherter Weise in Betracht. Auch für die *Nigra* liegen greifbare Tatsachen auf diesem Gebiete nicht vor. (Neuerdings haben Dresel und Lewy nach experimentellen Verletzungen und Reizungen des Kleinhirnwurms Änderungen des Zucker- und Chlorgehaltes des Blutes, Temperatur- und Blutdruckänderung gesehen; Erregungen interoceptiver Bahnen von ihrem Sammelpunkt im Kleinhirn aus und von hier über das Striatum beeinflussen nach ihnen die vegetativen Funktionen; siehe auch Lewy (5) S. 397; Papilian et Cruceanu).

Bei der folgenden Übersicht stütze ich mich teilweise auf L. R. Müller; Greving; L. R. Müller und Greving; F. H. Lewy [5]; eingehender Überblick neuestens bei Isenschmid.

Was das *Corpus striatum* anlangt, so ist zunächst zu erinnern an den Aronsohn-Sachsschen *Wärmestich* des *Nucleus caudatus*, und an die im Sinne dieses Experiments gedeuteten klinischen Erfahrungen über Gehirnfieber und Verwandtes (Hinsch, Volland, vgl. auch die weniger eindeutigen Beobachtungen von Mammele, Mader, O. Fischer; ferner Auerbach).

Aus tierexperimentellen Erfahrungen von Lewy und Dresel (vgl. Lewy S. 397), Dresel (S. 2233), ferner aus klinisch-anatomischen Befunden von Lewy und Dresel (siehe unten 3, Anm.) leiten diese Autoren einen Einfluß von *Striatum* und *Pallidum* auf die *Zuckerregulation* ab, aus von Lhermitte (2, S. 430 fg.) bei Arthritis deformans gefundenen syphilitischen Veränderungen im Striatum und Pallidum Lewy (6, S. 192) einen Einfluß des „Streifenhügels" auf den *Eiweiß- und Fettumsatz*, letzteres meines Erachtens mit Unrecht, da Lhermitte selbst jene Veränderungen vielmehr als Grundlage der die Gelenkveränderungen begleitenden rigid-akinetischen Störungen in Anspruch nimmt. (Über weitere, klinisch noch nicht gestützte, Beziehungen der Stammganglien zu vegetativen Funktionen siehe Lewy, l. c.). Böwing schließt aus einem (makroskopischen) Sektionsfalle (Fall 10) auf Beeinflussung der *Schweißsekretion* durch das „striäre System" vermittels Bahnen, die dieses mit dem Zwischenhirn verbinden; doch waren in seinem Falle außer schwerer Schädigung des Nucleus caudatus und Putamen die mittlere und untere Stirnwindung, das Operculum, die unteren zwei Drittel der vorderen und ein Teil der hinteren Zentralwindung, und fast völlig die innere Kapsel zerstört (während die Blutung den Thalamus nicht erreicht hatte); meines Erachtens ist eine so umfangreiche Zerstörung nicht geeignet, sichere Aussagen über vegetative Funktionen des „striären Systems" zu ermöglichen.

Was ferner das *Corpus subthalamicum* anlangt, so hat eine Reihe von bahnbrechenden Experimentalarbeiten von Karplus und Kreidl gezeigt, daß durch Reizung der *medialen-frontalen Anteile dieses Kernes* (man beachte übrigens die sehr vorsichtigen Äußerungen gegen Schluß der zweiten Mitteilung über die Bedeutung desselben als Sympathicuszentrum) die Symptome der Reizung des *Augensympathicus* (Pupillen- und Lidspaltenerweiterung, Zurückziehen des dritten inneren Lides) hauptsächlich kontralateral, ferner *Tränen-* und *Speichel*sekretion, profuse *Schweiß*sekretion an allen vier Pfoten, anhaltende Kontraktionen der gefüllten und der leeren *Blase, Vasokonstriktion* und gelegentlich *Schreien* der Tiere zu erzielen sind (siehe hierzu auch die Zerstörungsversuche von Schrottenbach, allerdings ohne genaue topographische Umgrenzung der zerstörten subthalamischen Gebilde). Es handelt sich also um Reizeffekte, welche fast durchweg wesentliche Bestandteile einer Reihe der wichtigsten Affektausdrucksphänomene darstellen, so des körperlichen und seelischen Schmerzes, der Angst usw. Da das Corpus Luysi faseranatomisch gutenteils vom Pallidum und damit indirekt (nach Manchen auch direkt) zugleich vom Striatum beherrscht wird, so scheinen demnach jene wichtigen Komponenten des Affektausdrucks eine dem Striopallidum — zumindest im Sinne der *Mitwirkung* — obliegende Leistung im Rahmen der gesamten von ihm abhängigen Reaktions- und Ausdrucksmotorik darzustellen. Vielleicht werden daher auch *rein* pallidäre, striäre oder striatopallidäre Erkrankungen eine Störung der vom Corpus Luysi beherrschten vegetativen Funktionen (gesteigerte oder geminderte Ansprechbarkeit bzw. Promptheit des An- und Abklingens usw.) erkennen lassen bei geeigneten Prüfungsbedingungen (affektive Reize, geistige Arbeit usw., vgl. den nachher anzuführenden Subthalamusfall von Schrottenbach); solche Versuchsreihen liegen meines Wissens für Fälle jener Art noch nicht vor.

Beim Menschen ist durch die Fälle von Hemiballismus (oben S. 8) eine die *Körper*muskulatur betreffende motorische Funktion des Corpus Luysi ziemlich sichergestellt, was in Rücksicht auf die von Karplus und Kreidl gegebene *engere* Lokalisation der *vegetativen* Funktionen dieses Kerns (siehe oben) keinerlei Widerspruch enthält, meines Erachtens aber die Inanspruchnahme des Corpus Luysi *schlechthin als vegetatives* Zentrum (Lewy) heute noch nicht gerechtfertigt erscheinen läßt. — Klinische Fälle von wahrscheinlicher Herdläsion dieser Gegend mit vegetativen Störungen brachten z. B. Schrottenbach, Gerstmann(1); einen anatomisch verifizierten nur makroskopischen Böwing (Fall 11, hier aber auch Corpus striatum, innere Kapsel, Thalamus geschädigt); einen auch mikroskopisch kontrollierten Fall brachte Bresowsky (Protrusio bulbi aufgefaßt als Nachbarschaftsreizsymptom des Corpus subthalamicum der Gegenseite infolge von Thalamusabszeß); ferner Segall (in diesem Falle war aber auch das thalamische Höhlengrau vernichtet, so daß die Beziehung der vegetativen Störungen auf das Corpus Luysi nicht völlig eindeutig erscheint, wiewohl wahrscheinlich).

2. Verbindungen des Corpus striatum mit dem Tuber cinereum und dem Kerne des Forelschen Feldes.
Vegetative Zwischenhirnzentren dieser Gegend. Wachzentrum.

In zweiter Linie ist bedeutsam, daß als eine der Ursprungsstätten pallido- und striopetaler wie als Endstätte pallidofugaler Bahnen das *Tuber cinereum* und der *Kern des Forelschen Feldes* angesprochen werden (siehe C. und O. Vogt [2]), Kerngebiete, in denen oder in deren nächster Nachbarschaft Experiment und Klinik die Zentren einer Anzahl der wichtigsten vegetativen Funktionen kennen gelehrt haben: so im *Tuber cinereum* das Zentrum der *Wärmeregulation* (Isenschmid und Schnitzler; entsprechend der Vielheit der dieser Funktion dienenden Teilfunktionen handelt es sich bei dem Wärmeregulationszentrum wahrscheinlich um den Inbegriff einer Reihe der sogleich zu erwähnenden Zentren, siehe darüber Isenschmid S. 53ff.), und das Zentrum des *Wasserhaushalts* (experimentell: Aschner, Camus et Roussy, Leschke; klinisch: M. Meyer, D. Gerhardt, Leschke, zitiert nach Greving); nach Lewy S. 399, 278, 359 dienen dieser Funktion speziell das Ganglion parhypophyseos, das er neuerdings (7a) mit dem Ganglion paropticum (offenbar gleich Grevings Nucleus supraopticus) identifiziert, und das Corpus mammillare (unter Berufung auf Eckhardt), nach Urechia und Elekes (3) vielmehr der Nucleus periventricularis und Nucleus proprius tuberis, nach Marinesco und Paulian der letztere.

Was den „*Kern des Forelschen Feldes*" anlangt, so betrachtet Lewy als mit ihm identisch (S. 162) oder sich „ungefähr" deckend (S. 387/89) oder jenem Kerne zugehörig (S. 409) den „*Nucleus periventricularis*". Da nun Lewy in diesem das Zwischenhirnzentrum der *Zuckerregulation* erblickt und ihn (wie auch die Identifizierung mit dem Nucleus infundibulo-mammillaris ergibt) von dem *Nucleus paraventricularis* unterscheidet (S. 389)[1], so besteht hier noch ein Widerspruch zu den jüngst veröffentlichten Experi-

---

[1] Auch in der Abb. 6 der Arbeit von Kary (welche abgesehen von zum Teil abweichenden Bezeichnungen mit der Abb. 156 von Lewy identisch ist) findet sich dementsprechend der Nucleus periventricularis erheblich ventral vom Nucleus paraventricularis angegeben.

mentaluntersuchungen von Camus, Gournay et Le Grand, welche gerade den letzteren Kern als Zuckerzentrum nachweisen. (Aus einer neuesten Äußerung von Lewy [9] muß man dagegen schließen, daß er jetzt entgegen früher seinen Nucleus periventricularis mit dem Nucleus paraventricularis gleichsetzt; damit entfällt zwar jener Widerspruch, es wäre dann aber wohl die Gleichsetzung des Nucleus paraventricularis mit dem Nucleus infundibulomammillaris und [auf Grund der zit. Abbildung von Kary] wohl auch die Gleichsetzung mit dem Kern des Forelschen Feldes aufzugeben). In einer Beobachtung von Urechia und Elekes (3) scheint ein Herd im „Nucleus periventricularis" Heißhunger, Abmagerung und Hypothermie bedingt zu haben.

Ungefähr in die gleiche Gegend („Zwischenhirn", „Zwischenhirnbasis", „Tuber cinereum") wird ferner verlegt das Zentrum der Regulierung des *Fettstoffwechsels* (Aschner, zitiert nach Müller S. 87, 418, dort auch klinische Erfahrungen; hierzu jetzt Urechia und Elekes [3]: Nucleus supraopticus und suprachiasmaticus) und das Zentrum des *Eiweißstoffwechsels* (Leschke und Schneider, Freund und Grafe). Die drei letztgenannten Stoffwechselregulierungsstätten (Zucker, Eiweiß, Fett) werden wohl als identisch anzusehen sein mit dem von Grünstein (3) in das Tuber cinereum auf Grund klinischer Beobachtungen verlegten „Appetitzentrum", analog wie das Zentrum des Wasserhaushalts (siehe oben) ohne weiteres auch als Durstzentrum bezeichnet werden kann. — In den „Boden des 3. Ventrikels" wird weiter auf Grund von Reizversuchen (Aschner) auch ein Zentrum für *Uterus- und Mastdarmbewegungen* verlegt. — Auch für die *Talgsekretion* vermuten L. R. Müller und Greving ein Zwischenhirnzentrum (welches sie in die Nähe des Pallidum verlegen, ausgehend von der meines Erachtens nicht zutreffenden Meinung, daß beim spätencephalitischen Parkinsonismus essentiell ein Pallidumsyndrom vorliege); L. R. Müller (S. 384) vermutet weiter ein Zwischenhirnzentrum auch für die *Pilomotilität*, Böwing (S. 401) für die *Trophik* des Körpers. — Als Zwischenhirnzentrum für die *Genitalfunktionen* wird neuerdings von L. R. Müller und Greving mit bestechender Begründung das Corpus mammillare angesprochen; die Fälle von Dystrophia adiposo-genitalis mit normaler Hypophyse (Erdheim u. A., siehe Greving S. 86f.), die Lage des Uteruszentrums (siehe oben Aschner), des Vasomotorenzentrums im Corpus Luysi verweisen jedenfalls für das eigentliche „Genitalzentrum" am ehesten auf die Nachbarschaft des Fettstoffwechselzentrums und des Corpus Luysi, wie sie dem Corpus mammillare in der Tat zukommt. Für die Müller-Grevingsche Lokalisation spricht wohl auch der Fall von M. Meyer (siehe unten 4, a); Urechia und Elekes (3) nehmen dagegen für die Dystrophia adiposo-genitalis den Nucleus supraopticus und suprachiasmaticus in Anspruch, die dann wohl auch Zentrum der Genitalfunktion sein müßten.

Die eingangs (S. 63) erwähnten Faserverbindungen des Striatum-Pallidum mit der Region, in der eine Reihe der genannten Zentren gelegen sind, läßt einen Einfluß des Corpus striatum auf deren Tätigkeit als möglich erscheinen, doch liegen abgesehen von Störungen der Körpertemperatur (oben S. 62) sichere klinisch-pathohistologische Belege für eine solche Einwirkung bisher nicht vor. (Siehe zu dieser Frage auch die jüngst erschienene, mir nur im Referat zugängliche Arbeit von Périsson.)

Schließen wir nun diesen im Tuber und seiner Nachbarschaft gelegenen Zentren gleich noch weitere an, die für unsere nachherigen klinischen Erörterungen von Bedeutung sein werden, so erinnere ich zunächst an das experimentell nachgewiesene *übergeordnete Atemzentrum* in der Seitenwand des 3. Ventrikels dicht über dessen Boden nahe den Vierhügeln (Christiani, Arnheim; Übersicht zu dieser Frage bei Isenschmid S. 54). Nach Pette soll Lewy für diese Funktion den Nucleus periventricularis in Anspruch nehmen, eine Angabe, die ich nicht verifizieren konnte. Gegen die Existenz eines „mesencephalen Zentrums" der Atmungsregulierung wenden sich neuestens wieder Spiegel und Enghoff.

Ferner ist hier nochmals (vgl. S. 59, 61) das sogenannte *Schlafzentrum* zu erwähnen. Unter diesem Zentrum verstehe ich mit Hess „jene Teile des Zentralnervensystems, welche auf Grund pathologisch-anatomischer Befunde in topischer Beziehung zur Schlaffunktion stehen", ohne die Frage zu erörtern, ob auch noch *tiefere* Regionen des Hirnstamms und Gebiete des Rückenmarks während des Schlafes in *verwandter* Weise ihre Funktion ändern wie jenes Zwischen-Mittelhirnzentrum; ist doch von einer Beeinflussung der Schlaffunktion durch Läsion solcher tieferen Stätten klinisch nichts Sicheres bekannt. — Jenes Zentrum liegt in rückwärtigen Teilen des medialen Thalamusgebietes, speziell im Höhlengrau des 3. Ventrikels und anschließenden Aquaedukts, was außer aus den Lethargica-Erfahrungen vor allem aus den Herdfällen von Pette, Adler-Lucksch, vgl. auch Hirsch, hervorgeht[1]). Gerade diese aber lassen m. E. *vom klinischen Standpunkt* die Bezeichnung „Schlafzentrum" als ungeeignet erscheinen. Denn die Schlafsucht tritt hier ein als Folge des *Untergangs* dieses Zentrums (so für seinen Fall ausdrücklich Lucksch, ähnlich schon Mauthner: der Schlaf als eine Ermüdungserscheinung des Höhlengraus mit temporärer Einstellung seiner Funktion); und nicht nach der *Ausfalls*erscheinung bezeichnen wir doch mit Recht die Gehirnzentren, sondern nach der durch den Gewebsausfall aufgehobenen *normalen Funktion* (Schluckzentrum, Sehzentrum usw.). Man hat also hier vielmehr zu sprechen von einem *Wachzentrum*, oder wenn man die Hess'sche Auffassung des Schlafes als einer positiven *vegetativen* Funktion berücksichtigen will, von sympathischem Wachzentrum. Die Hess'sche Auffassung (verwandt der von Küppers, Berze; vgl. auch Weinberg[2]) wäre dann in der Form auszusprechen, daß die Funktionsherabsetzung jenes Wachzentrums mit gleichzeitigem relativem Überwiegen der *parasympathischen* Komponente der zentralen vegetativen Regulation die dem *animalen* Aspekt des Schlafes zugrundeliegende *Funktionsherabsetzung* des *animalen Apparates* herbeiführt; und die volle *Funktionswiederaufnahme* jenes sympathischen Wachzentrums gibt für den Wiedereintritt der *Funktionshöhe des animalen Subjekts* gewissermaßen das Signal, weckt den *Gesamtorganismus*, und bringt damit sein *eigentliches und volles* Leben, dem die Schlaferholung dienstbar ist, wieder in Gang[3]). Auch dadurch, daß die Bezeichnung *Wachzentrum* vom Standpunkte des *Gesamtorganismus*, nicht von dem einer bloß dienenden Teilfunktion desselben ausgeht, ist sie meines Erachtens weit vorzuziehen. — Wenn L. R. Müller und Greving die Schlafsucht der Lethargica (wie auch den postparoxysmalen Schlaf des Epileptikers) auf *Reizung* dieses Zentrums zurückführen, so widerspricht dies meines Erachtens den Schlußfolgerungen, zu welchen die angeführten Herdfälle nötigen. Auch die Annahme, daß jenes Wachzentrum ein *parasympathisches* Zentrum sei, dessen Reizung zu jenem für den Schlaf charakteristischen Übergewicht der Parasympathicusfunktion führe (wozu man im Hinblick auf die Ergotaminversuche von Hess neigen könnte), wäre aus demselben Grunde undurchführbar. Und was speziell die Lethargica anlangt, so scheint mir (für die akuten Zustände) das typische Einhergehen der Schlafsucht mit Symptomen der Oculomotoriuslähmung, die uns eine unbestreitbare *Ausfalls*erscheinung eines *gerade innerhalb jenes Höhlengraus gelegenen* Kernes vor Augen führen, die Annahme, daß *gleichzeitig* die *eigenen* Zellen dieses Höhlengraus einer *Reizung* durch *denselben* histopathologischen Prozeß unterlägen, für das Gros der Fälle unwahrscheinlich zu machen (ein eigener Lethargicafall, der fast ausschließlich unter dem Bilde mehr oder weniger schwerer rezidivierender lethargischer Anfälle mit jeweiligen Augenmuskel- und anderen Hirnnervenlähmungen verlief, dürfte wohl eine andere Deutung kaum zulassen; im selben Sinne sprechen die Erfahrungen bei der alkoholischen Polioencephalitis haemorrhagica superior, da hier erst recht kein Grund für eine Reizwirkung gerade nur auf das Höhlengrau gegeben ist). Übrigens auch für den postparoxysmalen Schlaf des Epileptikers begegnet die hier vertretene Auffassung keinen Schwierigkeiten und erscheint mir nach meinen Beobachtungen und im Rahmen des Gesamtanfalls

---

[1]) Die Mitwirkung des Höhlengraus an der Dormition will auch Trömner neuestens nicht völlig ausschließen, kann sich aber nicht vorstellen, „daß ein Schlaforgan noch funktionsfähig bleibt, wenn es sich in einem hämorrhagischen Entzündungszustande befindet". Ein *Wachorgan* wird von diesem Einwand nicht getroffen; und übrigens würde er sich in gleichem Maße richten gegen die Verwertbarkeit zerstörender Thalamusherde mit Schlafsucht (Trömner S. 189 f.) zugunsten des eigentlichen *Thalamus* als Schlaforgans.

[2]) Die *endokrine* Theorie des Schlafs von Salmon, die ebenfalls auf der Verschiebung des sympathisch-parasympathischen Verhältnisses zugunsten der Vaguskomponente aufgebaut ist, ließe sich unschwer in die Theorie von Hess und Verwandten einfügen.

[3]) Vgl. zu diesen Ausführungen Berze S. 10[1]. Die Region, die hier als Wachzentrum bezeichnet wurde, umfaßt die Funktionen, die Berze (S. 11) seinem thalamischen „psychischen Kraftzentrum oder Bewußtseinskraftzentrum" zuschreibt, ist aber gleichzeitig als Zentralstätte *vegetativer* Steuerung zu denken. — Auf den oben eingenommenen Standpunkt stellte sich vor kurzem auch Haenel.

viel plausibler. — In einem Zustande gesteigerter Erregbarkeit des Wachzentrums läge dann die nächstliegende Erklärung für organisch bedingte, auf Hirnstammläsion beruhende Schlaf*losigkeit*, wie sie wieder die Lethargica in verschiedenen Stadien verwirklicht[1]). — Die letzte Entscheidung obiger Streitfrage werden vielleicht *pharmakologische* Untersuchungen (über Schlafmittel und Verwandtes) bringen, da hier der allgemeine Charakter der Wirkung (Funktions*herabsetzung*) meist von vornherein gegeben ist. Erfahrungen über Skopolaminwirkung auf Schlaflosigkeit und Parkinsonsyndrom der Lethargica versucht Meggendorfer (1) zu deuten. In der zitierten Arbeit von Hess finden sich sehr interessante Tierversuche über die Wirkung von Ergotamin und Kokain bei direkter Einbringung in den 3. Ventrikel: ersteres erzeugt Schlaf, letzteres allgemeine psychische und motorische Erregung, entsprechend der sympathicusherabsetzenden Wirkung des ersteren, -steigernden des letzteren. Gerade diese Versuchstechnik erscheint für die Entscheidung obiger Frage sehr aussichtsreich. Auch die durch *mechanische* Schädigung nahe der in Rede stehenden Region erzielten Versuchsergebnisse von Knauer und Enderlen (S. 33 f.) sprechen übrigens wohl im Sinne obiger Auffassung: anfangs als Reizwirkung zu deutende akute psychische Erregung, dann erst als Lähmungswirkung ein Schlaf- oder schlafähnlicher Zustand. — (Dahingestellt bleibe, ob die Lage des Wachzentrums nachbarlich zum Zentrum der Wärmeregulation beiträgt zum Verständnis gewisser Koppelungen zwischen beiden Funktionsgebieten: bei Lust günstige Wirkung temperaturerhöhender Maßnahmen auf eine schwere postencephalitische Schlaflosigkeit, bei Misch Temperaturerhöhung nur im Wachen, normale Temperatur im Schlaf.)

Die obigen, durchaus fragmentarischen Ausführungen zum Schlafproblem (veranlaßt durch die in den Rahmen dieser Arbeit gehörigen früheren Erörterungen über Akinese, wie durch die späteren über Stammganglien und Psyche) gelten nur der Auffassung der im *Hirnstamm* gelegenen Steuerungsstätte des Schlafens und Wachens; auf die Frage primärer Beteiligung der *Rinde* am Eintritt des Schlafes — Pawlow — ist in dieser Arbeit nicht einzugehen (siehe hierzu, nicht immer faßlich, neuestens Brailovsky).

3. Paralysis agitans.

Überblicken wir die Reihe der an der Zwischenhirnbasis und im Höhlengrau gelegenen Zentren, welche wohl dem gesamten vegetativen Leben — aber, wie beim Wachzentrum, keineswegs nur diesem — zugeordnet sind, so war es meines Erachtens ein großer, durch

---

[1]) v. Economo (5) verwertet neuestens das Vorkommen *beider* Arten von Schlafstörung bei Lethargica unter, wie er ausführt, jeweils typisch verschiedenen neurologischen Begleitsymptomen zur Begründung der Hypothese, daß das „Schlafsteuerungszentrum" aus zwei örtlich getrennten Abschnitten bestehe: die Erkrankung des vorderen soll Schlaflosigkeit, die des hinteren (am Übergang vom 3. Ventrikel zum Mittelhirn gelegenen) Abschnittes Schlafsucht im Gefolge haben. Welcher von beiden Abschnitten demgemäß als Schlaf-, welcher als Wachzentrum zu bezeichnen sei, läßt v. Economo offen; es hänge die Entscheidung davon ab, „ob wir annehmen dürfen, daß die encephalitische Erkrankung des Schlafsteuerungszentrums als Lähmung oder als Reiz auf dasselbe wirkt". Die oben angeführten Argumente sprechen meines Erachtens zunächst einmal für die Festlegung des *hinteren* der beiden v. Economoschen Abschnitte als *Wachzentrum*. Ob ihm dann weiter vorne ein besonderes „Schlafzentrum" (dessen Zerstörung bzw. Funktionsherabsetzung schlafaufhebend wirkt) beizuordnen ist, ob die zu dessen Aufstellung verwerteten Tatsachen nicht (wie oben angenommen) unter Voraussetzung eines Reizzustandes des Wachzentrums verständlich zu machen sind, werden weitere pathologisch-anatomische Erfahrungen entscheiden müssen. Der unten S. 82 Anm. 2 angeführte Fall von Wilckens stützt wohl die von mir vertretene Betrachtungsweise, insofern dort gerade der *hintere* Abschnitt des v. Economoschen Schlafsteuerungszentrums (bei absoluter Schlaflosigkeit) *stark* ergriffen erscheint, die Läsion dagegen nach vorne zu (Thalamus) plötzlich stark abklingt. (Die Schwierigkeit, zu erklären, *warum* in diesem Falle der histopathologische Prozeß einen *Reiz*zustand des von mir als Wachzentrum bezeichneten hinteren Abschnittes bedingt hat, würde in analoger Art auch für v. Economo bestehen, da auch nach ihm, und nach ihm eben *stets*, die Erkrankung dieses hinteren Abschnittes Schlafsucht erzeugt, eine dies Moment überkompensierende *stärkere* Erkrankung des *vorderen* Abschnittes aber in casu eben fehlt. — Siehe bezüglich jener Schwierigkeit die Bemerkungen unten S. 84/5).

F. H. Lewy angebahnter Fortschritt, daß er versuchte, die vegetativen Begleiterscheinungen eines hauptsächlich *motorischen* Syndroms wie der Paralysis agitans durch histologische Veränderungen in bestimmten vegetativen Kernen *außerhalb* des Striatum-Pallidum zu erklären.

Wie schon bei der Besprechung dieser Krankheit teilweise ausgeführt, verlegt Lewy die von ihm und Dresel beobachtete alimentäre Hyperglykämie in den (nach Lewy's Befunden) oft bei Paralysis agitans schwer geschädigten Nucleus periventricularis (siehe hierzu oben S. 63f)[1]); vermutet einen Zusammenhang zwischen Schädigung des Corpus Luysi und Augenstörungen; bringt die Polyurie zweier Fälle mit auffallenden Vändererungen im Ganglion parhypophyseos in Zusammenhang (S. 359, vgl. oben S. 63). Die übrigen vegetativen Kerne (hierzu rechnet er außer dem Corpus Luysi noch den Kern der Substantia innominata, die Nigra und die weiteren Anteile des Jacobsohnschen „Nucleus pigmentosus deuterencephalicus", nämlich den Locus coeruleus, den vegetativen III-, V- und X-Kern) findet er ebenfalls nicht selten, ja den genannten Vaguskern konstant verändert, und vermutete (1913) in den Veränderungen des letzteren die Ursache einiger von ihm nicht selten beobachteter sympathischer Störungen der Paralysis agitans, wie Speichel-, Tränen-, Nasenfluß, Ödem und Zyanose, Stellwag und Graefe, Schwitzen; heute scheint er auch für einen Teil *dieser* Symptome eher die Zwischenhirnzentren und ihnen übergeordnete im Globus pallidus in Anspruch zu nehmen (siehe Kap. VII seines Werkes, wo indessen die Zuteilung der Einzelsymptome der Paralysis agitans an die Läsion bestimmter Kerne nicht mehr genauer verfolgt, vielmehr die Aufstellung eines allgemeinen Grundrisses der Zusammenhänge unter den einzelnen vegetativen Funktionszentren erstrebt wird. Namentlich bleibt hierbei die Frage offen, wieweit die konstanten Veränderungen des Pallidum, in welchem Lewy ein übergeordnetes Zentrum nicht nur für die Wärmeregulation, sondern auch für die Zuckerregulation[2]), für die Wasser-Salzregulation, für die Leber überhaupt annimmt, von ihm zur Erklärung der vegetativen Störungen der Paralysis agitans in Anspruch genommen werden, wieweit die Zwischenhirn- und tieferen vegetativen Zentren). — Trétiakoff will auch die *vegetativen* Störungen der Paralysis agitans auf die Nigraveränderungen zurückführen.

4. Encephalitis lethargica (mit gelegentlicher Verweisung auf andere Krankheiten).

Für die Encephalitis lethargica liegen die Dinge insofern anders, als hier viel erheblicher denn bei der Paralysis agitans das Hirnstammgrau *außerhalb* der extrapyramidalmotorischen Zentren sowohl durch die entzündliche als die degenerative Komponente des Prozesses in Mitleidenschaft gezogen wird, darunter in ganz hervorstechendem Grade das Höhlengrau des 3. Ventrikels und Aquaedukts, sowie überhaupt der Hypothalamus (siehe z. B. für die Spätzustände namentlich die Höhlengraubefunde von Creutzfeldt, Lucksch-Spatz, Pette, d'Anglade (oben S. 43), dagegen für die Paralysis agitans nur Bielschowsky oben S. 39). Bei der Lethargica werden wir daher, auf dem von Lewy zuerst mit Glück beschrittenen Wege L. R. Müller und Greving folgend, für die ungemein häufigen vegetativen Begleiterscheinungen extrapyramidal-motorischer Früh- und Spätsyndrome (ebenso wie für die nicht von motorischen Symptomen begleiteten vegetativen Störungen) in allererster Linie an *direkte Läsion der vegetativen Zwischenhirnzentren* denken. Mehr als

---

[1]) Bielschowsky (3) fand sowohl bei einer diabetischen als bei einer nichtdiabetischen Paralysis agitans Veränderungen in diesem Kerne, doch nicht anders als im Nachbargebiete; keine Veränderungen in einem dritten (nichtdiabetischen) Falle. Dresel und Lewy (1) fanden den Nucleus periventricularis unverändert bei vier schweren im Coma gestorbenen Diabetikern, Urechia und Elekes dagegen (zit. nach Lewy [9]) bei einem Coma diabeticum das Maximum der Veränderungen in diesem Kerne.

[2]) Die hierfür von Dresel und Lewy (1) als Beweis angesprochenen histologischen Pallidumbefunde an Diabetikern werden bekanntlich von Bielschowsky (3) auf Grund von Nachuntersuchungen in ihrer Beweiskraft bestritten, vgl. C. und O. Vogt (4, S. 51), ferner Toeniessen (bei Müller S. 487), Büscher ebenda S. 574, 578, Kashida S. 693ff. Siehe auch oben S. 62.

diese *Wahrscheinlichkeit* aussprechen können wir allerdings für manche der Störungen noch kaum, denn Sektionsbefunde, die im *Einzelnen* Beweise lieferten, gibt es nur in verschwindendem Maße. (Siehe über diese Störungen außer der im Folgenden zitierten Literatur z. B. G. Lévy [1], Laignel-Lavastine, Hinsen, Brinkmann, Cantaloube, Higier, Runge [2], sowie die früher zitierten Lethargicamonographien, auch Grünewald).

a) Schlafstörungen, Fettsucht, genitaldystrophische Störungen usw. Für die *Schlafstörungen* der Lethargica ist jener Standpunkt ohne weiteres selbstverständlich, und ebenso wohl auch für die so häufige *Fettsucht* und die *genitaldystrophischen Störungen*. (Ich nenne nur Runge, Hess, Fendel, A. Westphal [zitiert nach Pette(1)], Roger et Aymès, Roger et Montagnier, Barkmann, Bertolani, Livet, Nobécourt, Labbé, Stern, Wimmer, Stiefler, Brunnow, Büchler, Cramer und Güder, Sartorelli, Santangelo, A. Meyer [4]). Interesse bietet hier eine nicht der Lethargica angehörige isolierte Encephalitis der Corpora mammillaria als Grundlage adiposo-genitaler Dysplasie, welche M. Meyer (1) beschrieb. Stern und John sahen je einen Fall von auf Lethargica beruhender *Pubertas praecox* (in welchen natürlich auch eine Epiphysenschädigung vorliegen könnte); *Makrogenitalismus* sah Wimmer (3, S. 29); *Hypersexualismus* findet sich nicht selten bei den psychopathieähnlichen Nachzuständen (Literatur siehe unten S. 81, ferner bei Steck; auch eigene Beobachtung). — *Grundstoffwechseländerungen* (teils Erhöhung, teils Herabsetzung) fanden Stevenin und Ferraro, *Appetitstörung* (neben Diabetes insipidus) Grünstein (3), vgl. Pette (1, S. 27). Auch die aus sonstigen Gründen nicht zu erklärende *Abmagerung* mancher chronischer Fälle (eigene Beobachtung, Goldflam S. 62, forme cachectisante der Franzosen, z. B. G. Lévy) dürfte im Hinblick auf Reichardts entsprechende Erfahrungen bei Geisteskranken auf Läsion der Stoffwechselzentren des Zwischenhirns zu beziehen sein. Hier anzuschließen wäre ferner das nach Encephalitis vereinzelt beobachtete Vorkommen von *Lipodystrophie* (v. Sarbó, Büchler).

b) Polydipsie, Polyurie, Diabetes insipidus. Derartige Störungen beobachteten Beringer, Beringer und György, Bregazzi, Bénard, Büchler, Kennedy, Davis und Hyslop, Signorelli, Cramer-Güder, Hoke, Latkowski und Artwinski u. A. Ein Sektionsfall dieser Art wurde neuestens von Parhon, Ballif et Marsa mitgeteilt, als Grundlage kommen hier vielleicht geringe meningitische Infiltrationen in der Gegend des Tuber cinereum, leichte Infiltrationen im Infundibulum bei Fehlen wesentlicher Veränderungen an den infundibularen Kernen in Betracht, obgleich auch die Hypophyse etwas verändert war (nur Referat zugänglich).

c) Leberfunktionsstörungen. Solche sind von mehreren Seiten als Folge der Lethargica berichtet worden, z. B. von v. Economo; Meyer-Bisch und Stern; Büchler; Ottonello (zum Teil oder hauptsächlich auf periphere Leberstörung zurückgeführt); de Giacomo; Jacobi; Matzdorff, Wegner und Strathausen; Xavier; Stahl; Wimmer (3, S. 28 und dort Zitierte); Mourgue; Pedrinoni; Runge-Hagemann, ferner noch die dort zitierten Arbeiten von Boenheim, Leyser, Oekinghaus; zu in der Hauptsache negativen oder nur gelegentlich positiven Ergebnissen gelangten Jaksch-Wartenhorst, Weber, Gottschalk und v. Hoesslin, M. Meyer (2). Eine Deutung der Beziehungen positiver Befunde dieser Art zu dem Gehirnprozeß ist heute noch nicht möglich (gleicher Meinung mit Entschiedenheit Runge-Hagemann). Namentlich wird sich eine koordinierte Mitschädigung der Leber nur schwer völlig ausschließen lassen (positive histologische Leberbefunde wurden neuerdings wierderholt publiziert: z. B. von Rizzo, Baló, Bolsi, Rossi, vgl. auch Graziani). Soweit aber die Leberfunktionsstörung in Abhängigkeit von der Erkrankung des Zentralnervensystems steht (die umgekehrte Abhängigkeit, wie sie für die Wilson-Pseudosklerosegruppe vielfach erwogen wurde, fällt bei der Lethargica meines Erachtens völlig außer Betracht), so kommen *verschiedene* Gebiete des Hirnstamms in Frage, einerseits die im akuten Stadium häufig befallene Region unterhalb des 4. Ventrikels (mit dem vegetativen Oblongatakern des Vagus), anderseits und vor allem die subthalamische Region und das Höhlengrau. Jedenfalls sprechen meines Wissens keinerlei Tatsachen dafür, daß histologische Veränderungen in Nigra, Luys, Pallidum oder Striatum für die Leberfunktionsstörungen der Encephalitis verantwortlich seien (selbst wenn man mit Dresel und Lewy dem Pallidum die Rolle eines übergeordneten Zentrums der Zuckerregulation zuschreibt: oben S. 67); vielmehr spricht schon das Fehlen eines jeden Parallelismus zwischen Symptomatologie wie Schwere der Einzelfälle von Parkinsonismus einerseits und Stärke des positiven Ausfalls der in Rede stehenden Reaktionen andererseits (Runge-Hagemann) gleich anderen Tatsachen meines Erachtens entschieden gegen eine Abhängigkeit dieser Leberstörungen von den für den Parkinsonismus in Betracht kommenden Kernen des extrapyramidal-motorischen Systems (insbesondere Striopallidum und Nigra). — Diabetes als Nachkrankheit: A. Meyer (4).

[Auch in *nichtencephalitischen Fällen extrapyramidal-motorischer Erkrankung* wurde im Lauf der letzten Jahre in ausgedehnterem Maße die *Leberfunktion* geprüft, so von Freund: Huntingtonsche und Wilsonsche Krankheit; von Dresel und Lewy (2, 3) bei Paralysis agitans Hyperglykämie und hämoklasische Krise; von de Giacomo: Paralysis agitans; von Runge-Hagemann: bei Paralysis agitans, bilateraler Athetose, Pseudosklerose, chronischer Chorea; von Matzdorff, Wegner und Strathausen: bei Paralysis agitans, Salvarsanschädigung, Hirnlues; von Stahl: bei Paralysis agitans; von Urechia(2): bei Chorea verschiedener Aetiologie. Hierzu kommt noch die große Zahl neuerer Wilson- und Pseudosklerosefälle, in denen die modernen Funktionsprüfungen fast regelmäßig (wie auch häufig die Röntgenuntersuchung) den schweren Leberprozeß schon klinisch nachweisen ließen; für die hier behandelte Frage scheiden *diese* Befunde natürlich aus, da kein Grund besteht, die Leberfunktionsstörungen hier nicht auf die Erkrankung dieser Drüse selbst zu beziehen. Was die übrigen genannten Krankheiten anlangt, so sind die angewandten Prüfungsmethoden in ihrer Beweiskraft keineswegs unbestritten (so wird die von Dresel und Lewy, Matzdorff und Mitarbeitern verwendete Widalsche Hämoklasieprüfung z. B. von Stahl als nicht beweisend angesehen), und die Untersuchungen der einzelnen Autoren sind schon wegen der großen Unterschiede in der Vielseitigkeit der durchgeführten Prüfungen zum Teil untereinander nicht vergleichbar. Gehen wir aber die einzelnen Krankheiten mit positivem Befunde durch, so steht für die *chronische Chorea* (Freund, Runge-Hagemann) schon seit den Alzheimerschen Untersuchungen fest, daß die Kerne der Regio subthalamica stark am degenerativen Prozeß teilnehmen können, so daß, solange der histologische Befund des Einzelfalles aussteht, kein Grund vorliegt, für die etwa gefundenen Stoffwechselstörungen speziell das Striatum (oder Pallidum) als auslösend anzuschuldigen. Bei den (bloß klinischen) vier *Chorea*fällen von Urechia (2) kommt Allgemeininfektion, Gravidität (in zwei Fällen) und Lues (in einem Falle) als direkt leberschädigendes bzw. glykosuriebegünstigendes Moment in Betracht; für einen der infektiösen, als Übergangsfall zur Huntingtonchorea (?) angesehenen Fall gälte zugleich der obige auf diese Choreaform bezügliche Einwand. Die beiden Fälle von Matzdorff und Mitarbeitern (*Striatumerkrankung* auf Grund von *Lues* bzw. von *Salvarsan*schädigung) können für vorliegende Frage nicht als beweisend verwertet werden, da beidemal die schädigende Ursache zugleich die Leber angreift. Endlich für den Fall *bilateraler Athetose* von Runge-Hagemann liegt bloß diese klinische Diagnose nebst der Angabe positiven Urobilin-, negativen Urobilinogenbefundes vor, eine meines Erachtens nicht genügende Grundlage, um darauf etwa einen Zusammenhang von Leberfunktionsstörungen mit Erkrankungen des Striatum oder Pallidum zu gründen. Für die *Paralysis agitans* endlich s. oben S. 67.]

Über die Lokalisation der Störungen der *Neutralitätsregulation* bei Spätencephalitis (siehe Wimmer [3] S. 30) ist nichts bekannt.

Die *bisherigen Betrachtungen* haben ergeben, daß — abgesehen von Störungen auf dem Gebiete der Körpertemperatur — noch kein sicherer klinisch-pathologischer Anhaltspunkt dafür besteht, die bei encephalitischen und nichtencephalitischen extrapyramidal-motorischen Syndromen mehr oder weniger häufig gefundenen Stoffwechsel- und verwandten Störungen auf eine Läsion derjenigen Kerne zurückzuführen, deren Läsion die Grundlage der *motorischen Störungen* bildet; vielmehr spricht bislang die größere Wahrscheinlichkeit für die Auffassung, daß sich die *Zwischenhirnzentren der einzelnen Stoffwechselkomponenten* da, wo jene vegetativen Störungen gefunden werden, *koordiniert am histopathologischen Prozesse beteiligen.*

d) Atmungsstörungen. Ähnlich sind nun ferner die bisher meines Wissens fast nur bei der Encephalitis lethargica beobachteten Störungen der *Atmung* zu beurteilen, welche hier zu erwähnen wohl nicht unangebracht sein dürfte. Literatur: Vincent; Vincent et Bernard; Bernard; Marie et Lévy; Marie, Binet et Lévy; Bilanconi und Fumarola; M. Meyer (2); Francioni; Stern (4); Chiray et Lafourcade; Fernandez; Fiamberti; Motzfeldt; Pardee; Parker; Robin; Roubinovitch, Baruk et Bariéty; Roch; Suckow; Goldflam; Kennedy, Davis und Hyslop; Paillard; Nonne (1); John; (für Huntingtonsche Chorea siehe Mann [2], sowie Bostroems Bemerkung [8]; für Chorea minor Hoepfner). In manchen Fällen von Lethargica treten die Atemstörungen so sehr in den Vordergrund, daß von einer „forme respiratoire" gesprochen wurde (P. Marie et Lévy; Lévy). Bériel beschreibt „Mikropnoe" bei Parkinsonismus (die er als Folge der rigidité automatique auffaßt).

Diese (bald dauernden, bald krisenartigen) Störungen des Rhythmus, der Tiefe, des Atemtypus usw. können — ganz ebenso wie die *ticartigen* Atemstörungen, von denen oben S. 24 gesprochen wurde — *auch ohne alle sonstigen motorischen Störungen* auftreten; ferner bestehen fließende Übergänge zu den Fällen, in welchen bloß subjektive Oppressionsgefühle ohne objektive Änderung der Atembewegungen nachzuweisen sind (eigene Beobachtung; siehe ferner z. B. Pette [1] S. 28, welcher Störungen dieser Art auch bei Paralysis agitans gesehen hat); endlich scheinen viele Formen dieser Atmungsstörungen bei keinem der nichtencephalitischen extrapyramidal-motorischen Syndrome überhaupt oder irgendwie häufig vorzukommen. Alle diese Umstände sprechen wohl mit einiger Wahrscheinlichkeit dafür, daß nicht eine Läsion des extrapyradimal-motorischen Systems selbst als Grundlage in Betracht kommt. Positive anatomische Befunde für die Lokalisation dieser Störungen gibt es meines Wissens keine; man wird einerseits Läsionen in dem bulbären Atemzentrum, sodann aber, wie mir scheint, vor allem solche in dem übergeordneten Zwischenhirnzentrum der Atmung (oben S. 64) vermuten dürfen, zumal uns die letztgenannte Lokalisation auch die von manchen Seiten hervorgehobenen, wennschon nicht unverbrüchlichen Beziehungen der Atemstörungen zu den Schlafstörungen am leichtesten verständlich machen würde. Eine Entscheidung vermag auch hier nur die histopathologische Kontrolle geeigneter Fälle zu erbringen.

e) Talgsekretion. Haut und Anhangsorgane. Knochen. Genau in der gleichen Lage sind wir bezüglich der Störungen der *Talgsekretion*, die dem Salbengesicht vieler Spätencephalitiker zugrundeliegen (T. Cohn [1, 2], Stiefler [2, 5], Stern, v. Sarbó, Mendel u. A.); während Lewy, welcher ein sehr großes Material von Paralysis agitans überblickt, diese Störung hier niemals gesehen hat (5, S. 32), gibt Schuster an (3), dem Salbengesicht auch bei dieser Krankheit sowie bei der „pseudobulbären Form der multiplen Sklerose" begegnet zu sein, und Steck (4) fand es häufig bei katatonischem Stupor, ferner bei Epileptikern, bei paralytischem Stupor (vgl. auch Reichardt zitiert bei Steck [3] S. 312). Stieflers Befund (5) eines völlig isolierten Auftretens auch dieser Störung ohne alle motorischen Beigaben spricht, darin möchte ich mich ihm und F. Stern (8) anschließen, gegen eine Lokalisation in Striatum, Pallidum und Nigra, und für eine Lokalisation an der „Zwischenhirnbasis" (so auch Greving; wegen L. R. Müllers und Grevings lokalisatorischer Vermutung siehe oben S. 64); im gleichen Sinne spricht der Herdfall von Pette (1, S. 22). Ob das Corpus Luysi, in welchem ja nach physiologischen Befunden von Karplus und Kreidl die *Schweiß*sekretion ein Zentrum besitzt und daher *vielleicht* auch ein solches für die *Talg*sekretion vermutet werden könnte, in der Tat in Betracht kommt, das müssen weitere Untersuchungen lehren.

Weitere Erscheinungen an der *Haut und ihren Anhangsorganen*, namentlich bei Lethargica beobachtet, sind in ihrer Lokalisation noch völlig unbestimmbar: *Hypertrichose* (Kennedy, Davis and Hyslop; Steck: Hyperpilosis des Gesichts), *Haarausfall* (Wimmer [3] S. 29), *Nagelveränderungen, Hyperkeratose* (Büchler bei postencephalitischem adiposo-genitaldystrophischem Zustand mit schwerer Schlafsucht, Parkinsonismus und multiplen sonstigen vegetativen Störungen, also möglicherweise hier einem der übrigen Symptome subordiniert), *Blasenbildungen* (Adler, der Verfasser denkt an Schädigung der vegetativen Zentren des „Hypothalamus"); bei Paralysis agitans *Glanzhaut* (Bostroem).

Trophische Störungen der *Knochen*, wie sie Richter in seinem Falle von Hemiathetose fand (oben S. 19), und wie sie auch vereinzelt bei Wilsonscher Krankheit gefunden wurden (v. Economo [3]), lassen angesichts ihrer Seltenheit bei Erkrankungen des extrapyramidal-motorischen Systems noch keinerlei lokalisatorische Vermutung aufkommen; ebensowenig die von Petrén bei Lethargica beobachtete Knochenneubildung.

f) Darm, Speicheldrüsen. Im Gebiete des *Darmes* ist (abgesehen von den Leberstörungen, über die oben gesprochen wurde) vereinzelt von *paroxystischem Erbrechen* als Folgezustand von Lethargica die Rede (Kennedy, Davis and Hyslop), ohne daß lokalisatorische Schlüsse möglich wären. Eine große Rolle spielt bei Lethargica der *Speichelfluß*, der auch einem Teil der Fälle genuiner Paralysis agitans und vereinzelten Wilsonfällen zukommt. Bei den letztgenannten reicht wohl die meist hochgradige Schluckstörung zur Erklärung aus (für die pseudoskleroseartigen Fälle würde nach der weiten Verbreitung der histologischen Veränderungen eine Beziehung des Speichelflusses gerade auf die Stammganglien ohne sichere Grundlage sein). Bei der Paralysis agitans wird teils die Schluckstörung, teils die Miterkrankung von Speichelzentren in der Oblongata (?) oder im Zwischenhirn (Corpus subthalamicum: oben S. 62) verantwortlich zu machen sein, während für die Lethargica überdies vielleicht noch eine Miterkrankung der Speicheldrüsen selbst in Betracht kommt (Netter, Netter et Durand, Gelma, Babonneix et Hubac); Netter und (nach Wimmer [3] S. 24) auch Marinesco fanden mikroskopische Veränderungen in den Speicheldrüsen (ich selbst sah bei einem spätencephalitischen Parkinsonismus durch eine intravenöse Preglinjektion eine akute Schwellung der einen Parotis erzeugt werden). Vgl. hierzu auch Guillain, Kudelski et Lieutaud: Mikuliczsches Syndrom nach Lethargica. Spezielle Beziehungen der Salivation zu denjenigen Kernen anzunehmen, deren Läsion am häufigsten die Grundlage des parkinsonartigen *Rigors* bildet (Striatum-Pallidum, Nigra), besteht kein Grund, schon der Mangel eines Parallelismus in der *Intensität* der motorischen Störung und des Speichelflusses würde nach meinen Erfahrungen dagegen sprechen; für das Pallidum insbesondere ist nachdrücklich auf die negativen Erfahrungen bei der Kohlenoxydstarre hinzuweisen (oben S. 44f.), und der A. Westphalsche Fall Johann Reichardt kann jetzt, nachdem er als Lethargica erkannt wurde, kaum mehr mit C. und O. Vogt (2) als Beleg von Salivation bei reiner Striatum-Pallidumerkrankung angesprochen werden. — Der mehrfach zitierte Herdfall von Pette (1, S. 22ff.) stützt die Lokalisation des Speichelflusses im Zwischenhirn. — Speichel*hypo*sekretion bei Lethargica sahen Stern, Bing, E. Schultze (zitiert nach Stern [6] S. 69).

g) Tränensekretion, Schweißsekretion, Vasomotilität usw. Die *Tränenhypersekretion* bei Paralysis agitans (Claude et Dupuy-Dutemps[1]), Lewy) könnte wohl mit Läsionen des *Corpus Luysi* in Verbindung gebracht werden (Karplus und Kreidl, oben S. 62; ferner der S. 63 zitierte Fall von Segall); an dieses selbe Zentrum wird man nach den physiologischen Befunden und dem Falle von Segall wohl auch in erster Linie zu denken haben bei den Störungen der *Schweiß*sekretion (siehe oben S. 63, ferner S. 62) und der *Vasomotilität*, den *oculopupillären* Störungen, wie überhaupt bei einem guten Teil der bei klinischer Prüfung wesentlichen *vago- und sympathicotonischen* Symptome, welche namentlich bei Spätlethargica gefunden wurden; siehe z. B. Übersicht bei Wimmer (3, S. 24ff.); Laignel-Lavastine et Couland; Cantaloube; Graziani (1); Hinsen; Kennedy, Davis and Hyslop; Büchler; Paillard et Joannon; Stevenin und Ferraro; Zingerle (2); Stern (6); Runge (1, 2); Pette (1); Westphal (2a, 3, 5), A. Meyer (3): wechselnde Pupillenstarre (vgl. aber Runge, Pette). Und auch für die zum Teil analogen Störungen der Paralysis agitans, bei welcher ja das Corpus Luysi häufig mitgegriffen ist, wird wohl ebenfalls dieser Kern in Betracht fallen. Ließe sich immerhin — entsprechend dem S. 64 al. 2 Ausgeführten — bei dieser Krankheit, bei der im Gegensatz zur Spätlethargica das Pallidum (und Striatum) regelmäßig betroffen sind, bei solchen Symptomen auch an indirekten Einfluß der Stammganglienläsion auf den vegetativen Funktionsbereich des Corpus Luysi denken, so steht doch solcher Deutung einstweilen entgegen, daß bei den reinen Pallidumherden der Kohlenoxydstarre vegetative Begleiterscheinungen nach bisherigem Wissen nicht vorhanden sind (oben S. 44f.). (Für die Schweißsekretion weist der Herdfall von Pette auf den hinteren medialen Abschnitt des Thalamus hin; bei Giannuli waren Thalamus und Streifenhügel degeneriert.)

h) Blasen- und Mastdarmfunktion. Auch Störungen der Blasenfunktion kommen bei chronischer Lethargica zur Beobachtung. Wie in einem eigenen bereits erwähnten Falle die teils im Gefolge rezidivierender lethargischer Zustände, teils unabhängig von solchen zeitweise auftretende Retention am ehesten an Schädigung des Blasenzentrums des Zwi-

---

1) Dieser Fall wird von Wimmer (3, S. 24) zur Lethargica gerechnet.

schenhirns denken ließ (nach Karplus und Kreidl *Corpus subthalamicum;* vgl. Lichten-stern), so dürfte Ähnliches auch für die bei Parkinsonismus auftretenden Blasen-störungen gelten (siehe Stern [6] S. 71, 72; Zingerle [2]), wenngleich eine Reihe von Erfahrungen, wie die von Czyhlarsz-Marburg, Marburg, Homburger, Urechia, Mihalescu und Elekes, die Tumorfälle von v. d. Scheer und Stuurman, Brouwer auch ein *striäres Zentrum der Blase* annehmen lassen (vgl. C. und O. Vogt [4] S. 54, nach welchen nicht nur die Blase, sondern auch der *Mastdarm* im Striatum ihre Ver-tretung haben).

i) Wärmeregulierung. In gleicher Weise kommen auch für die Störungen der Wärmeregulierung bei „striären" Symptomenkomplexen mehrere Auslösungsstätten in Betracht. [Eingehende Untersuchungen hierüber hat Runge (2) vor allem an Spät-encephalitikern angestellt, auf dessen Literaturangaben zu dieser Frage ich verweise; siehe auch Nonne (1, S. 68), M. Meyer (2); ferner sei angeführt, daß Bostroem (4, S. 171 ff.) die gesteigerte Hitzeempfindung der Parkinsonkranken als Ausdruck einer zentralen Störung der Wärmeregulation deutet.] Einerseits ist hier zu denken an das Isenschmidsche Wärmeregulierungszentrum im Tuber cinereum, anderseits an das Caudatum (oben S. 62).

5. Tonus der quergestreiften Muskulatur.

Hier wäre nun endlich noch die Frage zu besprechen, ob die pathologischen Verände-rungen des *Tonus der quergestreiften Muskeln,* welche bei vielen extrapyramidal-motorischen Syndromen einen Hauptteil der motorischen Störungen ausmachen, ihrerseits schon sei es gänzlich, sei es teilweise als Veränderungen eines normalen „vegetativen" An-teils des Muskeltonus aufzufassen sind; machen doch manche pathophysiologische Theorien der Tonusstörungen dieser Syndrome eine derartige Auffassung geradezu zum Angelpunkt (z. B. Orzechowski, Hunt: Sarkoplasmatheorie; zum Teil auch Lewy). Ich glaube aber, von einer näheren Erörterung, die ungemein weit ausgreifen müßte, absehen zu sollen, weil die Vorfrage nach der Existenz eines normalen *vegetativ (sympathisch oder para-sympathisch) innervierten* Tonusanteils der quergestreiften Muskeln noch allzu umstritten ist. Erst wenn diese Vorfrage (entgegen dem augenblicklichen Anschein) weiterhin doch noch im positiven Sinne entschieden werden sollte, wird man für die Kerne des extra-pyramidal-motorischen Systems einen etwaigen Einfluß auf diesen vegetativen Tonus-anteil mit Erfolg studieren können. Abgesehen vom Corpus subthalamicum, dessen zum Teil vegetative Funktionen auch sonst fast gesichert sind (oben S. 62f.), kämen für die Innervation eines vegetativen Tonusanteils, wofern er nachgewiesen würde, wohl in erster Linie Kerne *außerhalb* des extrapyramidal-motorischen Systems in Betracht — welche Kerne, das läßt sich zur Zeit noch nicht mutmaßen (gerade die Nigra, deren Zellen doch morphologisch mit denen des Pallidum übereinstimmen, als *vegetatives* Tonuszentrum in Anspruch zu nehmen, wie es vermutungsweise Lewy tut, scheint mir noch nicht ge-nügend begründet zu sein; der Nachweis einer stark steigernden Wirkung des Physostig-mins auf die extrapyramidalen Symptome (Zucker) und länger bekannte andere phar-makologische Erfahrungen dürften wohl die Frage eines vegetativen Zentrums des Tonus kaum entscheiden, da all diese Pharmaka sehr vielfältige Angriffspunkte haben. Mit Foerster (5, S. 70) möchte ich glauben, daß direkt nur für den „plastischen Muskel-tonus" in Foersters Sinne eine zentral-vegetative Innervation in Betracht käme (vgl. Langelaan). Die Störung des plastischen Muskeltonus, falls er in der Tat zentral-vege-tativ innerviert sein sollte, könnte dann bei unseren Syndromen entweder wieder durch koordinierte Miterkrankung seiner noch unbekannten vegetativen Zentren, oder aber dadurch zustandekommen, daß auf diese Zentren die Kerne des extrapyramidal-motorischen Systems (wofern sie nicht selbst, wie etwa das Corpus Luysi, jenes vegetativ-tonische Zentrum darstellen) erheblichen Einfluß ausüben. Die Hauptbedeutung der extrapyra-midal-motorischen Kerne für die tonischen Störungen unserer Syndrome möchte ich durchaus in einer Einwirkung auf den *nichtvegetativ* innervierten Tonus bzw. Tonusanteil erblicken. (Siehe zu der Frage die Arbeit von Runge, 2, welcher das Problem eines vege-tativen Rigor- und Tremoranteils in eingehenden Versuchen bei akinetisch hypertonischen Kranken geprüft hat). — Zur Frage der vegetativ-tonischen Innervation überhaupt siehe Lewy (5), Spiegel, Riesser bei L. R. Müller.

Rückblick.

Für die Mehrzahl der vegetativen Störungen bei „striären“ Syndromen (weitaus die größte Rolle spielen sie bei der Spätencephalitis, demnächst bei der Paralysis agitans, eine geringere bei den übrigen nichtencephalitischen Syndromen) liegt die Annahme von vorneherein am nächsten, daß es sich um *primäre gewebliche Mitläsion der* von Physiologie und Klinik — auch außerhalb des Bereichs extrapyramidal-motorischer Syndrome — gesicherten *Zwischenhirnzentren zahlreicher vegetativer Funktionen* handelt. Von diesen vegetativen Zentren fällt ein Teil, nämlich diejenigen für Schweiß-, Tränen- und Speichelsekretion, für Vasokonstriktion, oculopupillär-sympathische Innervation und Harnblasenentleerung, anscheinend in das Gebiet des *Corpus subthalamicum*, welchem wir anderseits nach den Erfahrungen über Hemiballismus (oben S. 8) eine wichtige Rolle für die extrapyramidale Innervation der Willkürmuskulatur zuschreiben müssen. Für das *Striatum* ferner scheint experimentell bezw. klinisch gesichert zu sein, daß Störungen der Wärmeregulation und der Blasenmastdarmfunktion in direkter Abhängigkeit von Läsionen desselben stehen können, während bei *Pallidum* und *Substantia nigra* ein entsprechender Nachweis klinisch noch für keine vegetative Funktion erbracht erscheint. Jedoch ist bei *Pallidum* und *Striatum* wegen ihrer doppelläufigen Verbindungen mit Tuber cinereum und Kern des Forelschen Feldes, in welche die Zentren für einige der wichtigsten vegetativen Funktionen verlegt werden, mit der Möglichkeit zu rechnen, daß die Erkrankung jener beiden Stammganglienanteile *indirekt* zu Funktionsstörungen in diesen vegetativen Zentren führen kann, auch wo sie am pathologisch-anatomischen Prozeß unbeteiligt sind (etwa im Sinne einer Enthemmung von pallidären Einflüssen: E. Franck, zit. nach Bostroem S. 172); und auch für das faseranatomisch stark vom Pallidum beherrschte Corpus Luysi erscheint solch indirekte Störung seines vegetativen Funktionsbereichs durch Pallidium- (und Striatum-) Erkrankung von vorneherein nicht ausgeschlossen.

Auf dem Gebiete der *Lethargica* ist indessen nach wichtigen pathologisch-anatomischen Befunden vor allem auch bei den Spätfällen (Lucksch-Spatz, Creutzfeldt u. A.) ganz allgemein in erster Linie die Entstehung der vegetativen Begleiterscheinungen durch *direkte Miterkrankung vegetativer Zwischenhirnzentren* wahrscheinlich, für manche der Störungen gewiß oder fast gewiß (in diesem Sinne neuestens auch die Auffassung von L. R. Müller und Greving). Und auch für die *Paralysis agitans* sind durch die Forschungen von Lewy wichtige Aufschlüsse nach der gleichen Richtung gewonnen worden. So hält denn auch Lhermitte die Frage der Verursachung vegetativer Störungen durch Pallidumläsion für noch unentschieden, und steht auch Jakob (5, S. 327, 370) der Annahme einer Abhängigkeit vegetativer Störungen von Striatum-Pallidumerkrankung durchaus skeptisch bis ablehnend gegenüber. Das Fehlen solcher Störungen bei der reinsten Pallidumläsion, die wir kennen, der Kohlenoxydstarre (oben S. 44f.) rechtfertigt einstweilen eine solche Skepsis durchaus. (Doch könnte, wie S. 63 oben angedeutet, die Verfolgung dieser Fragen unter dem Gesichtspunkt etwaiger Störungen im vegetativen Anteil des *Affektausdrucks* usw. — „Psychoreflexe“ — vielleicht künftig auch für streng auf die Stammganglien beschränkte Läsionen zu positiven Ergebnissen führen.)

Die Frage der *Bedeutung der extrapyramidal-motorischen Kerne für einen vegetativen Anteil des Muskeltonus* wurde nur gestreift, da das Vorhandensein eines solchen Anteils selbst noch umstritten ist. Sollte es sich dabei mit O. Foerster, wie es wahrscheinlich ist, wesentlich nur um den sogenannten „plastischen" Muskeltonus-Anteil (im Sinne von Foerster, Langelaan) handeln, und diesem ein eigenes vegetatives Zwischenhirnzentrum zukommen, so wäre wieder vor allem mit *indirektem* Einfluß der extrapyramidal-motorischen Kerne auf dieses Zentrum zu rechnen (es sei denn, daß es innerhalb des Corpus subthalamicum oder der Nigra nachgewiesen würde). Für den Hauptteil des Einflusses des extrapyradimal-motorischen Systems auf den Muskeltonus ist es durchaus wahrscheinlich, daß es sich um Einwirkung auf einen *nichtvegetativ* innervierten Tonus bzw. Tonusanteil handelt.

XI. Extrapyramidal-motorisches System und Psyche.

A. Einleitung.

Schon als wir bei den Hyperkinesen die Frage nach den Beziehungen zwischen Stammganglien und höherkoordinierten „psychomotorischen" Bewegungsstörungen, bei der Akinese die Frage eines Zentrums des instinktiven Bewegungsantriebs, dort und bei den vegetativen Funktionen die Frage eines Wachzentrums im Hirnstamm zu erörtern hatten, sind wir an jenen Problemkreis: *Stammganglien und Psyche* herangeführt worden, dessen rege Bearbeitung durch eine wachsende Zahl neurologisch wie psychiatrisch eingestellter Forscher vielleicht am eindringlichsten die Tragweite dartut, welche die Erschließung des extrapyramidal-motorischen Gebietes für manche Grundfragen der Hirn- und Seelenforschung gewonnen hat.

Sind doch in jenen Kreis, um nur einige der wichtigsten Einzelprobleme zu bezeichnen, Fragen eingeschlossen wie diese: Welchen Anteil hat der Hirnstamm[1]) am psychischen Leben, am „Trieb-" und „Instinkt"leben, an der Willenssphäre, an der Affektivität, am Denken? Und sind es innerhalb des Hirnstammgebietes die Stammganglien (einschließlich anderer extrapyramidal-motorischer Kerne), welchen jener (streitige) Anteil am psychischen Leben zukommt, oder nur gewisse andere Hirnstammanteile (vor allem Thalamus, Höhlengrau usw.)? Besteht ein wesenhafter Zusammenhang zwischen extrapyramidalen *Bewegungs*störungen und gewissen häufig bei extrapyramidal-motorischen Syndromen beobachteten scheinbaren oder wirklichen *psychischen* Veränderungen (des „Antriebs", der „Affektivität")? Enthüllen gewisse grobklinische Analogien zwischen den *Bewegungs*störungen der *Schizophrenie* und Bewegungsstörungen *sicher extrapyramidaler* Grundlage *wesenhafte* Übereinstimmungen von beiderlei Bewegungsstörungen? Und wie steht es mit der anscheinenden Analogie des veränderten *psychischen* Verhaltens mancher subcortical-motorisch Erkrankter und gewisser Schizophrener usw.: lassen sich, wofern jenes erstere (ganz oder teilweise) auf Läsion des „Hirnstamms" oder der „Stammganglien" usw. beruhen sollte, hieraus Schlüsse ziehen auf die Lokalisation der gewissen *schizophrenen* Seelenstörungen zugrunde liegenden Gewebsschädigungen und damit auf

---

[1]) Weniger zweckmäßig ist es meines Erachtens, in diesem Zusammenhange, wie das häufig geschieht, die vergleichend-anatomisch begründete Entgegensetzung von *Palaeencephalon* und Neencephalon anzuwenden; denn ersteres umfaßt auch große Teile des Riechhirns, ist daher auch ursprünglich schon Funktionsstätte seelischer Vorgänge von einer Differenzierung, die wohl weit über das hinausgehen wird, was auf irgendeiner Entwicklungsstufe äußerstenfalls für den *Hirnstamm* der Säugetiere (d. h. abzüglich *aller* Rinde) in Anspruch genommen werden kann.

die Natur dieser schizophrenen Seelenstörungen? Welche Deutung endlich ist im Hinblick auf ebensolche lokalisatorische Fragen den „psychopathieähnlichen" Zustandsbildern jugendlicher Spätencephalitiker zu geben, und welche Folgerungen erwachsen aus dieser Deutung für unsere Auffassung nichtencephalitischer Psychopathien?

Schon die Fülle und Schwierigkeit der hiermit angedeuteten Fragen, wie sie sich jedem Beobachter dieser Krankheitszustände und jedem Leser der überreichen Literatur aufdrängt, schließt es aus, daß im Rahmen dieses Referates ein auch nur einigermaßen erschöpfender Bericht gegeben werde; vielmehr muß ich mich auf die Heraushebung einiger in jenen Diskussionen zutage getretener Gesichtspunkte beschränken, deren Erörterung eine *grundsätzliche* Orientierung zu fördern verspricht.

Da die Hauptanregung zur Bearbeitung all jener Fragen in den letzten Jahren von den Spätzuständen der Lethargica ausgegangen ist (Parkinsonismus und Verwandtes, psychopathieähnliche Zustände der Jugendlichen), so sollen auch hier die Probleme, die von dort aus Klärung erfahren haben, im Vordergrunde stehen.

B. Psyche und spätencephalitischer Parkinsonismus.

Wenn Fälle von Parkinsonismus sehr häufig ein motorisches Verhalten zeigen, das sowohl in Ausdrucks- und Reaktivbewegungen, wie auf dem Gebiet „spontaner" Willkürhandlungen einen Ausfall hohen Grades in sich schließt, so erscheinen die Kranken fast völlig affektstumpf, an Interessen, Denk- und Willensvorgängen verödet. Wie sehr dieser Anschein (jedenfalls für viele der Kranken) trügt, haben Kleist (4a), Mikulski u. A. hervorgehoben, und haben vor allem die eindringlichen Untersuchungen Hauptmanns bewiesen: in der Mehrzahl seiner Fälle fand er bei geduldigem Eindringen in das Innenleben der Kranken, daß, soweit *introspektiv faßbare* Vorgänge in Frage stehen, von primären Ausfällen auf den genannten psychischen Gebieten keine Rede war; höchstens lag ein *relativer* Defekt der antreibenden Kräfte, gemessen an den gewachsenen Widerständen der Entladung vor, vielleicht auch (Bostroem, Steck, Gerstmann und Schilder) ein *sekundärer* Defekt infolge des Verbrauchs willkürlicher Antriebe für die Leistung der normalerweise automatisch ablaufenden Bewegungen (vgl. auch Nyssen).

Auf der anderen Seite ist aber ebenso sicher, und besonders durch Froment, Stähelin, Hauptmann, Mayer-Gross und Steiner, Bonhoeffer, Bychowski, Nonne, Goldflam, Naville, Steck, Gillepsie, Cruchet, Stertz, Aschaffenburg u. v. A. betont worden, daß ein keineswegs zu vernachlässigender Bruchteil der Parkinsonisten unzweifelhafte und manchmal sehr ausgeprägte primäre Ausfälle und Störungen jener psychischen Funktionen erlitten hat: affektive Abstumpfung nicht nur für die höheren und komplizierteren Gemütsbewegungen, sondern schon für die an elementare Sinnesreize (Temperatur-, Schmerzempfindungen) geknüpften Gefühlsreaktionen (Hauptmann), Einengung und Verflachung der Interessen, Schwunglosigkeit und Ertragsarmut des Denkens, auch für die Inschau ausgeprägtes Fehlen von Antrieb zu äußeren Willenshandlungen jeder Art, Unfähigkeit zur Entschlußfassung gegenüber widerstreitenden Motiven usw. (vgl. auch die experimentell-psychologischen Ergebnisse von Steck, Kant, Schaltenbrand, Mikulski, Kwint u. A.; nach denen Fleischmanns handelt es sich um einen ausgesprochenen Mangel an psychischer Elastizität, Störung der aktiven Übergänge im Seelischen, der Bewegung in neuen Richtungen, mit Neigung zur Perseveration bei allen Prozessen und Fehlen der Auflehnung gegen diese Beharrungstendenz).

Wenn nun das *neurologisch*-motorische Verhalten beider Gruppen von Kranken der mit und der ohne jene Affekt- und bewußten Antriebsstörungen, nachweislich keinerlei grundsätzliche Unterschiede aufweist — in beiden Gruppen kommt z. B. Rigor aller Grade, doch auch rigorfreie Gebundenheit vor — so kann meines Erachtens schon hieraus (ähnlich, aber wohl noch bestimmter als es an früherer Stelle für die Akinese selbst geschehen konnte: S. 58) der Schluß gezogen werden, daß eine vollgültige Erklärung jener Affekt-, Denk- und Willensstörungen von denjenigen Gewebsläsionen aus, welche essentiell Rigor und Tremor im Gefolge haben, nicht wohl möglich ist; jene psychischen Ausfallserscheinungen müssen hier eine lokalisatorisch *andere* Grundlage haben, als die extrapyramidal-motorischen Störungen im engeren Sinne (gegen Fleischmann u. A.). Und dies wird bekräftigt dadurch, daß, wie Naville, auch Hauptmann u. A. mit Recht betont haben, ausgeprägte gleichartige psychische Störungen („Bradyphrenie", „Bradypsychie", „psychische Viskosität", „Mangel an psychischer Elastizität" usw.) auch vorkommen bei neurologisch überhaupt sehr gering oder kaum faßbar ausgeprägten Störungen. Auch die Tatsache, daß bei der genuinen Paralysis agitans bei grundsätzlich gleicher *motorischer* Störung jene Affekt- und bewußten Antriebsausfälle durchaus nicht in dem Maße und der Häufigkeit wie beim spätencephalitischen Parkinsonismus hervortreten, weist entschieden nach derselben Richtung.

Daß die in Rede stehenden Ausfälle nicht etwa bloß *sekundäre* Folgen der motorischen Behinderung darstellen, nämlich des Ausfalls an Einstellbewegungen und dessen Rückwirkungen auf Auffassung, Denken usw., das kann meines Erachtens nicht bezweifelt werden. Schon das Vorkommen von Fällen, welche schweren Rigor und daherigen Wegfall fast all jener motorischen Hilfs- und Einstellmechanismen der geistigen Zuwendung aufweisen *ohne* jeden Verlust an Initiative und Interesse (vgl. z. B. noch Hinsen), ist Beweis genug.

Kann ich somit Jakob (5, S. 391) nicht beistimmen, daß jene Affektstumpfheit, jener Spontaneitätsverlust, jene Erschwerung der intellektuellen Leistungen (wo wirklich vorhanden, nicht bloß durch die versagende Ausdrucksmotorik vorgetäuscht) „pathophysiologisch auf die extrapyramidalen Bewegungsstörungen zurückgeführt werden dürfen und müssen", so gehe ich anderseits im Hinblick auf zahlreiche maßgebende anatomische Befunde des Parkinsonismus mit ihm einig darin, daß jene psychischen Störungen der Spätencephalitiker mit großer Wahrscheinlichkeit *nicht rindenbedingt*[1] sind, vielmehr auf Läsion des *Hirnstamms* bezogen werden müssen, jedoch eben meiner Ansicht nach auf Hirnstammgebiete *außerhalb* des extrapyramidal-motorischen Systems (so schon Hauptmann). Und wenn auch Bonhoeffer (7) beizustimmen ist, daß *sichere* Grundlagen hier überhaupt noch nicht, also auch nicht für eine Entscheidung *darüber* vorhanden sind, *welches Grau des Hirnstamms* in Betracht kommt, so dorf doch auch hier wieder in erster Linie auf die bedeutsamen Feststellungen von Creutzfeldt, Lucksch-Spatz, Pette, d'Anglade zurückgegriffen werden, die schon

---

[1]) Dieser Ausdruck (und ähnliche in der Folge) sind selbstverständlich stets nur auf die Lokalisation der einer Funktionsstörung zugrunde liegenden *histologischen Läsion* zu beziehen; durch diese Läsion mögen unter Umständen auch weit abliegende Hirngebiete in verändertem Funktionszustand geraten, dessen Auswirkung dann die abgeartete *psychische* Funktion uns vor Augen führt.

wiederholt von mir gewürdigt wurden: nämlich jene gesetzmäßig beim Parkinsonismus nachweisbare zum Teil schwere Schädigung des Höhlengraus des 3. Ventrikels und anschließenden Aquädukts (S. 43.) Wenn Naville, wie ich glaube, in vieler Beziehung recht hat mit seiner Kennzeichnung jener bradyphrenen Zustände der Spätencephalitiker als einer Art chronischer Somnolenz oder Lethargie, so liegt doch auch nichts näher als der Gedankenschritt, daß dann wohl auch die der Bradyphrenie usw. zugrunde liegende Gewebsschädigung im wesentlichen *dieselbe* Lokalisation haben müsse, wie die der Somnolenz und Lethargie des *akuten* Stadiums zugrunde liegende Läsion; und das wäre eben genau die von Creutzfeldt, Lucksch-Spatz, Pette, d'Anglade tatsächlich lädiert gefundene Region des Wachzentrums (oben S. 64/5) und seiner Nachbarschaft; auch Hauptmann verlegt ja jene Störungen in den Thalamus, Küppers (4) denkt für die affektive Abstumpfung speziell schon an jene Region des Höhlengraus, jene histologischen Befunde verleihen somit diesen Vermutungen eine tatsächliche Grundlage (der ersten zugleich eine Präzisierung). Die durch viele Tatsachen verschiedenster biologischer Erkenntnisgebiete, neuestens namentlich auch durch die physio- und pharmakologischen Untersuchungen von W. R. Hess gestützten Anschauungen von Haščovec, Reichardt, Berze, Küppers über die Rolle des Hirnstamms im psychischen Leben sind — auch wenn man nicht alle Einzelheiten dieser Theorien und nicht alle Schlußfolgerungen mit übernimmt — meines Erachtens geeignet, das hier *auf Grund rein klinischer und histopathologischer Tatsachen eines speziellen Gebietes* gefundene Ergebnis zu sichern und in seinem Folgenreichtum zu erleuchten.

Namentlich die Forschungen von Hess[1]) erscheinen bestimmt, im Sinne der Bestrebungen von Reichardt und namentlich von Küppers die harmonische Einfügung einer Psychopathologie der Höhlengrauschädigungen in die schon länger erforschte Pathologie der *vegetativen* Funktionen gleicher Region anzubahnen. Enthüllen sie doch das *Wachsein* als Ausdruck einer *Verschiebung der zentralen vegetativen Regulation* zugunsten der Sympathicus- unter relativer Dämpfung der Parasympathicuskomponente mit der Folgewirkung einer allgemeinen Steigerung der (gewissermaßen sympathisch unterbauten) animalen Funktionsbereitschaft.

Zusammen mit dem an früherer Stelle (S. 59f.) behandelten Zentrum des instinktiven Bewegungsantriebs wird wohl die Gesamtheit jener innerhalb des thalamischen usw. Höhlengraus zu vermutenden Stätten der elementaren Affektivität[2]), der instinktiven seelischen Zuwendung (sinnlichen Aufmerksamkeit), der elementaren Wahrnehmungs-, Denk- und Strebungsgeschehnisse wie der instinktiven Antriebe zu den *höheren* Formen dieser Leistungen als mit dem Wachzentrum zusammenfallend oder wenigstens innerhalb seiner Grenzen gelegen anzunehmen sein. Müssen wir doch für das *Einschlafen* die Ausschaltung fast aller Bewegungsautomatismen und aller Willkürhandlungen, der seelischen Zuwendung

---

[1]) Sie kamen erst nach Abschluß dieses Abschnitts zu meiner Kenntnis, konnten mich also nicht etwa *voreinnehmen* im Sinne der oben gezogenen Schlußfolgerungen; aber ich sehe in ihnen eine bedeutsame Verstärkung der oben und im Folgenden eingenommenen Stellung.

[2]) Für diese kommen auf Grund der Arbeit von Head und Holmes vielleicht auch mediale *eigentlich-thalamische* Kerngebiete in Betracht.

zur Außenwelt, fast aller Wahrnehmungen, aller eigentlichen Denkprozesse, fast aller Affektivität als grundlegende Vorgänge würdigen. Aber das schließt keineswegs aus, daß innerhalb des Gesamtbereichs jenes Höhlengraus, das all diesen elementaren motorischen und seelischen Vorgängen der „vitalen" Triebstufe als Funktionsstätte dient, örtlich wieder engere Zuordnungen zu einzelnen jener genannten Leistungen bestehen; darüber läßt sich, soviel ich sehe, heute gewiß nur Hypothetisches aussagen.

Immerhin scheint mir, was diesen letzten Punkt anlangt, das Vorkommen von spätencephalitischen Fällen mit ausgesprochener Akinese ohne wesentlichen Rigor und *ohne* Störung des *bewußten* Affekt- und Willenslebens (Hauptmann und andere oben Genannte) darauf hinzudeuten, daß die einzelnen hier in Rede stehenden Grundfunktionen vitaler Stufe nicht in parallel gehender Intensität gestört zu sein brauchen; haben wir doch wohl Gründe, anzunehmen, daß bei nicht schwer gestörtem *bewußtem* Affekt- und Willensleben auch deren *elementar*-psychische, zum Teil introspektiv (wohl namentlich im Falle der Herabsetzung) nicht leicht faßbare Grundlagen kaum in *schwerer* Weise geschädigt sein können. In Fällen wie den angeführten wäre also eine betonte Schädigung speziell des instinktiven *Bewegungsantriebs* (darin möchte ich Gerstmann und Schilder, Gerstmann, Steck, Kant u. A. zustimmen) bei relativer Verschonung der elementaren seelischen Zuwendungs-, Wertungs- und Strebungsgeschehnisse vorauszusetzen (vgl. auch noch S. 79/80).

Jedenfalls sehe ich keinerlei zwingende Gründe für die Anschauung, daß der instinktive *motorische* Antrieb *in sich begreife* den „Antrieb" zu seelischer Zuwendung, elementarer denkender Verarbeitung, wertender Auslese und strebender Einstellung. Eine Formulierung wie die Berzes: „die psychische Aktivität sei nichts als eine besondere Erscheinungsform der Motorik im weiteren Sinne", möchte ich mir als leicht Mißverständnisse herbeiführend lieber nicht zu eigen machen[1]), und auch nicht der weiten Ausdehnung das Wort reden, welche Steck (2) dem „Parallelismus der psychischen und motorischen Aktivität" zu geben sucht. Gewiß bestehen auch nach meiner Auffassung zwischen dem instinktiven *Bewegungs*antrieb und der „Aktivität" im Gebiet jener *Psychismen* nicht rein äußerliche Beziehungen; man wird sich wohl am besten, wie oben geschehen, auf den Standpunkt stellen, daß die *elementare Aktivität in ihrer Gesamtheit* jenen instinktiven Bewegungsdrang und diese elementaren Psychismen der triebhaften Zuwendung, Wahrnehmung, Wertung und Begehrung gemeinsam in sich schließt, und daß das *volle Wachsein des Subjekts auf seiner Instinktstufe*[2]) in einem fortwährenden wohlabgestimmten Ineinandergreifen all jener Einzelkomponenten der elementaren Aktivität besteht, doch ohne daß dem Motorischen dabei irgendein Vorrecht zukäme[3]), und ohne daß *jenseits dieser Region elementarer Aktivität*

---

[1]) Bei genauer Berücksichtigung des Zusatzes „im weiteren Sinne" und der *ganzen* Zusammenhänge, in denen Berze von „Motorik" in diesem weiteren Sinne spricht, ist sein *Gedanke* allerdings meines Erachtens nicht anfechtbar.

[2]) Soweit die *Psyche* in Betracht kommt. Darüber hinaus unterscheidet sich ja das Wachsein vom Schlaf noch durch eine Fülle weiterer Funktionsänderungen.

[3]) Vgl. auch die auf das Verhältnis von „Antrieb" zu Bewegung und Wahrnehmen-Denken usw. bezüglichen Erörterungen Feuchtwangers (S. 167); „Antrieb" entspricht dort (mindestens nahezu) dem, was oben als „Aktivität in ihrer Gesamtheit" bezeichnet wurde. — Wichtiges hierzu wie zu S. 59[1] auch bei Kronfeld (namentl. II, III.)

ein wesenhafter Parallelismus zwischen motorischen und psychischen Leistungen nachweisbar wäre. Ich kann einen solchen jedenfalls nicht wie Steck am ausgesprochensten finden in Fällen von Läsion des Corpus striatum, kann nicht mit Gerstmann glauben, daß „der Antrieb des Denkens, der Überlegung, der Entschlüsse von den *striopallidären* Energiefaktoren in gewisser Hinsicht abhängig und mitbestimmt" ist. Schon die genuine Paralysis agitans läßt meiner Erfahrung nach einen solchen Parallelismus, eine solche Abhängigkeit nicht erkennen (ebenso, um nur einen Autor aus neuester Zeit zu nennen, auch Christiansen, der mit Recht das Fehlen einer „psychischen Akinese" bei dieser Krankheit betont); für die Stammganglien (Striatum, Pallidum) teile ich vielmehr Forsters und Wilsons negativen Standpunkt hinsichtlich psychischer Funktionen. Wo die *Rinde* intensiv am Krankheitsprozeß teilnimmt, wie bei der Huntingtonschen Krankheit, organischen Demenzen überhaupt, anderseits überall da, wo die Motorik nur in Form eines *Ausdrucks*geschehens an *rinden*bedingten Störungen teilnimmt, liegt meines Erachtens (gegen Steck) etwas grundsätzlich Anderes vor als bei der Bradyphrenie vieler teilweise höhlengrauakinetischer Spätencephalitiker. Hier, und meines Erachtens nur hier, ist bisher ein solcher Parallelismus *für viele Fälle* nachzuweisen, aber auch hier nicht im Sinne einer unverbrüchlichen inneren Abhängigkeit[1]), vielmehr nur in dem einer wahrscheinlich topisch begründeten *koordinierten* Störung des elementaren motorischen Antriebs auf der einen, der elementaren Aktivität jener mehrerwähnten Psychismen auf der anderen Seite: mit der *Höhlengrau-Akinese* der Spätlethargica geht häufig eine *Höhlengrau-Bradyphrenie* einher[2]), nicht aber etwa eine Bradyphrenie auch mit der eigentlichen *extrapyramidal-motorischen* Akinese außerhalb des Gebiets der Lethargica.

Daß Kokain nach Hess bei Einbringung in den 3. Ventrikel sowohl die Psychismen wie den Bewegungsantrieb steigert, ist bei einem auf das *gesamte* Aktivitätszentrum wirkenden *Gifte* nicht verwunderlich; pathologisch und physiologisch können gleichwohl *umschriebene* örtlich-funktionelle Zuordnungen bestehen.

Die für *noch durchaus sicherungsbedürftige* Tatbestände im Interesse einer raschen Verständigung eingeführten Bezeichnungen Höhlengrau-Akinese und Höhlengrau-Bradyphrenie gehen namentlich auch von der Annahme aus, daß *Rindenschädigungen* für die in Rede stehenden Zustände *nicht ausschlaggebend* sind; es scheint mir, daß nach *dieser* Richtung eine erhebliche Korrektur nicht mehr zu erwarten ist. Anders vielleicht hinsichtlich der Beteiligung benachbarter *eigentlich-thalamischer* Kerngebiete; doch würden jene Bezeichnungen ihren Dienst schon getan haben, wenn sie der vielfach allzu großen Neigung, Striatum und Pallidum funktionell zu überlasten, entgegenwirken würden.

Noch ein Wort zur Frage der „Antriebsstörung" bei solchen Spätencephalitikern, bei denen sich im Hauptmannschen Sinne *introspektiv faßbare* Ausfälle im Affekt- und Willensgebiet, speziell auch hinsichtlich willkürlicher *Handlungen*, nicht nachweisen lassen und dennoch im *objektiven* Verhalten ausgesprochene Hypokinese hervortritt. Hier kann es sich teils um reine oder fast reine Störungen auf Grund von Läsion extrapyramidal-motorischer Kerne (vor allem Pallidum, Nigra) bei nur geringfügiger Höhlengrauschädigung handeln, namentlich wenn Rigor daneben nachweisbar ist; wollte man auch dies noch als „Antriebsstörung" bezeichnen (und etwa in die Störungen des „instinktiven Bewegungsantriebs" einbeziehen), so würden jedenfalls nach meiner Meinung introspektiv *grundsätzlich nicht faßbare* Geschehnisse vorliegen. Teils aber mag es sich in

---

[1]) Vgl. auch M. Schmidt.

[2]) Wobei unter Bradyphrenie in weiter Begriffsfassung die Gesamtheit jener elementaren Psychismen verstanden sein soll.

den gedachten Fällen, namentlich bei Rigorfreiheit oder -armut, doch auch um solche handeln, in denen die Akinese einen — vielleicht überwiegenden — höhlengraubedingten Anteil hat. (Nach den Ausführungen S. 78f. wäre hier insbesondere die Stätte des instinktiven *Bewegungs*antriebs unter relativer Verschonung der der *psychischen* Aktivität zugeordneten Anteile des Wachzentrums als geschädigt zu vermuten); das Darniederliegen des instinktiven Bewegungsantriebs auf Grund solcher Läsion wird nun zwar nach meiner Annahme — gleich dem Ausfall der elementaren Psychismen mehrgenannter Art — *grundsätzlich* einen *auch introspektiv faßbaren* Ausfall darstellen, dieser aber *im Einzelfalle*, als einem niedrigeren Bewußtseinsniveau angehörig, leicht einmal der Inschau entgehen können (eine *Herabsetzung* des instinktiven Bewegungsantriebs naturgemäß viel leichter als seine Steigerung — von letzterer vermögen selbst die in der Selbstbeobachtung gewiß ungeschulten jugendlichen Encephalitiker als von einem peinigenden dunklen Bewegungsdrange oder -zwange oft gut Kunde zu geben). Der Bewegungsantriebsausfall würde also in Fällen dieser Art nur *objektiv* in Erscheinung treten, auch für den Betroffenen selbst.

Um anzudeuten, wie ich mir normalerweise die psychische Repräsentation jenes instinktiven Bewegungsantriebs vorstelle, so glaube ich sie, ganz analog der Durstempfindung bei Beanspruchung des vegetativen Osmoregulationszentrums des Tuber cinereum (sogenannten Durstzentrums), in jenem von feinsten Regungen bis zu unüberwindlichem Bedürfnis abgestuften inhaltlosen Bewegungs*drange* zu finden, welcher sich uns am deutlichsten bei erzwungener längerer Bewegungs*losigkeit* geltend macht.

Schon S. 78 al. 1 wurde angedeutet, daß eine schwerere Herabsetzung der elementar-psychischen Aktivität (Zuwendung, Wertung, Strebungen, Denken primitivster Stufe) wohl stets eine gleichsinnige Störung auch der höheren Psychismen derselben Art nach sich zieht, deren Funktionsstätten vor allem im Stirnhirn zu suchen sind (Richter 1, Feuchtwanger, K. Goldstein 2, 5, H. Berger u. A.); wir haben uns die Verhältnisse ganz analog vorzustellen, wie es früher hinsichtlich der Beziehung von instinktivem Bewegungsantrieb und Willkürmotorik angedeutet wurde. Da in der *Vorbereitung* willkürmotorischer Entladungen Gemütsbewegungen, Denk- und Motivationsvorgänge höherer Stufe eine oft ausschlaggebende Bedeutung haben, so wird durch eine hirnstammbedingte indirekte Mitschädigung dieser nichtmotorischen höheren Seelenvorgänge auch die Willkürmotorik wichtiger Triebquellen beraubt, und so erklärt sich jene Potenzierung der Willkürakinese, welche dadurch zustandekommt, daß die Höhlengrauschädigung häufig nicht nur den instinktiven Bewegungsantrieb, sondern zugleich jene elementar-psychischen Aktivitäten herabsetzt oder ausschaltet. Hierdurch wird das oben S. 61 al. 2 Gesagte ergänzt.

Mit dem obigen Ergebnis hinsichtlich der psychischen Ausfallserscheinungen der spätencephalitischen Akinetiker komme ich zu Bonhoeffers und v. Economos Anschauungen über diese Frage nicht in Widerspruch. Wenn Ersterer (7) davor warnt, das Fehlen von intellektuellen und Merkfähigkeitsstörungen bei Paralysis agitans, Wilsonscher und anderen umschriebenen Krankheiten der großen Ganglien, sowie die anscheinende psychische Unverändertheit der Kranken entscheidend gegen psychische Funktionen des „Palaeencephalon" zu verwerten, so gibt gerade der Standpunkt, zu dem ich geführt wurde, dieser Warnung völlig Recht. Übrigens setzt er nur diejenige Betrachtungsweise auf einem neuen Gebiete fort, welche auch gegenüber den *vegetativen* Störungen der Paralysis agitans, des Parkinsonismus (und hier im Einklange mit Lewy, L. R. Müller und Greving) durchzuführen versucht wurde: *nichtmotorische* Störungen bei extrapyramidal-motorisch Kranken nicht ohne zwingende Beweise in die extrapyramidal-motorischen Kerne selbst, vielmehr in *andere* Hirnstammteile zu verlegen, *wofern* dafür unterstützende pathologisch-anatomische Tatsachen vorliegen. Und wenn v. Economo (4) speziell für die „Willensstörungen" der Lethargicanachzustände eine „subkortikale neurologische Herdläsion" als Grundlage annimmt, die er „in der Gegend zwischen Stammganglien und Mittelhirn" lokalisiert, so liegt gerade in der Weite des hiermit umschriebenen anatomischen Bezirks eine wohldurchdachte Vorsicht, und das speziellere (gewiß noch sicherungsbedürftige) Ergebnis meiner eigenen Erwägungen fügt sich in diesen Rahmen.

Die von Bostroem (4 S. 168, und 6) analysierte *sekundäre,* durch die *motorische* Vereisung erst hervorgerufene psychische Umstellung der Wilson- und Parkinson-Kranken steht außerhalb des im Obigen behandelten Problems; aber die von Bostroem beigebrachten Gesichtspunkte halte auch ich für sehr bedeutungsvoll zur Erklärung des psychischen *Gesamt*verhaltens akinetischer Kranker dieser Formen.

C. Psychopathieähnliche Nachzustände der Lethargica.

Ganz analoge Probleme wie für die akinetischen Nachzustände bestehen nun auch für die Deutung der bekannten „psychopathieähnlichen" Krankheitsbilder (oder „Charakterveränderungen") im Gefolge der Encephalitis lethargica (ich verweise namentlich auf M. Kirschbaum, Kauders, Staehelin, Bonhoeffer, Leyser, Goldflam, Steck, Pette, Ewald, A. Meyer[4], Lermann, Burt, Leahy and Sands, G. Lévy[2], Ruata, Claude et Robin, Beverly, Sherman und Beverly, Boehmig, Euzière et Blouquier de Claret, Grosz und Goldberger, Mikulski, Vermeylen, Tinel, Salkines, Thiele, Andreew, Stertz [3]). Man sieht sie fast ausschließlich bei Kindern und Jugendlichen, vereinzelt aber — M. Meyer; Meggendorfer sowie Cohen zitiert nach Wilckens; Charpentier; Stertz; eigene Beobachtung — auch bei Erwachsenen. „Die Kinder sind" — wenn ich an Bonhoeffers Schilderung erinnern darf — „gesprächiger, unstet, von einem hypermetamorphotischen Bewegungsdrang, aufdringlich, vorlaut, respekt- und hemmungslos, unsozial und oft geradezu chikanös im Verkehr mit Spielgenossen, einzelne auch zu schnell aufflackernden Affektausbrüchen geneigt." Das Fehlen einer geistigen Einbuße ist dabei immer wieder bestätigt worden (in Ausnahmefällen gegenteiliger Art ist daher eine *Komplikation* anzunehmen).

In der Deutung auch dieser Zustände wird man sonach (mit aller Reserve, die durch das völlige Fehlen von Sektionsbefunden[1]) geboten ist) wieder mit Bonhoeffer, v. Economo, Gerstmann und Kauders u. A. von der Wahrscheinlichkeit ausgehen dürfen, daß die Rinde nicht wesentlich beteiligt sei (a. M. Forster, Stertz); aber im einzelnen wird die Deutung sich natürlich nur in Vermutungen bewegen können.

Während Bonhoeffer (7) sich auf die Andeutung beschränkt, daß es sich um das Ergebnis der gestörten Konkordanz zwischen den neencephalen und paläencephalen Hirnteilen handelt, welche bei noch nicht vollendeter Hirnreife anders in Erscheinung tritt als beim Erwachsenen (ähnlich Steck [4], Gurewitsch zitiert bei Steck), weitere ins einzelne gehende Lokalisationsversuche aber vorläufig ablehnt, so haben Andere, namentlich Gerstmann und Kauders, bestimmtere Vorstellungen entwickelt. Ihr Versuch der Deutung dieser Zustände „von der motorischen Seite her" läßt ihnen die Gesamtheit der kennzeichnenden Symptome primär entstehen durch ein „pathologisches Übermaß an instinktiven Bewegungsantrieben, eine krankhafte Steigerung oder Enthemmung *der*

---

[1]) Siehe aber jetzt unten S. 84 [2]).

strio-pallidär repräsentierten dynamisch-energetischen Faktoren derselben und eine daraus sich ergebende impulsive, durch Erfahrung, Überlegung und Urteil, trotz intellektueller Integrität nicht mehr regulierbare, sehr oft in elementarer Weise zutage tretende Auswirkung und Verwertung der motorischen Mechanismen an den Vorgängen und Eindrücken der Außenwelt." Zwar wird „eine gewisse Mitbeteiligung der kortikal-psychischen Dynamik" nicht ausgeschlossen, indessen beim Ausbau der Theorie doch fast ausschließlich auf Läsionen des „striopallidären Systems und anderer mit diesem in nächster histologischer Verbindung befindlicher subkortikaler Apparate (Substantia nigra u. dgl.)" abgestellt.

Indessen so wichtig auch die gesteigerten instinktiven Bewegungsantriebe innerhalb des Gesamtbildes sein mögen, so läßt doch wohl ein Standpunkt wie derjenige von Staehelin oder Pette, die in der motorischen Versatilität dieser Fälle nur *eine* der Bedingungen der psychischen Mobilität erblicken, viel eher die Möglichkeit offen, zwanglos dem psychischen *Gesamtbilde* gerecht zu werden. Wie soll denn auch ein harmlos- aber deplaciert-erotisches Gebaren bis zu schwerer sexueller Haltlosigkeit, ein hemmungsloser Mitteilungs- und Anbiederungsdrang, vorlaute Dreistigkeit, wie soll die den kaleidoskopartigen Wechsel der Betätigungen begleitende Freude am Theatralischen und Clownmäßigen als bloßer Ausfluß, als bloße Begleiterscheinung enthemmter Motorik verstanden werden, wie kann bestritten werden, daß in all diesen von Gerstmann und Kauders hervorgehobenen, ebenso in den oben aus Bonhoeffer angeführten Verhaltungsweisen eine Unstetigkeit, Hemmungslosigkeit und zum Teil Abartung *fast des gesamten Trieblebens überhaupt* zum Ausdruck kommen? Soll die hyperthymisch-euphorische Stimmungslage nur ein „emotionales Korrelat", eine „natürliche Begleiterscheinung" des hyperkinetischen Gesamtzustandes sein, „unmittelbar an diesen gebunden wie der heitere Affekt des Kindes an seinen Bewegungsluxus", so zeigen diese der unhaltbaren James-Langeschen Affekttheorie nachgeformten Gedankengänge, welche gerade für die Affektivität des normalen Kindes jeder Wahrscheinlichkeit entbehren, wie sehr hier die allzu eng gefaßte Grundannahme den Tatsachen Gewalt anzutun nötigt. Übrigens scheint mir das Vorkommen einer in vieler Hinsicht durchaus ähnlichen psychopathischen Veränderung bei Fällen von mehr oder weniger ausgesprochenem *motorischem Parkinsonismus* (z.B. Gerstmann-Schilder [3] VII. S. 33f., manche der Fälle von Leyser, Lermann, Lojacona, eigene Beobachtung) schon grob klinisch einer zwangsläufigen Abhängigkeit des psychischen vom motorischen Verhalten der Fälle einigermaßen zu widerstreiten.

So ist denn auch Leyser (8) zu der Auffassung gelangt, daß zwar bei einer Gruppe dieser Fälle sich das Verhalten so ziemlich erschöpft in einem zwangshaften allgemein-hyperkinetischen Verhalten und seinen unmittelbaren Konsequenzen; für andere Gruppen aber kommt ein koordinierter Defekt der affektiven Sphäre von spezifischer Art, nämlich eine Ausschaltung von Scheu und Scham hinzu, welcher Defekt die Zudringlichkeit, das vorlaute, respektlose, plump-vertrauliche, unverschämte, kecke und dreiste Wesen zur Folge hat, oft verbunden mit weiteren affektiven Störungen (euphorische Stimmungslage, ungleichmäßige Stimmung); die Reaktionen der Umgebung gegen diese unerträglichen Verhaltensweisen führen nach ihm bei einer dritten Gruppe zu einem lebhaften Drang der Selbstwiederherstellung mit Neigung zu Hohn und Spott, in leichteren Fällen zu Schabernack und losen Streichen, in schwereren zu Beschädigung und Zerstörung, Brutalität, schwerer Aggressivität, Unreinlichkeit, Streitsucht, verleumderischer Lügenhaftigkeit usw., gelegentlich wilden Erregungszuständen. Eine vierte Gruppe ist durch Hinzutreten von sexueller oder anderer Genußsucht (z. B. Eßgier) gekennzeichnet. Gegen Gerstmann und Kauders hält Leyser die Erklärung aller Erscheinungen von der motorischen Seite her für undurchführbar, nimmt vielmehr neben den (von ihm auf das Striatum bezogenen) motorischen Störungen selbständige affektive namentlich der Scheu und Scham an, welche vielleicht auf Thalamusschädigungen zu beziehen seien[1]).

Meinerseits möchte ich auf der von Leyser beschrittenen Linie noch weitergehen und keinerlei Grund sehen, innerhalb der sehr umfassenden affektiven und Triebstörungen dieser Fälle den Störungen von Scham und Scheu eine bevorzugte Stellung zuzuteilen.

---

[1]) An anderer Stelle, S. 601, wieder unbestimmter: eine striäre (oder thalamo-striäre?) Schädigung sei als genügend zur Auslösung dieser Zustände anzusehen.

So berechtigt an sich der Versuch sein mag, innerhalb eines polysymptomatischen seelischen Bildes einen Teil der Störungen aus anderen abzuleiten, so scheinen mir doch in diesen Fällen so bunte, verschiedenartige und mit verschiedenster Stärke der Einzelkomponenten abgestufte Mischungen vorzuliegen, daß jeder derartige Versuch zu Gezwungenheiten führt. Es ist, wie ich glaube, nicht möglich, sich der Erkenntnis zu entziehen, daß alle überhaupt denkbaren Seiten der „Affektivität" und „Aktivität" (diesen Terminus im vorhin angewandten umfassenden Sinne genommen) hier primär gestört sind bzw. sein können, die Aktivität vor allem im Sinne eines *Übermaßes* von instinktivem Bewegungsantrieb, von instinktiver seelischer Zuwendung und Verarbeitung erster Stufe, handelnder Betätigung usw. Daher in Vollfällen dieser Art sowohl inhaltlose rastlose Bewegungsunruhe, als ein wahlloses Interesse an allem überhaupt ins Aufmerksamkeitsfeld Geratenden (Hypermetamorphose), universeller Anknüpfungs-, Einmischungs- und Mithandlungsdrang, neben in engerem Sinne affektiven und Triebstörungen aller elementaren Bereiche, darunter häufig auch des sexuellen.

Haben diese Affektstörungen ein anderes Gepräge als die des Manischen (Gerstmann und Kauders), so liegt hierin meines Erachtens keinerlei Grund, sie nicht als *primäre* anzuerkennen und sie von Störungen des motorischen Verhaltens abzuleiten, solange wir daran festhalten dürfen, daß bei der *manischen* Affektstörung die mit dem Gemütsleben in Beziehung stehenden *Rinden*regionen (namentlich das Stirnhirn: Feuchtwanger) primär in ihrer Funktion mitgestört sind; und hierfür spricht doch wohl die große Ähnlichkeit mit der „paralytischen Manie", mit manieähnlichen Bildern bei Infektionspsychosen, wobei histologisch sich die Rinde als mitergriffen erweist — wogegen in unseren Fällen die Affektstörungen gleich den motorischen mit großer Wahrscheinlichkeit als (rein oder überwiegend) hirnstammbedingt gelten müssen. Ich glaube sogar in dem Umstande, daß unsere Encephalitiker in ruhigen Momenten ihrem ganzen Treiben als einem fremdartigen, zwangsmäßigen und abseits ihrer höheren geistig-ethischen Persönlichkeit ablaufenden Geschehen gegenüberstehen, diesen Unterschied der *verschiedenen* in beiden Fällen gestörten seelischen Funktionsstufen deutlich genug zum Ausdruck kommen zu sehen; denn dem Manischen, dem Paralytiker usw. dürfte ein solches „Drüberstehen" bei irgend ausgeprägter Affektstörung auch nicht für Augenblicke möglich sein.

In jener allgemeinen Steigerung der Triebhaftigkeit aller Gebiete und ihrer affektiven Grundlagen, jener explosionsartigen Kraftsteigerung vieler der impulsiven Triebentladungen unserer Fälle wird man nicht umhin können, gewissermaßen das *Positiv* der Funktionsabweichung von der mittleren Norm zu erkennen, dessen Negativ uns in dem oben als Höhlengrau-Akinese und -Bradyphrenie bezeichneten häufigsten spätencephalitischen Bild der Erwachsenen entgegentritt. (Man könnte daher, wieder nur als vorläufiges kurzes Mittel der Verständigung über eine vielleicht nicht ganz haltlose lokalisatorische Vermutung die Bezeichnungen *Höhlengrauhyperkinese* und *-hyperphrenie* für diese Zustände gebrauchen, nur daß gerade hier vielleicht auch *im engeren Sinne thalamische* Kerngebiete in unsere histopathologischen Erwartungen einzubeziehen sind.)

Wie sich jene Akinese und Bradyphrenie bald mit eigentlich-extrapyramidalen Bewegungsstörungen (Rigor; Tremor; somatotopisch abgestufter, daher wohl stammganglienoder nigrabedingter Akinese) kombinieren, bald mehr in Reinheit auftreten, so sehen wir auch diese psychopathieähnlichen, mit Reserve auf Höhlengrau-Thalamus zu beziehenden Hyperkinesen und Hyperaktivitätszustände sich bald mit kennzeichnend extrapyramidalen Hyperkinesen (choreatisch-athetotischen) mischen, bald mehr in reiner Form hervortreten, in anderen Fällen aber (S. 82 al. 1) auch mit extrapyramidal-motorischen Symptomen des Parkinsonismus sich kombinieren. Ja wenn wir an der Möglichkeit festhalten — welche a priori abzulehnen jedenfalls kein Grund vorliegt — daß die Höhlengrau-Antriebsstätten für die Motorik schlechthin und für jene Einzelkomponenten der psychischen Aktivität sich nicht völlig zu decken brauchen, daß innerhalb dieses ziemlich ausgedehnten anatomischen Bezirks wieder engere funktionelle Zuordnungen bestehen können, so wird auch das anscheinend beobachtete Nebeneinanderbestehen einer wenigstens zeitweiligen Hyperaktivität der hier betrachteten Art mit im übrigen akinetischem Verhalten noch nicht ein Grund sein, die lokalisatorischen Vermutungen, welche aus der obigen Entgegensetzung der akinetischen und der erethischen Spätencephalitiker sich ergeben haben, als undurchführbar fallen zu lassen.

Nach allem Gesagten wird (teilweise im Einklang mit Leyser) *zu vermuten* sein, daß in unseren Fällen *thalamische Gebiete, speziell aber auch* jene in der *Wandung des 3. Ventrikels und Aquädukts* anzunehmenden Stätten der elementaren motorischen und psychischen Aktivität primär geweblich geschädigt sind[1]), und zwar vor allem im Sinne einer Hyperfunktion, zum Teil wohl einer Dysfunktion (letzteres wenigstens in Form ausgeprägter Störung der normalen *Harmonie* unter den elementaren Komponenten der Triebhaftigkeit und Affektivität). Sollte die hiermit begründete Vermutung durch histologische Befunde Bestätigung finden, so würde dies vor allem die Schwierigkeit wegräumen, welche durch das Fehlen *entsprechender* psychopathieähnlicher Bilder bei solchen hyperkinetischen Zuständen, welche *bewiesenermaßen* auf Läsion extrapyramidalmotorischer Kerne beruhen (Chorea, Athetose, Tremor), für diejenigen Autoren geschaffen wird, welche auch diese psychopathieähnlichen Nachzustände der Encephalitis ohne weiteres als extrapyramidal-motorisch, striopallidär u. dgl. ansprechen zu können glauben.

Solange wir positive Befunde über das Ob und die Art histologischer Veränderungen an den genannten Stätten für unsere Bilder nicht besitzen[2]), schweben natürlich auch alle Erklärungsversuche *dafür* einigermaßen in der Luft, warum bei Kindern und Jugendlichen viel häufiger als bei Erwachsenen diese hyperkinetisch-hyperphrenen Spätzustände auftreten. Wenn ich mit Bonhoeffer es für wahrscheinlich halte, daß es sich, gleich wie in der Regel beim Parkinsonismus, so auch bei diesen Psychopathien um noch weiterwirkenden Infekt handelt[3]),

---

[1]) Hier wären auch noch Claude et Robin zu nennen, die Veränderungen des Mittelhirns, in welchem „regulatorische Zentren für die Psyche" gelegen seien, anschuldigen.

[2]) Nach Abschluß meiner Arbeit erscheint soeben der erste histologische Befund eines solchen hyperkinetischen metencephalitischen Psychopathen (Fall 3 der Arbeit von Wilckens). Obwohl hier auch die Rinde verbreitete, anscheinend nicht unerhebliche Veränderungen aufweist, so sind nach der Beschreibung die Veränderungen doch weitaus intensiver im Hirnstamm, und hier wieder am schwersten am Boden der kranialen Anteile des 4. Ventrikels *und des Aquaeductus Sylvii*, unmittelbar ventral und seitwärts an das Ependym sich anschließend (ventralwärts die Augenmuskelkerne, den Ruber, motorischen Haubenkern, Kern der hinteren Kommissur *und subthalamische Kerne* einbeziehend); etwas weniger schwer, aber noch recht stark betroffen sind Luys und Nigra. Gegen Zwischen- und Hinterhirn plötzliche ganz erhebliche Abnahme der Veränderungen; Striatum, Pallidum und Thalamus nur sehr geringgradig befallen. Da der Brennpunkt des Prozesses in der Gegend eines Teiles des Wachzentrums liegt (Aquaedukt, Regio subthalamica), und in den letzten Lebenswochen völlige Schlaflosigkeit neben dem triebhaften Bewegungszwang bestand, so scheinen mir Schlaflosigkeit und Hyperkinese mittels der Annahme eines durch die lokalen Gewebsveränderungen und toxischen Wirkungen bedingten Reizzustandes jenes Zentrums am ehesten deutbar zu sein. Ob speziell für die Charakterveränderung (ausgesuchte Boshaftigkeit und Ungezogenheit) und die schwere Triebperversion, die sich in dem ungestümen Selbstverletzungsdrange ausspricht, überwiegend die Hirnstammveränderungen oder überwiegend die Rindenveränderungen verantwortlich zu machen sind, dürfte sich erst nach Sammlung weiterer Erfahrungen entscheiden lassen; daß die Rindenveränderungen auch an der Hypermotorik direkten Anteil haben mögen, soll durch obige Ausführungen nicht ausgeschlossen werden. Im ganzen scheint mir der Fall eine nicht unerhebliche Stütze der im Text entwickelten Vermutungen darzustellen. Abzuwarten bleibt namentlich, ob sich Rindenveränderungen erheblichen Grades entgegen der bisherigen Annahme der meisten Autoren (oben S. 81) in Fällen dieser Art als Regel erweisen werden.

[3]) In diesem Sinne spricht auch der histopathologische Befund des in voriger Anmerkung besprochenen Falles von Wilckens.

so ist auch mit chronischen und zeitweilig exazerbierenden *toxischen* Einflüssen zu rechnen und darf vielleicht daran erinnert werden, daß gerade Giften gegenüber das jugendliche Gehirn bekanntermaßen oft anscheinend entgegengesetzt wie das erwachsene reagiert, oder wenigstens eine beim Erwachsenen nur angedeutete „Nebenwirkung" oder Anfangswirkung, wie die erregende des Morphins, beim Kind als beberrschende hervortritt. Auch auf Störungen im Gleichgewicht der Inkrete, wie sie bei Lethargica durch Läsion von im Zwischenhirn anzunehmenden Zentren für die innersekretorischen Drüsen zustandekommen mögen, reagiert vielleicht das kindliche Gehirn in seinen den seelischen Vorgängen dienenden Stamm- und Rindengebieten anders als das erwachsene (und das könnte wieder insbesondere für *geweblich geschädigte* Hirnstammstätten der elementaren seelischen Vorgänge gelten, usw.).

Hier sei eine kurze Bemerkung über *Tumoren im Bereich des 3. Ventrikels* eingeschaltet. Die Zusammenstellung von 30 Fällen (worunter 3 eigene) durch Weisenburg, die Angaben bei Oppenheim 7. Auflage (Cassirer) S. 1429, Orzechowski und Mitkus, die Fälle von Cushing Fall 9, Schükry (sein Fall 1 identisch mit Josephy Fall 1), Claude et Lhermitte, Ricaldoni, Fabian, Lereboullet-Mouzon-Cathala lehren, daß Müdigkeit und Somnolenz, Verlangsamung, Lethargie, Apathie, sowie andere psychische Störungen („Stupidität", Demenz, Merkfähigkeitsstörung, Korsakoff- und paralyseartige Bilder, Orientierungsstörung, manische Symptome) wenn auch nicht ausnahmslos (wobei noch der genauere Sitz von Bedeutung sein mag, siehe z. B. Wahlgren), so doch in auffallender Häufigkeit bei dieser Lokalisation auftreten. Bemerkenswert erscheinen mir auch die anhaltenden scheuernden, zeitweise kratzenden Bewegungen der Arme im Falle Josephy-Schükry; sollte es sich um ein Lokalsymptom handeln (Reizungszustand im Zentrum des instinktiven Bewegungsantriebs)? —

Nachdrücklich hinweisen möchte ich nochmals auf Haščovec (1912), dessen Arbeit einen nach Gehirnerschütterung eingetretenen Zustand von organisch bedingtem psychischem Infantilismus mit infantiler Sprache beim Erwachsenen teilweise auf (vermutete) Läsion des Zentrums des „zentralen Bewußtseins" zurückführt, eines Zentrums, das sich nach Haščovec mit dem subkortikalen Zentrum des Gefühls deckt oder in dessen unmittelbarer Nähe liegt, und das er in der „Gegend der 3. Kammer", in der „Nähe des 3. Ventrikels" annimmt. Im Lichte der von mir versuchten Deutungen der psychischen und gewisser motorischer Allgemeinveränderungen der Spätencephalitiker erscheinen mir die erst nachträglich (durch einen Hinweis bei Berze) zu meiner Kenntnis gelangten Ausführungen von Haščovec (mit deren Einzelheiten ich mich zwar keineswegs durchweg identifizieren will), als eine eindrucksvolle Vorausschau. Ähnliches gilt auch von den zum Teil etwa gleichzeitig, zum Teil etwas später, jedenfalls aber ohne Kenntnis der Haščovecschen Gedankengänge entwickelten Anschauungen Reichardts (1), die allerdings für die Leistungen der Affektivität, Entschlußfähigkeit, Initiative, Willenskraft, geistigen Direktionsfähigkeit und Energie teils den „Hirnstamm" im ganzen, teils den „Thalamus" oder die „Hirnteile um den 3. und 4. Ventrikel", d. h. *weiter* als bei Haščovec gefaßte Gebiete in Anspruch nehmen (zu mindest im Sinne starker Mitwirkung); eine umfassende Ausgestaltung seiner Theorie gibt Reichardts Arbeit von 1919 (2). Nach allem oben Ausgeführten scheint mir Reichardt (3) das Maß der Bestätigung, welche seinen Anschauungen durch die Lethargicaerfahrungen zuteil geworden ist, einigermaßen zu unterschätzen (die Beteiligung des Höhlengraus und insbesondere der vegetativen Zentren ist auch bei den chronischen Formen in genügendem Maße nachgewiesen). —

Die Arbeit von Stertz (3), an die sich Reichardts eben berührte Bemerkungen knüpfen, ist mir erst nach Abschluß meines Referates bekannt geworden. Mein Ergebnis steht insofern mit dem von Stertz in Widerspruch, als sein „Praemotorium", welches bis zu gewissem Grade dem von mir so genannten „Zentrum des instinktiven Bewegungsantriebes" (zum Teil auch den oben im Höhlengrau vermuteten Stätten der „elementaren psychischen Aktivität") entspricht, von ihm im „Subkortex als Teil des extrapyramidalen Systems, jedoch in einem hohen Niveau desselben" angenommen wird. Sucht man sich von einem solchen Niveau, das zunächst wohl *funktionell* gedacht ist, eine anatomische Vorstellung zu bilden (was mir unumgänglich erscheint), so müßte auch Stertz für sein Praemotorium wohl zum mindesten auf den Thalamus zurückgreifen; denn die *bekannten* Niveaux des Extrapyramidiums: Striatum, Pallidum, Luys, Nigra usw., werden sich auf Grund der nichtencephalitischen Erfahrungen über die Symptome ihrer Läsion kaum in Anspruch nehmen lassen für die jenem Praemotorium zugeteilte Funktion als eines Apparates, „welcher der motorischen Innervationsbereitschaft dient und der zugleich eine Rückwirkung auf das Psychomotorium und die ‚psychische Aktivität' ausübt"; und das nächst *übergeordnete* Niveau innerhalb des (im weiteren Sinne genommenen) „extrapyramidalen Systems" ist eben der Thalamus, wofern wir uns an die gut bekannten und bedeutsamsten nicht-kortikalen Zuflüsse der extrapyramidal-motorischen Kerne halten. Meiner noch einen Schritt weiter gehenden Annahme, daß speziell das Höhlengrau des Thalamus und Mittelhirns in Betracht komme, wird Stertz darum nicht beitreten wollen, weil er beim Parkinsonismus eine unverbrüchliche Verbindung (wenn auch nicht zwischen Rigor und „Antriebsmangel", so doch) zwischen Antriebsmangel und „rigorfreier Starre" für gegeben hält, diese Störungen aber nur dem „extrapyramidalen System" in üblicher Umgrenzung vorbehält. Ich vermag weder solche Verbindung, wenigstens wofern man im Sinne von S. 79 u. den Ausdruck „Antriebsmangel" auf grundsätzlich introspektiv faßbaren Ausfall an Bewegungsantrieb einschränkt, für unverbrüchlich zu halten (zumindest nicht im Sinne eines quantitativen Parallelgehens), noch glaube ich uns gezwungen, den Antriebsmangel in jenem engeren Sinne und die rigorfreie Starre von vorneherein *ausschließlich* den extrapyramidal-motorischen Kernen vorzubehalten. — Daß auch die Auffassung von der Höhlengraulokalisation des instinktiven Bewegungsantriebs weiterer klinischer und histopathologischer, womöglich auch tierexperimenteller, Stützen bedarf, sei von neuem betont.

Von dem hier begründeten Standpunkte dürfte die zu erwartende histopathologische Aufklärung der psychopathischen Veränderung jugendlicher Encephalitiker[1]) von großer Bedeutung werden für die Auffassung anlagemäßiger und erworbener gestörter Triebhaftigkeit überhaupt, wie für die weitergreifenden Probleme von Temperament und Charakter. Denn hier viel eher als bei irgendeiner der „großen" Psychosen scheint die Gewinnung sicherer anatomischer Grundlagen für die von einer Reihe von Forschern postulierten *Hirnstammstätten der elementaren Affektivität und Aktivität aller Formen* erhofft werden zu dürfen, elementar-psychischer Funktionen, die auch in allem kortikal-psychischen Geschehen dauernd mitschwingen, vergleichbar etwa einem Generalbaß, der erst dadurch, daß er die höheren Stimmen trägt und in Bewegung setzt, selbst seine Deutung gewinnt, den aber auch eine noch so reiche und klangvolle Kontrapunktik dieser Stimmen nicht gänzlich zu übertönen vermag.

D. Zwangszustände.

Auch für ein wichtiges Einzelsymptom des Psychopathiegebietes, das *Zwangsdenken*, ergibt sich aus manchen Beobachtungen die Anregung, Beziehungen zu Schädigungen des extrapyramidal-motorischen Systems, oder wenigstens des Hirnstamms überhaupt, in Erwägung zu ziehen.

Schon Oppenheim (Lehrb., 6. Aufl. 1913, S. 1736) teilt mit, daß er einzelne Fälle von Paralysis agitans gesehen habe, „in denen Zwangsvorstellungen dem Leiden parallel gingen und der Haftung auf motorischem Gebiete die auf psychischem entsprach". Wieder sind es aber vor allem Lethargicaspätzustände gewesen, welche einschlägige Beobachtungen gebracht haben, z. B. Mayer-Groß und Steiner: zwangsmäßige Selbstbeobachtung, Zweifelsucht und anderes; Herrmann: Formulierungszwang; Leyser (8) Fall 3: Zwangsvorstellungen sexuellen Inhalts; von hier bestehen offenbar Übergänge zur zwangsmäßigen Koprolalie mancher solcher Fälle. Vgl. auch Goldflam S. 57, Ewald (Fall 1:

---

[1]) Siehe nunmehr oben S. 84².

hier nur während der Schauanfälle psychische Zwangserscheinungen). Im Hinblick auf
manche Ähnlichkeiten gewisser Einzelzüge der soeben behandelten spätencephalitischen
Psychopathien der Kinder (der zum Teil als persönlichkeitsfremd empfundene Zwang
zu wahlloser seelischer Zuwendung bietet z. B. Verwandtes mit dem Beachtungszwang gewisser Zwangskranker) dürfen meines Erachtens auch bei lokalisatorischen Gedanken
über das Problem organisch bedingten Zwangsdenkens gerade wieder jene vermutlichen
Stätten der elementaren Aktivität motorischen und psychischen Gebietes neben den
extrapyramidal-motorischen Kernen keineswegs aus dem Auge verloren werden. Ist doch
auch die zum Teil *striäre* Lokalisation *nicht-encephalitischer* organischer Tics (oben S. 23 f.),
in welchen man vielleicht ein motorisches Analogon jenes Zwangsdenkens zu sehen versucht ist, nicht ohne weiteres auf die *spätencephalitischen höherkomplizierten*, insbesondere
die *funktionssystematischen Hyperkinesen* übertragbar; und gerade mit solchen *funktionssystematischen* motorischen Vorgängen (für welche früher, S. 25/6 u. 60 oben, in reservierte-
ster Form lokalisatorische Hinweise zu gewinnen versucht wurde), scheint mir auf rein
psychischem Gebiet das Zwangsdenken die meisten Analogien darzubieten. Wenn Zwangsdenken von Herrmann auch in Begleitung von Palilalie und Paligraphie beobachtet
wurde, deren striäre Bedingtheit (wenigstens für die einfacheren Formen) durch pathologisch-anatomische Befunde wahrscheinlich gemacht ist (oben S. 30 ff.), so darf hieraus in
*Lethargica*fällen doch nicht auf eine striäre Lokalisation des Zwangsdenkens geschlossen
werden, da hier in dubio *stets* mit *nicht* rein striärer Läsion gerechnet werden muß, und
anderseits die sicheren rein striären Läsionen viel zu selten mit Zwangsdenken einhergehen, als daß eine rein striäre Grundlage des organisch bedingten Zwangsdenkens nicht
in hohem Grade unwahrscheinlich gemacht würde.

In einem zum Teil auf striäre Läsion bezogenen klinischen Falle K. Goldsteins (6, 7)
fand sich eine bisher ganz einzigartige Einstellungsstörung (eine Art Haften der Einstellung) bei allen Handlungen, deren tiefere Analyse einige Analogien zu Zwangsvorgängen
aufdeckt. Näheres Eingehen hierauf würde zu weit führen. — (Nach Abschluß meiner
Arbeit erschienen Bing's [4] Bemerkungen zu dieser Frage.) — Von dem hier behandelten
Gebiet des Zwangsdenkens u. dgl. bestehen natürlich sehr nahe Beziehungen zu *impulsiven
Zwangshandlungen* der Spätencephalitiker (z. B. Runge [3]), die wieder Übergänge zu
einem Teil der S. 24 ff. behandelten Zustände aufweisen. Impulsive Zwangshandlungen
in umfassender Ausbildung konstituieren einen *Teil* der unter C behandelten Bilder.

Zusammenfassend dürfte heute etwa folgendes zu sagen erlaubt sein: Durch
das Vorkommen von Zwangsdenken im Gefolge der Lethargica (z. B. Mayer-Gross
und Steiner, Herrmann, Leyser, Goldflam, Bing, Ewald) tritt die Möglichkeit einer *Hirnstamm*bedingtheit organisch verursachten Zwangsdenkens in
den Bereich der Erwägungen. Die lokalisatorischen Vermutungen hinsichtlich der
zugrunde liegenden Schädigung auf die extrapyramidal-motorischen Kerne ein-
zuengen, erscheint durch Erfahrungen auf nichtencephalitischem Gebiete nicht
begründet. Vielmehr sind einige (mit großer Vorsicht zu bewertende) Hinweise
gegeben, daß die in der Thalamusregion (nebst Höhlengrau) mit einiger Wahrscheinlichkeit zu vermutenden Zentralstätten für die elementare Affektivität und
Aktivität zum mindesten mitzubeachten sein werden. Histopathologische Befunde von Fällen organisch bedingten Zwangsdenkens stehen noch aus.

E. Stammganglien und Schizophrenie.

Die Psychopathie und gewisse Einzelerscheinungen derselben, wie das Zwangsdenken, sind nicht die einzigen Gebiete der Psychiatrie, denen aus der Erforschung
der extrapyramidal-motorischen Störungen, besonders derjenigen bei Spätlethargica, bedeutsame Anregungen zugeströmt sind. Lassen wir die *Epilepsie*
beiseite (z. B. Knapp, Krisch, Steck, L. R. Müller und Greving, Wimmer [5],
Volland), ebenso die *Hysterie* (vgl. Haščovec, C. und O. Vogt [2], Sahli,

Leyser [7], S. Kretschmer [91 ff.], Zingerle [4], Bing [4], Kleist [6] S. 1726), und die *Paralyse*, von welcher früher an einigen Orten zu sprechen war, so ist es vor allem die *Schizophrenie*, deren motorische wie psychische Störungen unter den neuen Gesichtspunkten mannigfach erörtert wurden (siehe z. B. Wilmanns, S. 359 fg.).

An früherer Stelle (S. 26 fg.) ist auf das namentlich Kleist zu verdankende klinisch-anatomische Beobachtungsmaterial eingegangen worden, welches dem Striatum in gewissen Fällen von Herdläsion auch für die Entstehung höherkoordinierter „psychomotorischer" Hyperkinesen Bedeutung zuzumessen nötigt. Freilich ging zugleich aus der genaueren Betrachtung dieses Materials mit Wahrscheinlichkeit hervor, daß wohl noch zusätzliche Bedingungen neben der striären Schädigung erforderlich sind, um jene Formen von Hyperkinese in Erscheinung treten zu lassen (vielleicht vor allem Mitschädigung der Rinde oder ihrer Verbindungen zum Thalamus-Striatum). Der schon früher von Kleist (2) in Weiterbildung der Wernickeschen Lehre von den Motilitätspsychosen und unter Heranziehung der Ergebnisse der Apraxieforschung unternommene Versuch, für einen großen Teil des abnormen motorischen Verhaltens Schizophrener eine hirnpathologische Deutung zu gewinnen, hat in seiner mit Rücksicht auf die seither zugewachsene Erkenntnis der Stammganglienfunktion modifizierten Form durch jene Befunde an Herdfällen eine gewisse Stütze erhalten. Und der in manchen Fällen gelungene Nachweis histopathologisch primärer Mitschädigung der Stammganglien bei Schizophrenie (Alzheimer, erwähnt bei Kleist; Josephy: besonders Pallidumveränderungen bei einem Falle mit Katalepsie; Klarfeld; Schultheis-Ranke Fall Guggelmaier; J. Lange (und Spatz); Laignel-Lavastine, Trétiakoff et Jorgoulesco, nicht bestätigt von Klarfeld) läßt anscheinend auch einen mehr direkten Schluß in gleicher Richtung zu.

Immerhin muß hervorgehoben werden, daß einerseits nicht wenige negative Stammganglienbefunde von Schizophrenien mit motorischen Symptomen bei in modernster Art sehr sorgfältig untersuchten Fällen vorliegen (St. Rosental, Fünfgeld), daß auch Josephy in einer erheblichen Beteiligung der Stammganglien eine Ausnahme sieht, vor allem aber, daß *regelmäßig* die Rinde in ausgiebiger und überwiegender Art erkrankt ist. So ist es doch auch hier wahrscheinlich, daß gerade dieser (von der eventuellen Stammganglienläsion her betrachtet) *zusätzliche* Befund einer Rindenschädigung für das Auftreten und die kennzeichnende Gestaltung der „psychomotorischen" Störungen der Schizophrenie von ausschlaggebender Bedeutung ist, wie übrigens auch Kleist selbst wenigstens zur Erklärung des oft verwickelteren Charakters der schizophrenen Bewegungsstörungen gegenüber denen jener Herdfälle Ähnliches annimmt.

Mit Homburger kann man etwa an eine erhöhte *seelische* Ansprechbarkeit striopallidärer Ausdrucksmechanismen denken (4, S. 570); auf Verwandtes kommt die Auffassung von Jakob hinaus (krankhafte kortikale Beeinflussung extrapyramidaler Automatismen, welche diese verzerrt, häufig auch ungezügelter hervortreten läßt); vgl. hierzu ferner Pohlisch S. 11 ff.

Josephy sieht jedenfalls für das Gros dieser Störungen die *Rinden*läsion als maßgebend an und möchte den Kreis derjenigen auch „organischen" schizophrenen (wie überhaupt psychotischen) Symptome, die durch Läsion infrakortikaler Zentren bedingt sind, ziemlich einschränken. Für Gerstmann (3) beruhen jene Motilitätsstörungen Geisteskranker überhaupt nicht auf primärer Schädigung des striopallidären Systems, vielmehr sollen hier nur indirekt durch Schädigung der „kortikalen oder kortikal-psychi-

schen Sphäre" die pallidären Bewegungsmechanismen betroffen, daher auch ihrer Erscheinungsweise nach häufig mannigfaltiger und verwickelter als die primär striopallidären
Störungen sein; daneben sollen aber auch „alle möglichen Übergänge von den striopallidären Akinesen über die kortikalen zu dem schizophrenen Stupor . . ., von den striopallidären Hyperkinesen zu den psychomotorischen Erregungszuständen Geisteskranker" vorkommen, wenn ich recht verstehe durch Hinzutreten primärer Mitschädigung der Stammganglien. Forster (5) anderseits (vgl. oben S. 29) sagt: „Es gibt Kombinationen von
durch Linsenkernerkrankung hervorgerufenen Bewegungsstörungen mit psychomotorischen, aber *keine* Übergänge. Beide sind prinzipiell verschieden." Und doch ist hier
der sachliche Gegensatz vielleicht nicht so tiefgreifend, als die gegensätzliche Formulierung
zunächst den Anschein erweckt.

Im ganzen stellen namentlich die Untersuchungen von Josephy und Fünfgeld den Rindenprozeß bei der Schizophrenie dermaßen in den Vordergrund, daß
die ältere Kleistsche Theorie, in der dem *Stirnhirn* auch für viele der motorischen
Störungen durchaus eine maßgebende Bedeutung zukam, jedenfalls dem
histopathologischen Grundverhältnis gerechter wird, als etwa die Auffassungen
mancher neuerer Autoren, welche einseitig auf die Stammganglien abstellen (z. B.
Fränkel). Und die Histopathologie der Dementia praecox, wie sie sich nach den
Forschungen der letzten Jahre darstellt, ebenso die verfeinerte Analyse der Psyche
von Stirnhirnherdfällen (Feuchtwanger u. A.) dürfte doch wohl auch heute
noch weniger einer weitgehenden theoretischen Verselbständigung vieler wichtiger
Erscheinungsformen schizophrener Motorik, denn einer Erfassung derselben als
Ausdruck gestörten „Denkens" im weiteren Sinne, gestörter Gemüts- und Willens-
vorgänge auch höherer und höchster Stufe, veränderter Gesamtpersönlichkeit
das Wort reden (Kraepelin, M. Isserlin, vgl. auch Feuchtwanger S. 165fg.,
Kronfeld S. 395, C. Schneider).

Auch Stertz betont in einer erst während der Drucklegung zu meiner Kenntnis
gelangenden Arbeit (4) wieder die *Wesens*verschiedenheit der katatonischen Bewegungsstörungen von den „striären" (einschließlich der encephalitischen). Der Hauptvorbehalt,
den ich — bei sonst weitgehender Zustimmung — zu machen habe, erhellt aus dem
S. 85/6 Gesagten. Das Verhältnis der im wesentlichen *rindenbedingten schizophrenen* Bewegungsstörungen zu *hirnstammbedingten* würde viel durchsichtiger werden, wenn
innerhalb der letzteren die auf Miterkrankung (manchmal gar bevorzugter Erkrankung) *extrastriärer* Hirnstammgebiete (vermutlich Höhlengrau) zurückzuführende *Sonderstellung vieler encephalitischer Bewegungsstörungen* gegenüber den eigentlich „striären" (d. h.
auf Erkrankung der extrapyramidal-motorischen Kerne beruhenden) Störungen anerkannt wird.

Die *psychischen* Störungen der Schizophrenie mit einer Läsion der Stammganglien in irgendwelche Beziehung zu setzen, besteht nach allem gewiß kein
Grund (so auch Schilder, 3); auch Kleist steht übrigens der Neigung mancher
Forscher, auch den schizophrenen Mangel an psychischer Aktivität, die „psychische Rigidität", Einförmigkeit, Perseveration und andere psychische Veränderungen der Katatoniker auf Stammganglienstörungen zurückzuführen, völlig ablehnend gegenüber.

Was aber im besonderen die Frage einer inneren Verwandtschaft der „encephalitischen Aktivitäts- und Affektstörung" (insbesondere derjenigen des Parkinsonismus, aber auch der psychopathieähnlichen Zustände) mit den seelischen
Störungen anlangt, die einem äußerlich ähnlichen Verhalten Schizophrener zugrunde liegen, so ist der Boden, auf dem sie aufgebaut werden sollte, nach Bonhoeffers Urteil noch durchaus schwankend, und Gerstmann und Schilder,

Schilder, Lange, Jakob, Josephy, Staehelin, Naville, Stertz u. A. finden bei näherer Analyse (und dies entspricht durchaus meinen eigenen Eindrücken) statt der anscheinenden Übereinstimmung eine Wesensverschiedenheit tiefgehender Art. Das Schwergewicht des schizophrenen Zerstörungsprozesses in der Rinde, des spätencephalitischen im Hirnstamm kommt hierin doch wohl klar genug zur Erscheinung[1]). Ein näheres Eingehen auf diese speziell psychiatrische Frage verbietet sich jedoch[2]).

Wieweit etwaige faser-anatomische Beziehungen gewisser extrapyramidal-motorischer Kerne (namentlich der Stammganglien) zu jenen Regionen des Hirnstamms, in denen wir Funktionsstätten elementaren motorischen und psychischen Antriebs, elementarer Affektivität vermuten dürfen, es bedingen können, daß durch gewebliche Läsion jener ersteren Kerne rückwirkend auch diese Antriebszentren usw. in veränderten Funktionszustand geraten, entzieht sich meines Erachtens heute noch der sicheren Beurteilung. Die im Vorigen entwickelten (durchwegs noch weiterer Stützen bedürftigen) Vorstellungen basierten nicht auf der Annahme derartiger Rückwirkungen, ohne daß ich solche etwa grundsätzlich ausschließen möchte[3]).

Indessen setzt sich doch auch auf vegetativem Gebiete, wie der vorige Abschnitt gelehrt hat, immer bestimmter die Neigung durch, die Stammganglien (Striatum-Pallidum) von einer Menge *allzu disparater* Funktionen, welche ihnen zeitweise aufgebürdet wurden, wieder zu entlasten. Ich glaube nicht, daß sie sich als Stätten psychischen Geschehens (sei es auch elementarster Art) erweisen werden; vielmehr nur als (hauptsächlich motorische) *Ausdrucks- und Exekutiv*organe elementar-psychischen wie höherpsychischen Geschehens; wogegen die niederen Seelenvorgänge (Stufe der elementaren Affektivität und Trieb-

---

[1]) Auf Berzes Begriffe (S. 14) bezogen wäre also grosso modo zu sagen: Eine anatomische Schädigung bloß des subkortikalen *Tonusorgans* der (kortikalen) „intentionalen Sphäre" bei relativer anatomischer Intaktheit der kortikalen Funktionsstätten dieser Sphäre selbst führt (entgegen den Erwartungen, die sich aus Berzes Analyse der Schizophrenie ergeben) nicht zum Bilde der Schizophrenie, sondern zu dem der Höhlengrauakinese, -bradyphrenie usw.; wohl aber kann eine anatomische Schädigung des letzteren (kortikalen) Bereiches *allein* das psychische Bild der Schizophrenie teils mit, teils ohne Beimischung akinetischer und sonstiger motorischer Veränderungen schaffen, auch die letzteren brauchen *nicht* ihre Grundlage in subkortikalen Gewebsschädigungen zu haben. — (Selbst wenn, was wahrscheinlich ist, Kleist bei seiner Ablehnung der *Stammganglien*läsion als Grundlage des *schizophrenen* Aktivitätsdefekts unter „Stammganglien" den Thalamus mitbegreift, muß man ihm demnach in dieser Ablehnung wohl zustimmen; siehe indessen Küppers [4] S. 327/328.) — Eine histologisch greifbare, namentlich aber eine funktionelle (toxische) *Mit*schädigung von Hirnstammgebieten bei nicht wenigen Fällen von Schizophrenie (besonders „katatoner" Form), die durch mancherlei Befunde gestützt ist, soll mit der entschiedenen Betonung der Bedeutung des Rindenprozesses nicht in Abrede gestellt werden.

[2]) Daß im übrigen lethargicabedingte schizophrenieähnliche psychische Krankheitsbilder vorkommen, steht außerhalb meines Themas.

[3]) Vielleicht am ehesten für die typische Affektstörung der Chorea minor wäre an solche (etwa als striato-thalamische Reizstauung deutbare) Rückwirkung des Striatumprozesses auf Funktionsstätten psychischen Geschehens zu denken. Dach lassen hier histologische Befunde, auf welche im Interesse der Kürze S. 5f. nicht eingegangen wurde, auch an histologische Mitschädigung von Thalamus, Hypothalamus und Rinde als Grundlage der Affektstörung denken.

haftigkeit) anderen vorläufig nur vermutungsweise zu umschreibenden Hirnstammteilen (Thalamus, Höhlengrau), die höheren Seelenvorgänge (Stufe der höheren Gemütsbewegungen, des Denkens, der Willkürhandlungen) einem harmonischen Zusammenwirken dieser Hirnstammteile mit der Rinde vorbehalten sind, so zwar, daß die Seelenvorgänge höheren Ranges leiden sowohl bei relativ isolierter Funktionsschädigung jener Hirnstammteile, als bei relativ isolierter Funktionsschädigung im Rindenbereich, jeweils aber in einer kennzeichnend *verschiedenen* Weise. So etwa möchte ich die Quintessenz dieses Abschnittes formulieren.

XII. Pathophysiologie der extrapyramidalen Bewegungsstörungen.

A. Vorbemerkung.

Ein einigermaßen zulängliches Bild von der ganzen Fülle der Gedanken zu geben, aus deren allmählichem, bis in die allerletzte Zeit andauerndem Auf- und Umbau sich die heutigen Haupttheorien von der Pathophysiologie der extrapyramidalen Bewegungsstörungen entwickelt haben, würde weit den mir zugemessenen Raum überschreiten. So kann ich denn, um nur einige Arbeiten aus neuerer Zeit zu nennen, auf die Ausführungen von Bing, Binswanger, Bostroem, Foix, Flatau, Gamper, Gerstmann und Schilder, Hilpert, K. Goldstein, Küppers, Lhermitte, Mann, Marburg, Orzechowsky, Runge, Schilder, Souques, Spatz, v. Strümpell, F. Stern, Stertz, Verger et Cruchet, Wartenberg, v. Woerkom, Wimmer, Zingerle u. v. A. nicht näher eingehen, ebensowenig wie auf die älteren Theorien von Anton, Bonhoeffer, v. Monakow, Lewandowsky u. A., muß mich vielmehr darauf beschränken, vor allem die am meisten ins einzelne durchgeführten neueren Theorien von Hunt, Kleist, C. und O. Vogt, Jakob, Foerster, Wilson zu berücksichtigen und in ihrem Verhältnis zueinander zu beleuchten. Den pathophysiologischen Abschnitten des Werkes von Lewy, die auch in die meisten hier behandelten Fragen eingreifen, gerecht zu werden, scheint nur im Rahmen einer dem Tonusproblem speziell gewidmeten Darstellung möglich (es darf vielleicht auf das soeben erschienene kritische Referat Kleists [6] verwiesen werden.)

B. Anatomische Grundlagen.

Fast alle Forscher, die sich in den letzten Jahren mit der pathophysiologischen Deutung der extrapyramidal-motorischen Syndrome befassen, stützen sich in anatomischer Beziehung auf jene erste kritische Zusammenfassung der Faserverbindungen, welche 1919 von C. und O. Vogt (2) unter Heranziehung des gesamten damals vorliegenden Materials aus der menschlichen Pathologie und der experimentell-anatomischen Forschung gegeben wurde.

1. Strio- und pallidopetale Faserung. Grundlegend ist zunächst die von C. und O. Vogt entschieden vertretene *Annahme, daß Striatum und Pallidum keine direkten Verbindungen* (sei es auch nur durch Kollateralen) *mit dem Kortex haben,* eine Annahme, die zwar (Zitate zum Teil nach Pollak, Minkowski [3]) mit den Anschauungen von Gudden, Wernicke, v. Monakow, Probst, Anton und Zingerle, Spiegel, Wilson, hinsichtlich des Striatum auch von Dejerine im Einklang ist, jedoch von Foville, Meynert, Koelliker, Kowalewski, Bechterew, Bianchi und d'Abundo, Marinesco, Cajal, v. Economo, hinsichtlich des Pallidum auch von Long und Dejerine nicht geteilt wird. (Auf Grund myelogenetischer Bilder nimmt Flechsig [2] ausgiebige Verbindungen zwischen *Pallidum* und Rinde der Zentralwindungen wie des Riechhirns[1]), nach experimentell-anatomischen Marchiserien auch Grünstein [2] solche vom Zentral- und Frontalgebiet zum Pallidum an; frontopallidäre Verbindungen bestätigen auch Minkowski und Riese [3]. Die Annahme von Rindenzuflüssen zum *Striatum* findet neuestens durch Minkowski Befürwortung, der auf Grund experimentell-anatomischer Befunde beim Affen eine kortikofugale Verbindung von C_a, vielleicht auch der benachbarten Frontalregion mit der dorsalen Partie des Caudatumkopfes, eine Verbindung der oraleren Stirnhirnanteile mit dem ventralen Teil des Caudatumkopfes annimmt, und auch das Vorhandensein einer gewissen Anzahl kortikaler Fasern zum Pallidum — allerdings mit großer Reserve — für wahrscheinlich hält; Rieses noch neuere Ergebnisse sind in der Frage kortikostriärer Zuflüsse wieder negativ).

Die Frage direkter kortikaler Zuflüsse als noch nicht endgültig entschieden beiseite gelassen, so *hat mindestens die Hauptmasse der striopetalen und pallidopetalen Faserung den Thalamus und benachbarte Gebiete zum Ursprung:* einmal den von C. und O. Vogt als *mv* bezeichneten in oralen Thalamusgebieten medial-ventral gelegenen Kern; ferner den sogenannten *Kern des Forelschen Feldes ncF* (über dessen Verhältnis zum Lewyschen Nucleus periventricularis und zum Nucleus paraventricularis oben S. 63/4; letzterer hat nach Greving [1] S. 408 keine Verbindung zum Pallidum); endlich die *Kerne des Tuber cinereum „t"*, die (oben S. 63) als wichtige vegetative Zwischenhirnzentren erkannt wurden. (Von Pollak, dem Jakob [5] S. 363 sich anzuschließen geneigt ist, wird überdies auch ein Ursprungsgebiet striopetaler Fasern in den etwas dorsaleren Abschnitten des ventrolateralen Thalamuskernes, von Flechsig ausgiebige Verbindungen des Pallidum besonders mit dem vorderen Kern, dem vorderen Abschnitt des medialen und lateralen Thalamuskernes angenommen.) Diesen thalamischen und subthalamischen Ursprungsregionen der strio- und pallidopetalen Fasern werden periphere Anregungen durch noch unbekannte Haubenbahnen, aber wohl auch durch intrathalamische Assoziationsneurone von den Endstätten anderer thalamopetaler Bahnen her zugeleitet (C. und O. Vogt). Nach v. Monakow stammt die striopetale Faserung vielmehr aus Bulbus und Haube, z. T. auch aus Pallidum, Luys und Nigra; Kappers läßt Fasern zum Corp. striatum im Ruber, solche zum Striatum in der Nigra, solche zum Putamen im Luys entspringen.

Von *mv + t + ncF*, eben jenen Ursprungsgebieten, strebt die strio- und pallidopetale Faserung lateralwärts (teils die lateraler gelegenen Thalamuskerne durchziehend, teils die Felder H_1 und H_2 von Forel als Weg benutzend) den beiden Stammganglienanteilen zu, um teils im Pallidum, teils erst im Striatum zu endigen; die striopetalen Fasern durchziehen dabei, um ihre Endstätte zu erreichen, teilweise das Pallidum.

2. Ableitende Bahnen des Striatum und Pallidum. Eine *das Corpus striatum wieder verlassende Faserung* geht dann nach der Anschauung von C. und O. Vogt (über abweichende Befunde siehe unten) ausschließlich von dem *Pallidum* aus; die *strio*fugalen Fasern dagegen, deren Ursprung die *großen* Ganglienzellen des Striatum darstellen, haben nach dieser Anschauung ihre Endigung durchweg schon nach kurzem Verlauf wieder im Pallidum (*striopallidäre Bahn*; sie unterscheidet sich von den striopetalen Fasern durch dünneres Faserkaliber). Die Übertragung der durch die thalamo-striäre Faserung dem Striatum zugeleiteten Reize auf die Ursprungszellen der striopallidären Bahn findet nun aber nach der Annahme von C. und O. Vogt *nicht direkt*, sondern nur durch Vermittlung von Schaltzellen statt, nämlich der in großer Zahl zwischen die spärlicheren großen Elemente eingestreuten, Golgis zweitem Typus entsprechenden *kleinen Striatumzellen*; ihr Zellkörper wird von den Endigungen der striopetalen Fasern umsponnen, während ihr Axon sich nach kurzem Verlauf um den Körper der großen Striatumzellen aufsplittert. Einzelne dieser kleinen Elemente verbinden auch entferntere Teile des Striatum untereinander.

---

[1]) Die Verbindungen zum Riechhirn werden von Flechsig (mindestens teilweise) als pallido*petal* angenommen (vgl. Riese, 4), vermutlich also auch die zu den Zentralwindungen.

(Eine Faserung umgekehrter Verlaufsrichtung, im Pallidum entspringend und im Striatum endigend, gibt es nach C. und O. Vogt nicht; anders v. Monakow, hier unten sub d).

Die *Pallidumzellen* unterliegen somit einer Einwirkung doppelter Art seitens der thalamischen Reize: einmal vermögen sie die direkt anlangenden thalamo-pallidären Reize in pallidofugaler Richtung nach Art eines Reflexes umzusetzen, sodann aber strömen ihnen die im Striatum umgeschalteten thalamo-striären Reize auf dem Wege der strio-pallidären Faserung zu.

Während, wie gesagt, nach dieser bisher überwiegend rezipierten Auffassung C. und O. Vogts, die sich namentlich auf die experimentell-anatomischen Ergebnisse von Grünstein und Wilson stützt, „lange" d. h. über das Pallidum hinausreichende striofugale Fasern nicht existieren sollen[1]), ist neuerdings Riese (unter Bestätigung der *überwiegend* pallidären Endigung der striofugalen Faserung) zur Annahme *direkter* striärer Fasern zum roten Kern, von Fasern aus dem Caudatumkopf zur Nigra geführt worden; v. Monakow zur Annahme von Fasern aus dem Putamen zur Nigra und zum Corpus Luysi. Wallenbergs Annahme, daß die zentrale Haubenbahn eine direkte striofugale Bahn zur unteren Olive darstelle, wird von Jakob auf Grund eines ganz analogen Falles (25) bestritten, und auch von Riese nicht geteilt.

Die (auch unter Rücksichtnahme auf diese neueren Angaben jedenfalls zum großen, wohl überwiegenden Teil *aus dem Pallidum entspringende*) *ableitende Faserung der Stammganglien* besitzt nach C. und O. Vogt folgende Hauptanteile und -endpunkte:

a) eine sicher nachgewiesene pallido-thalamische Faserung, die in denselben Kernen $mv + t + ncF$ endigt, aus denen anderseits die pallido- und striothalamischen Fasern ihren Ursprung nehmen; nach Probst, v. Monakow (zitiert nach Pollak) endigt die pallido-thalamische Faserung auch in vorderen Thalamuskernen.

b) eine umfangreiche Faserung zum *Corpus Luysi* (zum Teil auch, nach Marburg, vermittels Meynerts Kommissur zu dem der Gegenseite: zitiert nach Pollak).

c) ein bedeutendes Bündel verläuft in der *Ansa lenticularis* unter Benutzung des Forelschen Feldes H_2 teils zum *roten Kern* überwiegend der gleichen, weniger der Gegenseite; teils zur gleichseitigen *Substantia nigra*; zum gleichseitigen *Kern von Darkschewitsch* und zum gekreuzten *Nucleus interstitialis* (via Commissura posterior); endlich durch die Forelsche Haubenkreuzung zum *Pallidum der Gegenseite*. — Direkte pallidofugale Fasern zu den *Vierhügeln*, wie sie O. Foerster in seinen sonst eng an die C. und O. Vogtsche Darstellung sich anlehnenden anatomischen Ausführungen — und offenbar ihm folgend auch Jakob, E. Flatau — annehmen, scheinen nach C. und O. Vogt noch nicht nachgewiesen zu sein (neuerdings gibt auch v. Monakow solche Fasern an).

d) Hierzu käme nach v. Monakow vor allem noch eine beträchtliche Faserung aus dem Pallidum zur Rinde des Frontal- und Temporallappens, dann zur Oblongata, sowie rückläufige Fasern zum Striatum.

3. Ableitende Bahnen aus den subpallidären Kernen, und deren sonstige Verbindungen. Soweit sind die Verhältnisse einigermaßen durchsichtig. Viel Unsicherheit herrscht dagegen zum Teil noch über die Wege, welche den in den genannten Kernen (namentlich Luys, Nigra) anlangenden pallidären Reizen zur Weiterübertragung offen stehen, wie auch über die übrigen Zusammenhänge eines Teiles dieser Kerne.

a) Corpus Luysi. Für das Corpus Luysi ist eine *distalwärts* führende Bahn anatomisch noch nicht mit voller Sicherheit bekannt. Nach Dejerine sendet es einige Fasern „in die interpedunkulare graue Substanz"; nach Pollak (und ihm folgend Jakob) besteht ferner eine Bahn zur Substantia nigra, nach Pollak weiter eine solche zum Vierhügel-

---

[1]) Die Anschauung von R. Hunt, wonach die großen Striatumzellen zusammen mit den Zellen des Globus pallidus Ursprungszellen eines „Globus pallidus-Systems" von Fasern seien, die weiterhin gemeinsam verlaufen, ist nach C. und O. Vogt abzulehnen; auch wenn übrigens „lange" striofugale Fasern existieren sollten, so hat jene Bezeichnungsweise Hunts doch insofern einige Unklarheit gestiftet, als Hunt und die ihm folgenden Autoren — z. B. Lhermitte et Cornil — wenn sie von „Pallidumsyndrom" sprechen, dabei Läsionen meinen, welche *topographisch* sich sowohl auf das Pallidum als auf das Striatum erstrecken; der Ausdruck „Pallidumsyndrom" ist demnach mehrdeutig geworden. (In der Folge wird er nie im Huntschen Sinne gebraucht).

dach, nach Jakob zum Ruber, nach Kappers, v. Monakow zum Putamen. Die ableitenden Bahnen der als vegetatives Zentrum fungierenden Anteile dieses Kernes (Karplus und Kreidl [1]: medialer Anteil der frontalsten Partie) sollen nach Pollak wahrscheinlich in der reticulierten Substanz verlaufen. — Was *zuführende* Bahnen des Corpus Luysi anlangt, so nimmt Jakob neben der pallido-luysischen Bahn auch noch Zuflüsse vom ventromedialen Thalamuskern an; nach Dejerine erhält es einige spärliche Fasern von der Rinde, nach Kappers Fasern aus dem Striatum, nach v. Monakow aus dem Putamen.

Die *wichtigste Luysi-fugale Bahn* scheint somit einstweilen die *zur Nigra* zu sein; daß, als *Luysi-petale* Bahn in erster Linie diejenige *vom Pallidum* her in Betracht kommt, darüber herrscht Einigkeit.

b) **Substantia nigra.** In mancher Richtung noch ungeklärt erscheinen auch die faseranatomischen Beziehungen der Substantia nigra. (Das folgende zum Teil nach Pollak, Jakob). Als sicher gilt, daß sie *Zuflüsse* erhält von zwei wichtigen Kernen des extrapyramidal-motorischen Systems, nämlich 1. aus dem *Pallidum* (vgl. Riese), 2. aus dem *Corpus Luysi*. Ein *direkter* Zufluß aus dem *Striatum* fehlt nach Jakob, und hierin würde sich die Nigra vom Pallidum unterscheiden, mit welchem sie sonst, wie oben S. 2 ausgeführt, enge topische und verwandtschaftliche Beziehungen aufweist; nach Rieses neuester Darstellung dagegen stellt die Faserung des Stratum intermedium eine ausgiebige direkte ́strio-nigräre Verbindung dar; auch v. Monakow nimmt eine solche an [1]). Ferner ist 3. von einer großen Zahl von Autoren (Edinger, Obersteiner, Mingazzini, Cajal, Dejerine, Bauer, Anton und Zingerle, v. Monakow, Minkowski u. A.) ein Zufluß aus dem *Cortex* angenommen worden (nach Dejerine, v. Monakow, Minkowski aus Zentralwindungen, Operculargegend, Stirnlappen), wie auch zahlreiche Kollateralen aus der Fußfaserung zur Nigra gehen sollen (Mirto); Riese freilich bestreitet eine solche Verbindung mit der Rinde. Endlich wird 4. noch ein Zufluß aus der Schleife, der Hirnschenkelhaube, dem roten Kern, der Vierhügelgegend, dem Thalamus angegeben (letzterer nach Spatz, Jakob aus dem ventromedialen Thalamusgebiet).

Die *ableitenden Bahnen* sind noch weniger sicher bekannt als die zuführenden. Es werden (zweifelhafte) Verbindungen zum Kortex (neuerdings auch von Ferraro [2]), zum Thalamus via Schleife, zur Formatio reticularis (Flechsig), dorsalwärts zur Haube beschrieben (Jakob nimmt an, daß sich die letzteren nigra-fugalen Fasern dem Verlauf jener pallido-fugalen Bahn anschließen, welche auf dem Wege der lateralen Haubenfußschleife ins laterale Haubengebiet zieht: Wallenberg, Jakob Fall 25); von Kleist (6) S. 1769 angenommene Fasern zum Nucleus ruber, die die Deutung der Symptome des Nigraausfalls sehr erleichtern würden, habe ich in anatomischen Darstellungen nicht belegt gefunden. Als *sicher* gilt eine Verbindung zum *vorderen Vierhügel* (Bechterew, Marburg, Ziehen, Spitzer und Karplus, Bauer, neuerdings auch Foix und Nicolesco, Flechsig). Die Frage von nigra-fugalen Fasern zum Hirnschenkelfuß (Obersteiner, Mingazzini, Ziehen, Kahler, neuerdings auch·Foix und Nicolesco) mit unbestimmter Endigung (vgl. auch Spatz [2], S. 280), scheint mir durch das Fehlen von erhaltenen solchen Fasern im Pes bei den großhirnlosen Kindern von Edinger-Fischer, Trömner-Jakob sowie bei den Fällen Pradel, Longery u. a. von Dejerine doch wohl in negativem Sinne entschieden, vgl. Mme. Dejerine; auch Ferraro (1) lehnt für den Hund nigrafugale Fasern zum Pes pedunculi ab. — Für direkte nigrafugale Fasern zum Kleinhirn, die man nach Analogie der Ponsganglien vermuten könnte, ist kein Anhaltspunkt gegeben; namentlich bleibt die Nigra offenbar in den Fällen von Atrophie olivo-ponto-cérébelleuse, bei welcher die Ponsganglien zugrunde gehen, erhalten: Dejerine-Thomas, Arndt-Oppenheim, Cassirer, Stauffenberg; und auch in dem Falle Uemura's von Totaldurchtrennung des einen mittleren Kleinhirnschenkels spricht, wie sich Minkowski an den Präparaten in dankenswerter Weise ad hoc überzeugt hat, nichts für direkte Be-

---

[1]) Die Arbeit von Ferraro (1) bringt zu *dieser* Frage keine Entscheidung, sie lehrt nur, daß (beim Hunde) Schädigung von Striatum und Pallidum *zusammen* eine Atrophie der Nigra herbeiführt. (Denn wohlgemerkt bezeichnet bei ihm, z. B. S. 97, „Striatum" das Neo- und Palaeostriatum gemeinsam, wie S. 86 lehrt.) Ferraros andre Arbeit (2) ist mir nur im Referat zugänglich, vermutlich wird auch hier derselbe Wortgebrauch herrschen.

ziehungen der Nigra zum Kleinhirn. — Ob die von Dresel und Rothmann (oben S. 2) gefundene trophische Abhängigkeit der Nigra vom Pallidum, wonach Zerstörung des letzteren die erstere rasch zugrunde gehen läßt (vgl. auch Winklers Befund zitiert bei Magnus S. 638, sowie G. Holmes' Befund bei dem großhirnlosen Hunde von Goltz), im Sinne einer retrograden Degeneration gedeutet werden muß und also die nigra-fugale Bahn hauptsächlich als eine *pallido-petale* kennzeichnen würde, werden weitere Erfahrungen entscheiden (v. Monakow nimmt Fasern von der Nigra zum Putamen an, vgl. Kappers S. 891).

Zusammenfassend sind also für die *Nigra* hauptsächlich *gesichert* an *zuleitenden* Bahnen solche vom Pallidum, Corpus Luysi und der Rinde, an *ableitenden* Bahnen solche zum vorderen Vierhügel. Noch *strittig* erscheinen *zuleitende* Fasern aus dem Putamen, Thalamus, Schleife, Hirnschenkelhaube, Ruber, Vierhügelgegend, *ableitende* zur Rinde, zum Thalamus, zur Formatio reticularis und Haube, zum Pallidum und Putamen. *Abzulehnen* sind *ableitende* Bahnen zum Hirnschenkelfuß und zum Kleinhirn.

c) **Nucleus ruber.** Was den *Nucleus ruber* anlangt, so sind seine Verbindungen durch Dejerine und viele Andere, namentlich aber durch v. Monakow sehr eingehend erforscht; doch soll hier nur das Wichtigste kurz in Erinnerung gebracht werden:

Zunächst die *ableitenden Bahnen*: die gekreuzt absteigende Bahn zum Rückenmarksvorderhorn (das Monakowsche Büdel, Tractus rubro-spinalis); der Tractus rubro-reticularis, der u. a. Kollateralen an die motorischen Hirnnervenkerne abgibt; ein Bündel zum Kern der gegenseitigen lateralen Schleife; endlich gehen nach v. Monakow (wie auch Obersteiner annahm) auch noch rubro-cerebellare Fasern zum gegenseitigen Dentatum, Fasern zum Thalamus und zum Stirnhirn.

Von den *Zuflüssen* des roten Kernes sind von ebenso großer Bedeutung wie die *pallidären* einmal die Fasern aus dem gekreuzten Dentatum (via Bindearm), welche teils in ihm endigen, teils ihn nur durchsetzend zum Thalamus weiterziehen; sodann die Strahlungen von der Rinde her. Während Dejerine als Ursprungsort der letzteren die Parietalrinde annimmt, liegt er nach v. Monakow beim Menschen hauptsächlich in der Frontalrinde (nach Minkowski beim Affen hauptsächlich in der vorderen Zentralwindung). Die pallido-fugalen Fasern greifen also hier an einem Kerne an, welcher einerseits via cerebello-petale Fasersysteme der Peripherie über Kleinhirnrinde, Dentatum, rubro-spinale und sonstige absteigende Fasersysteme des Rubor ein *Reflexzentrum innerhalb des Kleinhirnsystems* darstellt, anderseits als Zwischenstation einer fronto-rubro-tegmentalen Bahn und vermöge seiner Strahlungen zum *Frontalhirn* in *wichtigen Wechselbeziehungen* zu diesem Rindenabschnitte steht. Durch die rubro-thalamischen Verbindungen endlich ist eine *rubro-thalamo-pallido- und -striopetale Leitung* gegensinnig zu der *strio-pallido-rubralen* gegeben, in Verwirklichung eines häufig (und gerade bei den Stammganglien besonders ausgeprägt) zu beobachtenden Aufbauprinzips zentraler Verknüpfungen. — (Auf die näheren topographischen Beziehungen der einzelnen zu- und abführenden Bahnen *zu bestimmten Teilen* des roten Kernes kann hier nicht eingegangen werden.)

d) **Kern von Darkschewitsch.** Hier anzuschließen wären die wichtigsten weiteren *Abfuhr*wege derjenigen pallido-fugalen Anregungen, die zum *Nucleus Darkschewitschi* und *Nucleus interstitialis* gelangen. Sie verlaufen einerseits vom ersteren Kerne aus in der hinteren Kommissur zum Darkschewitschschen Kerne der Gegenseite; anderseits von beiden Kernen absteigend im hinteren Längsbündel zu dessen bekannten Endstätten (namentlich Augenmuskelkerne, Rückenmarksvorderhorn). Außer aus dem Pallidum erhalten jene Kerne ihren *Zufluß* unter anderem aus den Vestibularisendkernen teils gleichseitig teils gekreuzt, wie das nach Muskensschen Forschungen in dem bekannten Vogtschen Schema näher dargestellt ist.

e) **Vierhügel.** O. Foerster, welcher gleich Jakob, K. Goldstein, v. Monakow auch noch eine Verbindung des Pallidum durch die hintere Kommissur zu den Vierhügeln annimmt (5, S. 58), zieht als für die extrapyramidale Motilität wesentliche Abflußwege des vorderen Vierhügels die tektospinale Bahn zum Rückenmark und die tektoolivare zum Kleinhirn, als Abflußweg des hinteren Vierhügels eine von Edinger bei der Taube festgestellte Bahn zum Kleinhirn heran.

4. Intrathalamische und corticothalamische Verbindungen. Weiter wird für die Deutung der physiologischen Zusammenhänge von fast allen Forschern damit gerechnet, daß vermöge der Verbindung der einzelnen Thalamuskerne untereinander durch Assoziationsneurone, sowie vermöge der zahlreichen Verbindungen des Thalamus zum Kortex und umgekehrt ein von bestimmten Teilen des Thalamus direkt abhängiges Organ wie das Striato-Pallidum ohne weiteres auch dem Einfluß des *gesamten* Thalamus sowie zahlreicher Kortexstellen, insbesondere des Stirnhirns und der Area gigantopyramidalis untersteht (vgl. C. und O. Vogts Schema).

(Anhangsweise sei noch bemerkt, daß der Nucleus substantiae innominatae seu ansae lenticularis, bei Lewy Nucleus basalis, seinen Verbindungen nach noch unbekannt ist. Hunt rechnet ihn zum „pallidalen System" und läßt ihn die gleichen Verbindungen wie das Pallidum besitzen; es ist aber bemerkenswert, daß er sich bei den Eisenreaktionen ganz gegensätzlich zum maximal reagierenden Pallidum verhält [oben S. 3]. C. und O. Vogt, Bielschowsky lehnen bekanntlich die Einbeziehung dieses Kernes in das „striäre System" ab.)

C. Rückblick und vorläufige Folgerungen.

Indem wir einen Rückblick auf die *anatomischen Beziehungen der extrapyramidal-motorischen Kerne* werfen, lassen sich zugleich aus den großen Linien der anatomischen Gliederung, soweit sie die bisherige Forschung aufhellen konnte, vorsichtige Schlußfolgerungen in Richtung auf die *Funktion* ableiten.

Durch seine aus dem Thalamus und einigen ihm räumlich zugeordneten Kernen des Zwischenhirns ($mv + t + ncF$) stammenden *Zufluß*fasern, neben welchen noch spärliche und umstrittene Zuflüsse aus dem Kortex in Betracht kommen, erscheint das *Pallido-Striatum* mit seinem reichen Gehalt an großen Zellen des motorischen Typus als ein (hauptsächlich) *motorisches Reaktionsorgan für thalamische Erregungen*.

Diese *thalamischen Erregungen* ihrerseits fließen nun aus *drei Quellen:* ein *erster Anteil* entstammt als (proprio- oder exteroceptiv-) sensible und sensorische Erregungen direkt oder via Kleinhirn der *Peripherie;* ein *zweiter* (in diesem Zusammenhang meist nicht genügend gewürdigter) *Anteil* thalamischer Erregungen entsteht im Zwischenhirn selbst (autochthon) durch chemischen, u. a. auch hormonalen, *Blut- und Liquorreiz* (dies dürfte insbesondere für einige der vitalsten „Triebe" — Stoffaufnahme-, Sexual-, vielleicht auch inhaltlosen Bewegungs- und elementaren seelischen Betätigungstrieb — mindestens in gewissem *Maße* Geltung haben); ein *dritter Anteil* thalamischer Erregungen endlich stammt aus *kortiko-thalamischen* Zuflüssen (namentlich aus Frontal- und vorderer Zentralregion), er dürfte (wenn auch vielleicht nicht durchweg) bereits Komponenten zentrifugaler oder im weiteren Sinne „*motorischer*" Vorgänge darstellen.

Bedenkt man diese Gliederung der thalamischen Erregungen, so kennzeichnet sich schon hiernach die exekutive Rolle des Striopallidum vermutungsweise als eine doppelte: einmal als eine *selbständige unmittelbar-reaktive* Rolle gegenüber humoral-autochthonen und der Peripherie entstammenden thalamischen Erregungen, wie gegenüber den schon im Thalamus selbst ausgelösten elementaraffektiven Folgewirkungen der letzteren (Head and Holmes); zum andern als *mitwirkende* Rolle bei *mittelbar-reaktiven* Entladungen, d. h. als eine Rolle im Dienste der *kortikalen* Reaktivität, nämlich des Affekt- und Willenslebens höherer Stufe.

Innerhalb dieser zwiefachen ausführenden Rolle des Striopallidum läßt ferner der kompliziertere (cortexverwandte) cytoarchitektonische Bau des *Striatum* und die nur mittels Schaltzellen erfolgende Übertragung der thalamischen Reize auf die großen motorischen Striatumzellen diesen Kern als ein *in Neben-*

schaltung dem primitiveren Pallidum übergeordnetes Teilzentrum erscheinen. Das *Pallidum* dagegen wird teils direkt zufließende, teils im Striatum umgeschaltete (vielleicht verstärkte und auf höhere Koordinationsstufe gebrachte) thalamische Impulse in Motorik umsetzen können, es wird potentiell gewissermaßen *zweier Funktionsstufen* fähig sein: einer selbständigen aber primitiveren, und einer unselbständigen, nur unter Leitung des Striatum ihm zukommenden, darum modifizierten und differenzierten Funktionsstufe. Beide Funktionsstufen, die *eigenpallidäre* und die *striato-pallidäre*, sind dabei für ihre Exekutive auf *dieselben* pallidofugalen Fasersysteme angewiesen (denn das Striatum hat nach herrschender Meinung keinen direkten Zugang zu den subpallidären Kernen), Fasersysteme, als deren nächste Erfolgsorgange noch nicht die Vorderhornzellen selbst, sondern lediglich *Hirnstammzentren* in Betracht kommen: einerseits dieselben *thalamischen* und räumlich zugeordneten Kerne ($mv + t + ncF$), welche auch Ursprungsstätten der pallido- und striopetalen Faserung sind, anderseits eine Anzahl von *durchweg im Dienste der Motilität stehenden hypothalamischen und Mittelhirnkernen:* das (daneben auch vegetativen Funktionen dienstbare) Corpus Luysi (überwiegend gleichseitig, teilweise gekreuzt), der Nucleus ruber (desgleichen), die Substantia nigra (gleichseitig), der Kern von Darkschewitsch (gleichseitig) und der Nucleus interstitialis (gekreuzt); endlich finden sich auch Kommissurfasern zum Pallidum der Gegenseite. Vielfach angenommen werden auch noch pallidofugale Fasern zu den Vierhügeln.

Was die pallidal angeregten *exekutiven Möglichkeiten dieser subpallidären Kerne* selbst anlangt, so ist für das *Corpus Luysi* nur eine Bahn zur Substantia nigra einigermaßen sicher, für die *Substantia nigra* eine solche zum vorderen Vierhügel und vielleicht zur Haubengegend, während sonstige ableitende Faserungen dieses mächtigen Ganglions noch hypothetisch sind. Der *Darkschewitschsche* und *interstitielle Kern* haben Anschluß an die distalwärts leitenden Anteile des hinteren Längsbündels, der *rote Kern* hauptsächlich durch rubrospinales und -retikuläres Bündel sowie durch rubro-cerebellare und -thalamische Fasern Einwirkungsmöglichkeiten auf tiefere Hirnstammgebiete, Kleinhirn und Rückenmarksvorderhorn, sowie auf Thalamus und dessen Einflußbereich; die *Vierhügel* endlich besitzen in der Vierhügelvorderstrangbahn vom vorderen und vielleicht in einer zum Kleinhirn ziehenden Verbindung vom hinteren Vierhügel distalwärts gerichtete motorische Abflußwege. — Während das *Corpus Luysi* bei nur unsicheren extrapallidären Zuflüssen als ein fast ausschließlich in Abhängigkeit vom Striopallidum arbeitendes Organ erscheint, haben die übrigen pallidär beeinflußten motorischen Kerne auch noch sichere, zum Teil sehr mächtige extrapallidäre Zuflüsse, so daß ihnen gegenüber der striato-pallidäre Einfluß von vornherein nur auf eine *Modifikation* ihrer von sonstigen Anregungen bestimmten Tätigkeit hinauskommen kann: solche extrapallidäre Zuflüsse erhält die *Substantia nigra* vom Corpus Luysi, vielleicht aus der Schleife, Hirnschenkelhaube, rotem Kern, Vierhügelgegend und Thalamus, vor allem aber aus der Rinde (der Zentralwindungen, des Stirnlappens und der an das Operculum anschließenden Teile des Scheitellappens); der *rote Kern* aus dem Dentatum und der Rinde des Stirnlappens; der *Darkschewitsch*sche und *interstitielle Kern* aus den Endkernen des Vestibularis; die *Vierhügel* endlich namentlich aus dem Opticus und Cochlearis. *Von frontaler wie sensomotorischer Rinde und von proprioceptiv-cerebellaren Ein-*

*flüssen einerseits, von Vestibularis-, Cochlearis- und Opticussensationen ander-
seits beeinflußte oder beherrschte subthalamische und Mittelhirnkerne* sind es demnach, *in deren Funktion das Striopallidum modifizierend einzugreifen vermag.*

D. Experimentelle Ergebnisse.

Auch tierexperimentelle Untersuchungen haben zur Aufklärung der extrapyramidal-motorischen Störungen Namhaftes beigetragen, positive Ergebnisse
aber mit Sicherheit bisher bloß bei Zerstörung oder Reizung subpallidärer Regionen gehabt (v. Economo und Karplus, Lafora, Rademaker, Brown
zit. bei Letzterem), während die Reizungs- und Ausschaltungsversuche an den
eigentlichen Stammganglien (siehe vor allem Wilson [3], woselbst frühere Arbeiten referiert; ferner Lewy [5]) bisher fast durchweg, namentlich bei einseitiger
Reizung oder Zerstörung, ein negatives Resultat hatten. Nur die zweiseitigen
Stammganglienverletzungen von Lewy beim Affen ergaben ein der menschlichen
Paralysis agitans ähnliches, hauptsächlich hypokinetisches Ausfallsbild, doch
ohne daß bisher der genaue Sitz der Läsionen (Striatum, Pallidum oder beide
Kerne?) auf Grund von Serienschnitten wie in Wilsons halbseitigen Versuchen
bekanntgegeben wäre. Positive Ergebnisse hatten ferner die früher erwähnten
Diphtherie- und Manganversuche (Lewy und Mitarbeiter, Mella, oben S. 5
und S. 45), in welchen eine Nachahmung striärer Hyperkinese durch elektive
kleinzellige Striatumschädigung, und striärer hypertonischer Hypokinese durch
Mitschädigung der großen Striatumelemente gelang.

Wie vorsichtig man *im ganzen* mit der Benutzung experimenteller Abbauver-
suche der Motorik beim Tiere zu Rückschlüssen auf den Menschen sein muß, das
lehrt schon der Vergleich großhirnloser Menschen (Edinger-Fischer, Trömner-
Jakob) mit den großhirnlosen, zum Teil auch striatum- und sogar pallidumlosen
Tieren von Karplus-Kreidl, Goltz, Zelioni, Rothmann, Dresel, Magnus
u. A.; und namentlich kann der von Magnus und seiner Schule erschlossene
hochkomplizierte tonische und Stellapparat des Mittel- und Nachhirns beim
Menschen nicht entfernt die Selbständigkeit und Leistungsfähigkeit bewahrt
haben, welche es ermöglichen, daß ein Mittelhirnkaninchen (abgesehen vom
Ausfall des spontanen Antriebs und der Zuordnung der Bewegungen zu den
komplizierteren Reizkombinationen und zum Erfahrungserwerb überhaupt) in
motorischer Hinsicht beim ersten Anblick fast noch einem normalen Tiere gleicht.

E. Pathophysiologische Haupttheorien.

Jeder Versuch, auf der Grundlage des anatomischen Aufbaus des extrapyramidal-motorischen Systems die Pathophysiologie der zugehörigen Bewegungsstörungen zu begründen, wird sich, das lehrt schon der Überblick über die
Faserverbindungen, heute noch in seinen Zielen durchaus bescheiden müssen.
Vor allem diejenigen Bewegungsstörungen, als deren Grundlagen sich Läsionen
des Corpus Luysi oder der Nigra feststellen lassen, erscheinen im Hinblick auf
die ungenügende faseranatomische Ergründung dieser Kerne heute noch nicht
in befriedigender Weise deutbar (gleicher Meinung mit Bezug auf die Nigra Bielschowsky [6], anderer Meinung Kleist [6] S. 1769).

Aber auch die Funktion der faseranatomisch schon ausreichend geklärten
Kerne (Striatum-Pallidum, Ruber, Dentatum) ist nicht etwa aus jenen Aufbau-

verhältnissen allein abzulesen, wenn diese auch, wie ausgeführt, gewissen Vermutungen allgemeinster Art Raum geben. Ins einzelne gehende Vorstellungen von den Funktionen des extrapyramidal-motorischen Systems hat — außer den noch beschränkten Beiträgen des Tierexperiments — erst die *klinische Analyse* der bei Läsion der einzelnen Anteile auftretenden Bewegungsstörungen und deren Deutung im Lichte jener *anatomischen Zusammenhänge* und gewisser *onto- und phylogenetischer* Grundtatsachen ermöglicht. Doch begegnet auch auf dieser erweiterten Grundlage die Erkenntnis der Pathophysiologie noch immer mannigfachen Schwierigkeiten, vielenorts sind erst Arbeitshypothesen erreicht worden, und die endgültige Klärung bleibt fast durchweg Aufgabe weiterer Forschung.

1. R. Hunt. Ein wesentliches Element der ersten umfassenden Theorie *aller* extrapyramidalen Bewegungsstörungen, welche R. Hunt 1916 und 1917 [1, 2] entworfen hat, bildet jene (bereits S. 93[1] erwähnte) Zusammenfassung der großen Striatumzellen mit den Pallidumzellen unter dem gemeinsamen Namen „pallidale Zellen" zu einem „Globus-pallidus-System", eine anatomische Basis, die nach bisheriger durch zahlreiche exakte Befunde gestützter Anschauung nicht haltbar erschien (siehe aber oben S. 93 Rieses und v. Monakows Ergebnisse, welche die Huntsche Betrachtungsweise wieder teilweise stützen; die letzteren sind allerdings erst in vorläufiger Form mitgeteilt). — Das Corpus striatum als Ganzes ist nach Hunt das große infrakortikale Zentrum für die Kontrolle und Regulation automatischer und assoziierter Bewegungen. Die Funktion der kleinen Zellen des Neostriatum ist dabei eine hemmende und koordinierende, die der „pallidalen" Zellen eine motorische. Eine elektive fortschreitende Atrophie des „pallidalen Systems", wie Hunt sie bei einem Falle von (juveniler) Paralysis agitans auffand, führt zu Lähmung, Rigor und Tremor, verbunden mit jenem bekannten Ausfall an automatischen und Mitbewegungen, welcher auch die Pulsionen erklärt. Auch die Langsamkeit der Willkürbewegungen und den Ausfall motorischer Initiative schiebt Hunt auf den Verlust unwillkürlicher und automatischer Bewegungen, ohne daß der Zusammenhang näher erläutert wird. Der Rigor wird ganz allgemein auf Verlust einer hemmenden Kontrolle des „peripheren Tonusmechanismus" zurückgeführt, welche dem „pallidalen" System analog wie dem kortikalen zukommt, nur daß jene Hemmung von letzterem System auf pyramidalem, von ersterem System auf extrapyramidalem Wege durch Vermittlung von Nucleus ruber, Corpus Luysi und Nigra ausgeübt wird. Den Tremor möchte Hunt durch eine bei Erkrankung des „pallidalen" Systems erfolgende Enthemmung eines „inhibitorischen Tremorzentrums" in der hypothalamischen Region erklären (eine Erklärung, die mit einer früher von Wilson gegebenen sich berührt). — Dem „*pallidalen*" *Syndrom* steht das *Syndrom des Neostriatum* gegenüber. Und zwar kommt es bei elektiver Erkrankung von dessen *kleinen* Zellen, wie sie Hunt (ähnlich übrigens vorher schon Kieselbach) als Grundlage der Huntingtonschen Chorea auffand, durch Ausscheiden von deren hemmender und koordinierender Funktion gegenüber dem „pallidalen System" zu enthemmtem und ataktischem Funktionieren dieses letzteren, das sich durch choreatische Spontanbewegungen kundgibt. Werden die zum „pallidalen System" gerechneten *großen* Zellen des Neostriatum vom Krankheitsprozeß mitgegriffen (wie beim C. Vogtschen Status marmoratus), so mischt sich eine Tendenz zu choreiformer Störung mit einer solchen zu leichtem Rigor, es resultiert (neben spastischer Diplegie) Athetose. Bei der Wilsonschen Krankheit sind Neo- und Paläostriatum gemeinsam ergriffen, Rigor und Tremor erklären sich daher, wie bei der Paralysis agitans, aus der Läsion des „Globus-pallidus-Mechanismus", andere hier gelegentlich beobachtete unwillkürliche Bewegungsstörungen (wie klonische und tonische Spasmen, choreo-atheoide Bewegungen) aus der Ausschaltung des hemmenden Mechanismus des Neostriatum, d. h. durch Mituntergang von dessen kleinzelligem Anteil; die Verschiedenheit des Symptomenbildes hängt von dem relativen Grad der Beteiligung beider „Systeme" ab. Choreatische und athetotische Störungen, welche sich bei Läsion des Thalamus oder Bindearmes finden, sind bei *Thalamus*läsion bald durch Mitläsion des Striatum, bald durch Läsion der Ursprünge der thalamo-neostriären Fasern oder durch Läsion dieser selbst, bei *Bindearm*läsion durch Ausfall der Zuflüsse zum Thalamus zu erklären. Chorea bei im frühen Leben erworbenen Rindenläsionen wird auf „Reizung" auf dem Wege kortiko-thalamischer Fasern bezogen.

In späteren Ergänzungen seiner Theorie führt Hunt (3, 5, 7, 8) eine Einteilung der gesamten Leistungen der quergestreiften Muskulatur in kinetische und Haltungsfunktion durch (indem er sie zugleich mit der Dualitätslehre der Muskelkontraktion verbindet). Der *kinetischen Funktion* (kontraktilen Tonuskomponente) dienen das *archäo-, paläo- und neokinetische System*, der *Haltungsfunktion* (plastischen Tonuskomponente) das *archäo-, paläo- und neostatische System.* Zentrum des paläokinetischen Systems ist das Corpus striatum (Leistung dieses Systems die automatischen und assoziierten Bewegungen auf extrapyramidaler Bahn), Zentrum des neokinetischen Systems die motorische Rinde (Leistung isolierte Bewegungen auf pyramidaler Bahn). Zentren des paläo- und neostatischen Systems sind Paläo- und Neocerebellum, ersteres zugleich den Nucleus fastigii, globosus, emboliformis, letzteres den Nucleus dentatus umfassend; das paläostatische System würde dabei die älteren statischen Funktionen von „automatischem und assoziiertem Typus" beherrschen, das neostatische System unter Mitwirkung der corticocerebellaren Bahnen den höheren Haltungsfunktionen bei der isolierten synergischen Motilität dienen. Archäokinetisches und archäostatisches System haben ihr Zentrum im Rückenmark und Hirnstamm (Leistung des letzteren Systems sind die von Magnus nachgewiesenen Haltungsreflexe). Auch in der Peripherie bedienen sich das kinetische und das statische System getrennter Apparate: dem ersteren dient die anisotrope Substanz des quergestreiften Muskels mittels der spinalen markhaltigen motorischen Faser, dem letzteren System das Sarkoplasma mittels sympathischer Faser (1918 war dagegen die Dualitätstheorie mit einem anderen Gegensatz in Beziehung gebracht worden, nämlich mit dem zwischen neokinetischem und -cerebellarem System einerseits, paläokinetischem und -cerebellarem System anderseits). Näher kann auf diese (trotz mancher allzu schematischer Folgerungen) geistvoll durchgeführten Systematisierungsversuche nicht eingegangen werden; ihr Wert hängt nicht vom Stehen oder Fallen der Dualitätstheorie der Muskelkontraktion ab. — Bisher hat Hunt hauptsächlich den Gegensatz von paläokinetischen (striatopallidären) und neokinetischen Störungen, sowie den Gegensatz von kinetischen und statischen Störungen überhaupt herausgearbeitet, nicht dagegen, wie einige der nachher zu behandelnden Theorien (Kleist, Foerster), den Gegensatz zwischen paläokinetischen Leistungen einerseits, paläo-neostatischen (cerebellaren) Leistungen anderseits zur Grundlage der Erklärung gewisser extrapyramidal-motorischer Symptome gemacht. — Zugefügt sei noch, daß Hunt neuerdings innerhalb des paläokinetischen Zentrums (Corpus striatum) den kleinen Zellen des Neostriatum, deren Axone er im Globus pallidus endigen läßt, ausschließlich *hemmende* Funktionen zuschreibt (wie überhaupt allen Zellen vom II. Typus Golgis): paläokolytisches System; seinem großzelligen „Globus-pallidus-System" dagegen ausschließlich motorisch-*erregende* Funktionen gegenüber den distal gelegenen Kernen (Corpus Luysi, Nucleus ruber usw.): paläoerethistisches System.

2. K. Kleist. Die 1918 (ersichtlich ohne Kenntnis der Huntschen Anschauungen) von Kleist entworfene, die Lehren von Anton und Bonhoeffer aufnehmende und zum Teil umgestaltende Theorie der „subkortikalen Bewegungsstörungen" kommt in manchen Punkten der von Hunt nahe, enthält aber auch eine Reihe eigenartiger bedeutungsvoller Momente. Ähnlich wie für Hunt sind auch für Kleist der Linsen- und Schwanzkern „Zentren der Ausdrucks- und Mitbewegungen", der „Automatismen". Die *Impulse* zu den automatischen Bewegungen und die zur Koordination der Ausdrucks- und Mitbewegungen nötigen sensiblen Erregungen erhalten sie auf dem Wege der Thalamus-Striatum-Faserung (Striatum hier bei Kleist die *beiden* Anteile des Corpus striatum, das Pallidum und das Striatum im engeren Sinne bezeichnend); ihre *Koordination* und *Innervation* erfolgt erst im Streifenhügel selbst, der dann auf dem Wege des roten Kernes auf das Rückenmark einzuwirken vermag.

Die meist von lebhaften Mit- und Ausdrucksbewegungen begleiteten *choreatischen und athetotischen Bewegungen*, welche als inkoordinierte, in ihre Bausteine zerfallene und zugleich gesteigerte Mit- und Ausdrucksbewegungen anzusehen sind, müssen daher erwartet werden bei Erkrankungen des Streifenhügels selbst und bei Verletzung der Bahnen und Schaltstellen, durch welche dem Streifenhügel zentripetale Erregungen zufließen, d. h. des Dentatum und Bindearms, Sehhügels und der Thalamus-Corpus striatum-Faserung. Daß es aber (und hierin liegt ein ebenso gegenüber Hunt wie gegenüber den Späteren *besonderes* und sehr wichtiges Moment der Kleistschen Theorie) bei dieser Regulationsstörung zu einer Bewegungs*steigerung* kommt, wie sie in den choreatischen und athetotischen Bewegungen in Erscheinung tritt, das beruht nach Kleist auf dem mit jenen Bahn- oder Schaltstellenverletzungen verbundenen Wegfall einer normalerweise *vom Kleinhirn gegenüber dem Corpus striatum ausgeübten Hemmung,* die mit seiner regulierenden Funktion einhergeht. (Später, 1923, hat Kleist dies gegenüber Einwänden von C. und O. Vogt in der Art erläutert, daß Pallidum, roter Kern und rubrospinale Bahn „eine letzte gemeinsame Strecke" im Sinne Sherringtons bilden, welcher sowohl vom Kleinhirn kommende wie vom Striatum im engeren Sinne ausgehende Erregungen zufließen. Beide Ströme halten sich in einem gewissen Gleichgewicht, so daß bei Abstauung des einen der andere ein Übergewicht erhält.)

Erkrankungen des Corpus striatum selbst führen überwiegend dann zu choreatischen und athetotischen Bewegungen, wenn die „kleinzelligen Striatumanteile" Putamen und Schwanzkern verletzt sind (und zwar nimmt Kleist heute als Grundlage dieser Störungen speziell Schädigung der *Klein*zellen innerhalb des Putamen und Caudatum in Anspruch, 6, S. 1769). Dem Globus pallidus kommen hauptsächlich motorische, dem Putamen und Caudatum vornehmlich rezeptorische und verknüpfende Funktionen zu. Jene Auffassung erklärt, daß Chorea und Athetose, als Enthemmungserscheinungen an den Automatismen, mehr vom Putamen und Schwanzkern als vom Pallidum ausgehen. Soweit (wie in den Fällen von Fischer und Rothmann, oben S. 15) Athetose auf Pallidumerkrankung beruht, denkt Kleist zur Erklärung an eine Läsion der das Pallidum durchziehenden oder in ihm endigenden striopetalen (d. h. hier: zum Corpus striatum ziehenden) Fasern.

Die *subkortikale Akinese* — vorkommend bei Thalamusherden, aber auch bei Erkrankungen des Linsen- und Schwanzkernes (z. B. bei Paralysis agitans: Kleist 1908, bei Wilsonscher Krankheit) — tritt dann auf, wenn entweder (bei Thalamusherden, namentlich in dessen hinterem Teile) nicht nur die regulierenden vom Bindearm und roten Kern herkommenden Impulse, sondern alle oder doch ein großer Teil der dem Sehhügel überhaupt zufließenden Eindrücke, insbesondere der Schleife, unterbrochen sind; oder aber dann, wenn (bei Corpus striatum-Herden) speziell die *striofugalen, aus dem Pallidum entspringenden* Faserzüge der Linsenkernschlinge zerstört sind (Parkinsonsche, Wilsonsche Krankheit); denn hierdurch wird, besonders im Verein mit Erkrankungen des Linsenkernes selbst, die *Entäußerung* striärer Automatismen unmöglich gemacht. Gleichzeitig aber wird hierbei der rote Kern, welcher vermöge der durch den Bindearm ihm zuströmenden Kleinhirnerregungen der Hauptvermittler des Muskeltonus ist, von einer Hemmung befreit, die der Linsenkern auf dem Wege der Linsenkernschlinge auf ihn ausübt, es kommt daher zu *tonisch-kataleptoider Muskelstarre.* Für den Rigor wird also von Kleist eine weit mehr ins einzelne gehende Theorie entwickelt als von Hunt[1]).

Bei Erkrankung von Putamen und Schwanzkern oder auch bei teilweiser Erkrankung des Globus pallidus werden Muskelstarre und Ausfall von Automatismen nicht vorhanden sein, vielmehr nur Chorea und Athetose (vgl. aber unten), weil die Linsenkernschlinge hierbei nicht in erheblichem Grade zu leiden braucht. Je mehr aber der Ursprungsort der striofugalen Teile der Linsenkernschlinge, nämlich der Globus pallidus, und die Linsenkernschlinge selbst an der Erkrankung beteiligt ist, desto mehr werden Ausfall von Automatismen und tonische Erscheinungen an die Stelle jener Hyperkinesen treten; so erklärt sich auch der Übergang der Athetose in Versteifung bei zunehmendem Pallidumschwunde im Fischerschen Falle. (Modifizierend führt Kleist 1923 aus [4a], daß auch bei reinen umfangreichen *Striatum*herden die Akinese das Bild beherrscht — Striatum jetzt sensu

---

[1]) Die von v. Economo (3) etwa gleichzeitig aufgestellte Theorie des Wilson-Rigors ist ähnlich der Kleistschen, für v. Economo ist es das Corpus striatum, speziell der Nucleus caudatus, welcher den Kleinhirntonus durch Angreifen am Ruber inhibiert. — In allgemeinerer Form wurde der Paralysis-agitans-Rigor, wie ich einem Zitat bei Wilson (4, S. 271) entnehme, schon von Jackson 1877 auf ein Überwiegen des cerebellaren tonischen Einflusses infolge Wegfalls des cerebralen bezogen, jedoch ohne den Stammganglienrigor hierbei von dem pyramidalen Rigor (Spasmus) zu sondern.

strictiori —, und sieht darin eine Folge „afferent-koordinatorischer Störung“ nach Analogie des Bewegungsausfalls bei Hinterwurzeldurchschneidung oder bei manchen Verletzungen der hinteren Zentralwindung, zum Unterschied von der 1918 von ihm behandelten Akinese bei Pallidum- und Linsenkernschlingenzerstörung, die eine echte motorische Ausfallserscheinung darstellt. Die Akinese der Paralysis agitans rechnet er zur Pallidumakinese. Beiderlei Formen von Akinese können sich im Einzelfalle auch mischen.)

Das *Zittern*, das bei Erkrankungen des Kleinhirns, der Bindearme und des Nucleus ruber vornehmlich in intentioneller Form, ferner bei Thalamus- und Linsenkernerkrankungen auftritt, möchte Kleist nicht als direktes Symptom des Corpus striatum, sondern eher als eine Funktionsstörung der motorischen Haubenzentren, besonders des roten Kernes auffassen, genauer als eine Tonusstörung durch Wegfall regulierender, hemmender und fördernder Einflüsse, welche von Kleinhirn, Thalamus und Linsenkern auf diese Haubenzentren ausgeübt werden; eine Vorstellung, die wiederum spezieller als die im übrigen ähnliche von Hunt gestaltet ist.

In einer nach Abschluß meiner Arbeit erschienenen (6) hat Kleist namentlich das Verhältnis der pallidären Starre und der bei Ruberfällen auftretenden Störungen zur tierischen und menschlichen Enthirnungsstarre, die Theorie des Antagonisten- und Intentionstremors, der Hyperkinesen bei Läsion des Corpus striatum und distalerer Gebiete teils erstmals, teils eingehender als früher erörtert. Der Hauptpunkt, in welchem die von mir vertretene Auffassung von derjenigen Kleists abweicht, liegt wohl darin, daß für ihn der Untergang der striären Großzellen niemals zu Rigor führt, daher er auch die unter Umständen mit erheblicher Hypertonie einhergehenden Hyperkinesen (Athetose, Torsionsspasmus) nicht als rein striäre gelten läßt usw. (Vgl. oben S. 19[1], 21[1], 22[2]; ferner 52f., 114f.) Eine bemerkenswerte Übereinstimmung zwischen den von mir gezogenen Schlüssen und Kleists Auffassung besteht in der Frage des pallidären Tremors (oben S. 52). Im übrigen verweise ich auf die zahlreichen Zusätze, durch welche ich die Hauptpunkte der Kleistschen Arbeit noch zu verwerten gesucht habe.

3. C. und O. Vogt. Gestützt auf die erstmals scharf herausgearbeiteten anatomischen Beziehungen, betonen C. und O. Vogt (2, ferner 3, 4) noch stärker als ursprünglich Kleist einen funktionellen Gegensatz zwischen Striatum und Pallidum, unterscheiden sich aber vor allem dadurch von Kleist, daß sie einen hemmenden Einfluß des Kleinhirns gegenüber dem Corpus striatum leugnen und die Hyperkinesen daher ohne Zuhilfenahme einer subcerebellaren Enthemmung des Striatum deuten; ferner dadurch, daß sie die Akinesen — als Ausdruck *desselben* Ausfalls, der auch die Hyperkinesen erzeugt — nicht sowohl durch Wegfall pallidofugaler Innervation (oder durch „afferent-koordinatorische Störung“, wie Kleist 1923 die Striatumakinese), als vielmehr durch Ausfall striopallidärer Impulse erklären, und daß sie auch Hypertonien nicht bloß in Abhängigkeit von Läsion des Pallidum und der Linsenkernschlinge, sondern auch von Striatumläsion zustande kommen lassen (in letzterem Punkte teilweise der Huntschen Theorie konform, doch ohne speziell nur die großen Striatumzellen mit der Hypertonie in Beziehung zu bringen).

Versuchen wir die Hauptzüge der C. und O. Vogtschen Theorie nachzuzeichnen. Von ihnen wird zunächst aus den klinischen Symptomen beim Status marmoratus (oben S. 14f.), beim Status fibrosus (oben S. 4), bei der Totalnekrose des Striatum und seiner Nachbarschaft (Wilsonschen Krankheit), beim Status desintegrationis (Paralysis agitans) und bei einigen sonstigen von ihnen anatomisch untersuchten Fällen von Striatumschädigung ein *Striatumsyndrom* abgeleitet, das sich hauptsächlich durch folgende Einzelstörungen kennzeichnet: vor allem eine *Spastizität*, welche durch periphere und namentlich psychische Reize, nicht aber durch Dehnungsreflexe sich steigert, meist Agonisten und Antagonisten gleichmäßig befällt und eine gewisse Abnahme der Muskelkraft, Bewegungsverlangsamung und Pseudoadiadochokinese bedingt. In seltenen Fällen findet sich an Stelle des Spasmus eine bisher noch nicht näher analysierte *Hypotonie*. Weitere Erscheinungsformen des Striatumsyndroms sind *Spasmus mobilis, choreatische* und *athetotische* Bewegungen (welch letztere sich eventuell auch in einem Pseudo-Babinski äußern können), *Zittern, Mitbewegungen, Zwangsweinen und Zwangslachen*. Diesen im ganzen als *Hyperkinesen*, zum Teil auch als *Inkoordinationen* (besonders im Bulbärgebiet, beim Gehen und Stehen) zusammenfaßbaren Störungen stehen *hypokinetische* Symptome zur Seite: nämlich das Fehlen gewisser primärer Automatismen, welches zu Bewegungsarmut (speziell im Mienenspiel, Mitbewegungen, Positionsänderungen, Orientierungsbewegungen, Schutz- und Abwehrreflexen), zu Störung gewisser Willkürbewegungen (besonders der Sprache, des Schluckens und des Gehens) und zu einer mäßigen allgemeinen motorischen Schwäche führt. An dem Striatumsyndrom kann die gesamte Skelett-, sowie auch die Harnblasenmuskulatur beteiligt sein, vielfach aber ist es auf gewisse Muskelgruppen beschränkt: besonders auf die der Sprache und des Schluckens, oder, wie bei der Brachybasie, auf die Rumpf- und Beinmuskulatur usw. Negativ ist das Striatumsyndrom gekennzeichnet durch das Fehlen von Störungen in den Sehnenreflexen, dem Bauchreflex, der Trophik, der Sensibilität und der Intelligenz.

Was demgegenüber das *Pallidumsyndrom* anlangt, so gehen C. und O. Vogt aus von der Feststellung, daß eine *isolierte* Erkrankung des Pallidum beim teilweisen Durchsetztwerden dieses Kernes durch die vom Thalamus zum Striatum verlaufende Faserung ohne Schädigung der Striatumfunktion nicht vorkommen könne. Und da aus den Fällen von Landouzy, Berger, Eichhorst hervorgehe, daß durch *einseitige* Erkrankung des Striatum und Pallidum das Striatumsyndrom keine Änderung erfährt, so schließen C. und O. Vogt, daß eine *einseitige Erkrankung des Pallidum*, wenn sie in reiner Weise möglich wäre, ebenfalls *nur das Striatumsyndrom* zeitigen würde. Das *Syndrom einer beiderseitigen Pallidumerkrankung* dagegen — so lehren die Endstadien der Wilsonschen Totalnekrose und des Status dysmyelinisatus (oben S. 15) — besteht in vollständiger *Versteifung* „in ganz vertrackten Stellungen". Auch der Rigor der Paralysis agitans ist ein Pallidumsyndrom (während die übrigen Symptome dieser Krankheit auf den Ausfall der Striatumfunktion bezogen werden).[1]) Leichte Erkrankungen des Pallidum zeigen ein dem Striatumsyndrom ähnliches Bild (4, S. 55).

Was das Auftreten von Symptomen des Striatum- und Pallidumsyndroms bei *Erkrankungen außerhalb des Striatum und Pallidum* anlangt, so führen C. und O. Vogt die Athetose in den Thalamusfällen von Herz, Roussy (oben S. 19, 9) auf Mitverletzung der thalamo- und subthalamo-striären Faserung zurück, anerkennen die zum Hemiballismus gesteigerte Chorea des O. Fischerschen Falles (oben S. 8) als Folge der isolierten Erkrankung des Corpus Luysi, stehen dagegen der Beweiskraft der Bindearm-Ruber-Fälle von Bonhoeffer, v. Halban-Infeld, Marie-Guillain, Kleist-Bremme (oben S. 7, 18) zweifelnd gegenüber. Zusammenfassend gelangen sie hier zu der Anschauung, daß einseitige Erkrankung der mit dem Striatum in enger Faserverbindung stehenden thalamischen und subthalamischen Grisea wie der betreffenden Faserverbindungen selbst Striatumsyndrome zeitigt, daß dagegen die Hervorrufung solcher durch außerhalb dieses zum „striären System" (oben S. 3) zusammenfaßbaren Neuronenkomplexes gelegene Erkrankungen nicht erwiesen sei.

Die *Deutung des Striatumsyndroms* erfolgt von dem eingehend begründeten Standpunkte aus, daß es sich bei den seiner Aufstellung zugrundegelegten Krankheitsbildern durchweg um *Ausfall*serscheinungen handelt. Da anatomische Tatsachen dem Striatum eine analoge Rolle gegenüber dem Pallidum zuzuteilen nötigen, wie sie der motorischen Rinde gegenüber den von ihr abhängigen Grisea der Haube und des Rückenmarks zukommt, so muß das Striatum nicht nur *hemmende* Funktionen gegenüber dem Pallidum und damit subpallidären Kernen besitzen, sondern als Zentrum eines übergeordneten Reflexbogens auch die *Anregung* zu bestimmten Bewegungen dem Pallidum übermitteln. „Überall — so sagen C. und O. Vogt — wo bei einer striären Erkrankung als substriäre Enthemmungen aufzufassende Erscheinungen sich zeigen, müssen dementsprechend Symptome einer striären Akinese sich nachweisen lassen, soweit die substriären Enthemmungen nicht so intensiv sind, daß sie die akinetischen Erscheinungen vollständig verdecken." So erklärt sich der Ausfall primärer Automatismen, der nach C. und O. Vogt durchweg beim Striatumsyndrom nachzuweisen ist, aus dem Ausfall dieser anregenden Striatumfunktion gegenüber dem Pallidum, und damit auch die leichte Abnahme der motorischen

---

[1]) Wird der *Rigor der Paralysis agitans* schlechthin als ein „Pallidumsyndrom" angesehen (s. hierzu unten S. 116), so scheint angesichts der nicht seltenen (zunächst) *halbseitigen* Fälle mit Rigor die These eingeschränkt werden zu müssen, daß einseitige Pallidumerkrankung nur das Striatumsyndrom zeitige.

Kraft, das Unterbleiben des Mienen- und Gestenspiels, der Positions- und Blickänderungen (überhaupt Orientierungsbewegungen), der Schutz- und Abwehrreflexe. Speziell für die Sprach- und Gehstörungen des Striatumsyndroms wird dabei die Anschauung zurückgewiesen, als ob das Striatum etwa ein Sprachzentrum oder Zentrum für den aufrechten Gang enthalte, vielmehr sind jene Koordinationsstörungen auf den Verlust niederer phylogenetisch alter Automatismen zurückzuführen, welche „in den Ablauf der allmählich entstandenen kortikalen Bewegungen hineinverflochten sind". Aber daß ein Teil der primären Automatismen in die höherkoordinierten· kortikalen Willkürbewegungen aufgenommen wird, das äußert sich nicht nur in Bulbärsymptomen, Geh- und Stehstörungen, sondern auch in einer echten Verarmung und Vereinfachung anderer Willkürbewegungen bei Striatumerkrankungen (3, S. 835). Als indirekte Striatumakinese betrachten die Autoren auch diejenige bei Thalamusausfall (wie im Falle Cassian H. von Anton, oben S. 58).

Im Gegensatz zu diesen auf Wegfall striärer dem Pallidum zuströmender Anregungen beruhenden paretischen und akinetischen Störungen enthüllen uns die *hyperkinetischen* Störungen des Striatumsyndroms (Hypertonie [die aber bei reinen Striatumerkrankungen wohl niemals dauernder Natur sei: 4, S. 54], ferner Chorea, Athetose und Torsionsspasmus, Mitbewegungen, Zwangslachen und -weinen, Zittern) die Wirkungen des *Ausfalls striärer Hemmungen*, sie stellen „*substriäre Hyperkinesen*" *durch Enthemmung des Pallidum* dar. Welche Momente dabei den speziellen Charakter der Hyperkinese im Einzelfalle bestimmen, ist nach C. und O. Vogt vorläufig nicht zu entscheiden, nur daß angeborene oder in den ersten Lebensjahren auftretende Striatumschädigungen in bevorzugter Weise athetotische Hyperkinesen erzeugen.

Die bei Läsionen des Thalamus und vielleicht (falls nämlich die von C. und O. Vogt noch angezweifelte Bindearmchorea usw. doch existieren sollte) auch bei Läsionen thalamopetaler Bahnen auftretenden Hyperkinesen nach Art derjenigen des Striatumsyndroms erklären sich teils, wie schon oben ausgeführt, durch direkte Mitläsion der thalamostriären Faserung[1]), teils durch Ausfall wesentlicher Zuflüsse zu deren Ursprungsgebiet ($mv + t + ncF$), sind also sämtlich ebenfalls letzten Endes *substriäre* Hyperkinesen.

Die Steigerung der substriären Hyperkinesen durch Sinnesreize, durch Einstellung der Aufmerksamkeit auf die Hyperkinesen und vor allem durch Affekte beruht auf Einwirkung kortiko-thalamischer Zuflüsse auf die Ursprungszentren der thalamo-pallidären Bahn, wie denn auch die über den Ausfall primärer Automatismen hinausgehende, auch willkürliche und affektiv bedingte Bewegungen umfassende Akinese im zitierten Antonschen Falle zurückzuführen ist auf die Ausschaltung kortiko-thalamischer indirekter Einflüsse, welche normalerweise durch jene Ursprungszentren auf das Striatum + Pallidum übertragen werden.

Die Ähnlichkeit der Motilität des kleinen Kindes in den ersten Monaten mit dem striären Syndrom erklärt sich aus der späteren Markreifung des Striatum (oben S. 2) bei früh vollendeter Pallidumreife.

Die *pathophysiologische Deutung des Pallidumsyndroms*, das gegenüber dem Striatumsyndrom sich durch die „Monosymptomatologie" der reinen Versteifung auszeichnet, kann nur in allgemeinen Zügen erfolgen: es handelt sich um eine *Enthemmung subpallidärer Zentren*; welches von diesen hierbei maßgebend ist, läßt sich nach C. und O. Vogt vorläufig nicht entscheiden; sie weisen nur auf die Analogie mit der Sherringtonschen Enthirnungsstarre hin. Daß zwar das Striatumsyndrom, nicht aber das Pallidumsyndrom einseitig auftritt, erklärt sich aus einer Halbkreuzung der pallidofugalen Bahnen (jenseits des Corpus Luysi), wodurch jedes Pallidum auf beide Körperhälften einzuwirken vermag. Bei einseitiger Zerstörung der Ursprungszentren der striopetalen Faserung aus Thalamus und Subthalamus oder bei Zerstörung des Pallidum einer Seite würde so zwar die Bahn zum gleichseitigen Striatum vernichtet sein, die pallidäre Beeinflussung der herdgegenseitigen Körperhälfte aber trotzdem durch das anderseitige Pallidum gewahrt bleiben,

---

[1]) Die Worte 2, S. 33 „oder diese in ihrem Verlauf" scheinen mir zu zeigen, daß C. und O. Vogt den Herzschen Fall (oben S. 19) durch Läsion thalamo-striärer Fasern bei ihrem Durchtritt durch den ventralen Thalamuskern (der verletzt war) erklären, so daß Kleists Einwand (4a, S. 278) wohl nicht gerechtfertigt sein dürfte.

es würde also nur das halbseitige Striatumsyndrom entstehen. Doppelseitige Einwirkung der pallido-fugalen Bahnen wird auch durch einige sonstige Erfahrungen direkt wahrscheinlich gemacht, so durch das Auftreten von Zwangslachen bei einseitigem Herd (unveröffentlichter Fall von Freund), das Auftreten von Brachybasie unmittelbar nach einem Iktus (P. Marie), endlich durch das zeitweilige Übergreifen der Chorea auf die Herdseite in dem von C. und O. Vogt anatomisch untersuchten Liepmannschen Falle einseitigen Striatumherdes (oben S. 9).

(Der Schwierigkeiten, welche die Erklärung der pallidumbedingten Athetose beim Status dysmyelinisatus und den verwandten Fällen der Literatur — oben S. 15 — unter Zugrundelegung obiger Annahmen bietet, suchen C. und O. Vogt mit aller Reserve durch Voraussetzung einer Stauung thalamo-pallidärer, pallidofugaler und striopallidärer Reizenergie Herr zu werden, 3, S. 764; doch soll darauf nicht näher eingegangen werden.)

Von großer Bedeutung ist ferner noch die schon von Mingazzini begründete, namentlich aber durch die Forschungen von C. und O. Vogt geförderte Erkenntnis, daß im Striatum und Pallidum eine weitgehende *somatotopische Gliederung* in orocaudaler Richtung besteht, derart, daß ganz oral die Willkürmuskulatur der Sprache, dann die der Mimik, der Arme, des Rumpfes und ganz caudal die der Beine vertreten ist; für Augenbewegungen, Harnblase und Defäkation, welche ebenfalls in diesen Kernen vertreten sind, läßt sich die Lokalisation noch nicht angeben (4, S. 54). (Bestätigung fand diese Gliederung durch Jakob, Lewy u. A.)

Rückschließend aus den Ergebnissen der pathophysiologischen Deutung von Striatum- und Pallidumsyndrom gelangen C. und O. Vogt zu folgenden Anschauungen von der *normalen Funktion des Striatum und Pallidum*: beide Kerne sind Zentren für die „primären Automatismen“, und zwar vermittelt das Pallidum direkt sehr primitive Automatismen, die in den ersten Lebensmonaten als ungehemmte Ausdrucksbewegungen, Gesten, Mitbewegungen, Pulsionen des Säuglings rein in Erscheinung treten. Später erfahren diese Pallidumreflexe durch die sich entwickelnde Funktion des übergeordneten Striatum „vor allem auf denervatorischem, aber auch auf innervatorischem Wege“ eine starke (jedoch ebenfalls unwillkürliche, primär-automatische) Zügelung, durch die sie verfeinert werden. Das Striatum des Erwachsenen wird so zum Zentrum für das unbewußte Mienen- und Gestenspiel, für automatische Mitbewegungen und Positionsänderungen, für Abwehr- und Schutzreflexe. Striatumautomatismen treten aber auch als elementare Teilbewegungen in die höher koordinierten kortikalen Willkürbewegungen ein (Sprache, Schlucken, Gehakt und noch andere Willkürbewegungen). Das Striatum wirkt nur auf das gleichseitige Pallidum, das Pallidum aber auf beide Körperhälften ein.

Die Kleistsche wie die C. und O. Vogtsche Theorie in ihren Hauptzügen wiederzugeben, rechtfertigt sich schon wegen des maßgebenden Einflusses, den sie teils im ganzen, teils in einzelnen Punkten auf die nunmehr zu besprechenden Theorien ausgeübt haben.

4. A. Jakob. Besonders eng schließen sich, soweit Striatum und Pallidum in Frage kommen, an C. und O. Vogts Standpunkt die Anschauungen von A. Jakob (5) an, so daß ich nur die Abweichungen hervorzuheben brauche.

Was das *Striatumsyndrom* anlangt, so ist die von Jakob angenommene spezielle Beziehung rigider Zustände auf eine vornehmliche Erkrankung oder starke Miterkrankung der *großen* Striatumzellen hervorzuheben (worin er mit Hunt und Lewy übereinkommt), während die elektive Erkrankung der kleinen Striatumzellen als Grundlage der Chorea auch schon von Hunt, minder scharf auch von C. und O. Vogt betont wurde. Ferner nimmt Jakob an, daß *leichtere diffuse* Affektionen des Striatum *Parakinesen* hervortreten lassen (wobei die Rolle des leichteren Intensitätsgrades allerdings in etwas wechselnder Weise gewertet wird: S. 385: Hauptfaktor; S. 323: gewisse Rolle; noch reservierter S. 375; anderseits S. 65), ein Punkt, zu dem ich bereits oben S. 30 Stellung genommen habe.

Das *Pallidumsyndrom* besteht nach Jakob bei nur partieller Läsion in Athetose und Torsionsbewegungen mit hypertonischen Zuständen, gelegentlich auch in rhythmischen komplexen Bewegungen, die nach ihm vielleicht mit der speziellen Lage und Richtungsentwicklung der pallidären Herde zusammenhängen; ausgedehnte pallidäre Herde sind auch nach Jakob durch hochgradige Versteifung, häufig mit Kontrakturentwicklung gekennzeichnet.

Auch in der *pathophysiologischen Deutung* übernimmt Jakob für die *Striatumfunktion* (S. 373) die wesentlichen Ergebnisse der C. und O. Vogtschen Analyse. Ebenso wie diese Forscher bezieht er die *hypokinetischen* Erscheinungen des Striatumsyndroms auf einen Ausfall striärer *anregender* Innervation gegenüber dem Pallidum. Von den *Hyperkinesen* faßt er die Chorea (unter Verwertung der Anschauungen von Hunt, Kleist und Foerster) nicht als substriäre Enthemmungserscheinung schlechthin, sondern spezieller als eine durch den Ausfall der koordinierenden Funktion der kleinen Assoziationszellen des Striatum bedingte Ataxie pallidärer Eigenleistungen auf. Die kindliche Athetose (die allein für Jakob auf reiner Striatumläsion beruht) deutet er ganz im Sinne von C. und O. Vogt als substriäre Enthemmungserscheinung usw. Wenn sich beim Erwachsenen diffuse striäre Erkrankungen nach Jakob nicht in Athetose, sondern nur in Tremor und Wackelbewegungen kundgeben, so erblickt er auch in diesen Störungen „Inkoordinationen von Bewegungssynergien, denen das Pallidum funktionell vorsteht". In der spätkindlichen und der im jugendlichen und erwachsenen Alter auftretenden Athetose sieht Jakob, wie schon angedeutet, ausnahmslos ein *Pallidum*syndrom, und der Torsionsspasmus ist ihm (in Anlehnung an Foerster und Orzechowski) eine „proximale Athetose der großen Rumpf- und Extremitätenmuskulatur"; indessen die patophysiologische Deutung dieser Erscheinungsweisen des Pallidumsyndroms ist auch für Jakob (wie die Pallidumathetose schon für C. und O. Vogt) ein schwieriges Problem (S. 377), dessen Lösungsversuch von dem C. und O. Vogtschen weit abweicht: denn für die spätkindlichen und jugendlichen Fälle der Athetose erblickt Jakob in den verzerrten Massenbewegungen, niederen Reflexbewegungen wie Greif- und Umklammerungsreflexen, Schnauzenstellung der Lippen, unartikulierten Lautäußerungen u. dgl., durch die er sie ausgezeichnet findet, ein Hervortreten *subpallidärer* Reflexmechanismen, „vornehmlich solcher des Mittelhirns und Hirnstamms". Zwar „werden auch diese verzerrten Automatismen offenbar striär angeregt, entgleisen jedoch im Pallidum, so daß sie im gewissen Sinne eine pallidär bedingte Ataxie pallidärer und subpallidärer Bewegungsleistungen darstellen". Dagegen handle es sich bei der Athetose des Erwachsenen und dem Torsionsspasmus, die auf fokale pallidäre Erkrankungen bezogen werden, um eine „ataktische Koordinationsstörung pallidärer Eigenleistungen, bei welcher die Störungen des im Mittelhirn und Hirnstamm gelegenen statischen Koordinationsmechanismus besonders hervortreten". Den *Rigor* des Pallidumsyndroms deutet auch Jakob (gleich C. und O. Vogt) nicht in einer ins Einzelne gehenden Art, weist vielmehr nur im allgemeinen hin auf die pallidäre Beeinflussung des Tuber cinereum und Hypothalamus, des „tonisierenden Hirnstammapparates (roter Kern) und seiner cerebellaren Verstärkung", sowie der Substantia nigra.

In der pathophysiologischen Deutung des von Jakob dem Striatum- und Pallidumsyndrom an die Seite gestellten „*Syndroms des Corpus Luysi*" (kontralateraler Hemiballismus) und des „*Syndroms der Substantia nigra*" (akinetisch-hypertonische Erscheinungen mit Pulsionen und Tremor) kann naturgemäß kaum mehr als unsere ungenügende Kenntnis der anatomischen Verbindungen dieser Kerne hervortreten. Dem Corpus Luysi wird die Regelung der „Bewegungssynergie ganzer Körperabschnitte mit besonderer Betonung von cerebellaren Gleichgewichtskomponenten" zugeschrieben, die Nigra aufgefaßt als ein „tonisierendes Zentrum, das wahrscheinlich auch der Bewegungssukzession in besonderer Weise dient" (Wie der *Ausfall* eines „tonisierenden" Zentrums Hypertonie erzeugen könne, ist indessen nicht recht verständlich).

Die extrapyramidalen Bewegungsstörungen bei Läsionen *außerhalb* von Striatum-Pallidum-Luys-Nigra lassen sich nach Jakob nicht einheitlich erklären. Für diejenigen *Läsionen*, welche *oral vom roten Kern* in dessen Strahlung zum Thalamus oder in letzterem selbst gelegen sind, deutet er die entstehende Chorea oder Athetose im Sinne von C. und O. Vogt als indirekt gesetzte Funktionsausfälle des „Striopallidum", spezieller (und hier Kleist folgend) im Sinne einer Ataxie infolge teilweisen Ausfalls von sensiblen und sensorischen dem Striopallidum zufließenden Impulsen. Für die dabei auftretende *Bewegungssteigerung* lehnt Jakob gleich C. und O. Vogt gegen Kleist den Wegfall einer Hemmungswirkung des Kleinhirns gegenüber dem Striatum ab. Er sucht sie vielmehr (S. 335) — unter Hinweis auf analoge Hyperkinesen bei der tabischen und andern Ataxieformen — so zu erklären, daß jene „Ataxie der extrapyramidalen motorischen Einzelleistungen weiterhin als Bewegungsreiz wirkt, der sich entsprechend der Eigenart der striären Reaktionsweise in der allgemeinen Bewegungssteigerung kundtut" (eine wohl etwas tautologisch anmutende Erklärungsweise). — Dagegen die choreatischen usw. Bewegungsstörungen bei Läsion von *Dentatum-Bindearm-Ruber selbst* (die er mit Kleist gegen C. und O. Vogt für gesichert hält) lassen sich nach Jakob nicht auf indirekte Funktionsstörung des Striatum-Pallidum zurückführen, vielmehr handelt es sich hier (und damit wird grundsätzlich auf die Bonhoeffersche Theorie von 1901 zurückgegriffen) um eine Ataxie tiefergelegener Zentren, in erster Linie des im Hirnstamm gelegenen „für den gesamten Steh- und Stellapparat" außerordentlich wichtigen Koordinationsmechanismus. (Analog will Jakob auch seinen oben S. 7, e referierten Fall von Chorea durch Läsion der Vierhügel- und Hypothalamusgegend mit Verschonung des Ruber usw. deuten). — (Ganz ähnlich faßt auch Kleist in seiner letzten Arbeit die durch Ruberläsion, zum Teil auch die durch Dentatum- und Bindearmläsion erzeugten Hyperkinesen nicht mehr als indirekte Striatumhyperkinesen auf).

5. O. Foerster. In seiner auf vielen Gebieten unsere klinischen Kenntnisse ungemein bereichernden und verfeinernden Analyse der „striären Bewegungsstörungen" stützt sich Foerster zwar in normal-anatomischer Hinsicht fast ganz, in pathologisch-anatomischer in erster Linie auf die C. und O. Vogtschen Grundlagen; und doch gelangt er zu einem in mancher Beziehung von dem Vogtschen (und dem hiermit nahe verwandten Jakobschen) Standpunkte abweichenden Ergebnis. Man kann die Hauptabweichungen kurz dahin kennzeichnen, daß Foerster einen großen Teil der Leistungen und Störungen, welche C. und O. Vogt in das Striatum verlegen, vielmehr dem Pallidum zuschreibt, und daß für ihn das Striatum gegenüber dem Pallidum nur eine *inhibitorische* Tätigkeit ausübt, während C. und O. Vogt neben denervatorischen ihm auch sehr bedeutungsvolle innervatorische Funktionen zuschreiben. Die Quelle dieser Differenzen ist nicht schwer zu finden. C. und O. Vogt konnten bei der Paralysis agitans „*ausnahmslos* eine schwere Erkrankung des Striatum und — meist in geringerem Maße — des Pallidum" feststellen (2, S. 23/24) und sind demnach weit davon entfernt, die Symptome dieser Krankheit, abgesehen vom Rigor, allein oder auch nur überwiegend aufs Pallidum zu beziehen; vielmehr sprechen sie ausdrücklich von der durch sie erfolgten „Aufdeckung des ausschlaggebenden Einflusses der Striatumkomponente in der Symptomatologie der Paralysis agitans" (2, S. 28) und verwerten daher die Symptome dieser Krankheit, wie die der von ihnen (auf Grund eines anatomisch analysierten Falles) als „Abart" der Paralysis agitans angesehenen arteriosklerotischen Muskelstarre in ausgiebiger Weise mit zum Aufbau ihres „Striatumsyndroms". Für Foerster dagegen liegt das „hypokinetisch-rigide *Pallidum*syndrom" „in seiner reinsten Form bei der Parkinsonschen Krankheit sui generis, bei den unkomplizierten Fällen von arteriosklerotischer Muskelstarre und bei den auf dem Boden der Encephalitis epidemica entstehenden Parkinsonbildern vor" (zu Letzterem siehe oben S. 41ff.), wie er auch durch die Formulierung, daß der echten Paralysis agitans „der Vogtsche Status desintegrationis des Globus pallidus" zugrunde liege (5, S. 7), sich ersichtlich von den tatsächlichen Feststellungen dieser Forscher entfernt[1]).

So gelangt er denn dazu, in das *Pallidumsyndrom* die *Gesamtheit* der Grundsymptome jener drei angeführten Krankheiten aufzunehmen, nicht nur 1. die *Hypertonie* und die ihr mehr oder weniger eng zugeordneten Einzelstörungen (Erhöhung des plastischen formgebenden Muskeltonus, des passiven Dehnungswiderstandes [Rigor], die Adaptations- und Fixationsspannung und das kataleptische Verhalten der Glieder, die tonische Nachdauer der elektrischen, reflektorischen, unwillkürlichen und willkürlichen Muskelkontraktion), sondern auch 2. die ganze Reihe der *akinetischen* und verwandten Symptome: das Fehlen der Reaktiv- und Ausdrucksbewegungen, die Einschränkung der willkürlichen Spontan- und Initiativbewegungen (Bewegungsarmut), den verlangsamten Bewegungsbeginn und -ablauf, die geringe Exkursion, die Ermüdbarkeit und Abschwächung der groben Muskelkraft bei Willkürbewegungen, im Falle apoplektischer Entstehung vorübergehende totale

---

[1]) Dies wird noch deutlicher durch die parallele Nennung von R. Hunt (S. 56), für welchen ja nicht eine Erkrankung des Globus pallidus, sondern des „Gobus-pallidus-Systems" die Grundlage der Paralysis agitans bildet, zu welchem System auch die gesamten großen Zellen des Striatum von Hunt gerechnet werden.

fälle (wozu unterstützend weitere pathologisch-anatomische Tatsachen kommen, oben S. 53). Dieselben Fälle von Herdläsion des Pallidum beweisen ferner, daß auch *Hypokinese* in allen ihren Ausprägungen zu den Symptomen reiner Pallidumläsion gehört; und zwar, wie ich — im Einklang mit den Anschauungen von Kleist und Foerster — glauben möchte, nicht bloß als Folge der Mitschädigung der das Pallidum zum Teil durchziehenden thalamostriären Faserung, d. h. als indirekt-*striäres* Symptom im Sinne von C. und O. Vogt, sondern schon als Folge der Schädigung der pallidofugalen Neurone selbst, wenn auch für diesen zweiten Teil der Aussage völlig eindeutige Beweise meines Wissens noch nicht vorliegen (nur Fälle elektiver Erkrankung dieser Neurone vermöchten solche Beweise zu liefern). Von *Hyperkinesen* halte ich (S. 50, 52) einen rein pallidär bedingten Tremor (abweichend von Foerster) für eher unwahrscheinlich, wenn auch noch nicht für endgültig widerlegt (Kleist bestreitet pallidären Tremor); wohl aber ist durch die Fälle von O. Fischer, M. Rothmann, C. und O. Vogt das Vorkommen einer seltenen, durch reine oder fast reine fortschreitende Pallidumläsion begründeten, in Versteifung ausgehenden progressiven *Athetose* bewiesen (oben S. 15). Daß die Athetose des Erwachsenen *stets* auf Schädigung oder Mitschädigung des Pallidum beruhe, wie namentlich Jakob und Kleist annehmen, erscheint mir, wie früher ausgeführt, noch nicht zweifelsfrei (S. 20f.). Für eine Entstehung von *Torsionsspasmus* durch reine Pallidumläsion, wie Jakob will, fehlt es noch an Belegen, die vorhandenen anatomischen Befunde weisen, wie gesagt, sämtlich auf das Striatum hin.

Daß mit C. und O. Vogt, Foerster der Rigor der genuinen Paralysis agitans ausschließlich auf die Schädigung des Pallidum bezogen werden soll, erscheint mir nicht ausreichend begründet, nachdem sich typischerweise hier neben der Pallidumerkrankung eine starke Striatumerkrankung nachweisen läßt: oben S. 38ff. Auch in dem Huntschen Falle war ja das Striatum durch Untergang seiner großen Elemente *gleichwertig* am Prozeß beteiligt, worüber die mehrfach kritisierte Bezeichnungsweise Hunts — ,,pallidale Zellen" usw. — nicht täuschen darf. — Die Entscheidung wird von der genaueren klinischen Kennzeichnung des Striatumrigors, insbesondere von dem Nachweis durchgängiger Unterschiede des Rigors bei initialen Wilsonfällen, sowie bei Herdläsion des erwachsenen Striatum (z. B. Loewy) gegenüber dem reinen Pallidumrigor abhängen (S. 46, 53).

Bei einer *Gegenüberstellung* der Symptome der Striatum- und der Pallidumerkrankungen ist demnach folgendes als unterscheidend hervorzuheben:

Die Dauerausfallsymptome bei *Striatumerkrankungen* sind durch viel größeren Gestaltenreichtum der hyperkinetischen Erscheinungen (*Athetose, Torsionsspasmus, Chorea* — sämtlich mit mehr oder weniger ausgeprägten Mitbewegungen —, *Tremor*) vor den Pallidumerkrankungen ausgezeichnet (hier nur selten Athetose, Tremor sehr fraglich), und ferner eignet das Vorkommen *hypotonischer* Erscheinungen als länger dauerndes Ausfallsymptom anscheinend nur den Striatumerkrankungen (bei gewissen Choreaformen sowie im Krampfintervall gewisser Athetoseformen).

Den *Pallidumerkrankungen* hinwieder eignet das Obligatsein der *Hypertonie* wenigstens bei einigermaßen intensiver Erkrankung im Dauerstadium, während dieses Symptom bei *Striatum*erkrankungen vor allem durch Mitläsion der großen effektorischen Zellen begründet, bei elektiv-kleinzelliger Erkrankung dagegen

Da er im Pallidum „das motorische Koordinationszentrum der Reaktiv- und Ausdrucksbewegungen" sieht, führt ihn die *Deutung des athetotischen Striatumsyndroms* zu der Anschauung, daß das Striatum als ein dem Pallidum superponiertes Organ in der Norm dessen Tätigkeit zu *moderieren* hat, indem es nur jeweils die „adäquaten motorischen Elemente" des Pallidum freigibt, alle andern inadäquaten aber hemmt; seiner eigenen Organisation nach würde das Pallidum stets mit Massenbewegungen reagieren. Voraussetzung dieser Anschauung ist eine somatotopische Gliederung des Pallidum von gleich weitgehender Art, wie sie im Striatum besteht. Der Anstoß, welche Elemente des Pallidum gehemmt, welche frei gegeben werden müssen, fließt dabei dem Striatum jeweils via Thalamus teils vom Kortex, teils von der Peripherie zu; erst durch die Tätigkeit des Striatum wird aus der pallidären Massenreaktion die lokalisierte adäquate Reaktion im Dienste der Abwehr, Adversion, des Ausdrucks, erst die im Einklang mit der Pyramideninnervation erfolgende Hemmungstätigkeit des im Nebenschluß vom Kortex her innervierten Striatum beseitigt die der reinen Pallidumfunktion eigenen ausgebreiteten Mitbewegungen bei der Willkürbewegung. Die hypotonischen Phänomene endlich erklären sich als Ausdruck der gesteigerten Hemmungstätigkeit des (striär ungezügelten) Pallidum gegenüber dem tonussteigernden cerebellaren System.

Die weiteren Ausführungen Foersters über das athetotische Striatumsyndrom gelten hauptsächlich dem Nachweis, daß die enthemmte Pallidumfunktion (gleich der noch nicht gezügelten des neugeborenen „Thalamus-Pallidum-Wesens") uns den Rückfall der Motilität auf die phylogenetisch durchlaufene Stufe des kletternden Affen vor Augen stelle, Ausführungen, welchen ich, so anregend sie sind, deshalb nicht beitreten kann, weil bei den kletternden Affen das Striatum völlig gleich wie beim ausgewachsenen Menschen ausgebildet ist (betont von C. und O. Vogt), und meines Erachtens keinerlei Grund besteht, es nicht auch beim Kletterakte ausgiebig mittätig zu denken, ganz ebenso wie bei den statisch-lokomotorischen Funktionen des Menschen. Die Annahme, daß das phylogenetisch alte Pallidum der Kletterfunktion gedient habe, das phylogenetisch junge Striatum dagegen den spezifisch menschlichen Leistungen des Sitzens, Stehens und Gehens diene (der Affe *sitzt* doch weit virtuoser als der Mensch!), während es beim Affen „trotz morphologischer Anlage sich zu keiner funktionellen Bedeutung habe durchringen können" (Foerster), halte ich aus vielen Gründen für nicht wohl durchführbar. Doppelseitige isolierte Striatumzerstörungen beim Affen werden übrigens entscheiden können, ob das Striatum bei ihm nicht doch an der Kletterfunktion maßgebend beteiligt ist. (Lewy [5] S. 521 hat doppelseitige Zerstörungen des „Linsenkerns" beim Affen ausgeführt, doch ist nicht ersichtlich, ob auch reine Putamenläsionen darunter waren; daher können die sehr ausgesprochenen, offenbar auch den Verlust des Kletterns einschließenden Störungen seiner Tiere hier nicht als entscheidend herangezogen werden.)

Als eine zweite Unterart des hyperkinetischen Striatumsyndroms analysiert Foerster weiterhin das *choreatische Syndrom.* Vom athetotischen unterscheidet es sich, außer durch Fehlen hockerartiger Haltung und kletterartiger Massenbewegungen, durch den schnelleren ausfahrenderen Charakter der Hyperkinese infolge Fehlens antagonistischer Bremsung, wenigstens bei der Chorea minor. Diese wie einige andere Abweichungen der infektiösen von der Huntingtonschen Form (namentlich die stärkere Herabsetzung des plastischen Muskeltonus, die Innervationsstörung auch am Agonisten bei Chorea minor) ist Foerster geneigt, auf eine Mitbeteiligung des cerebellaren Systems zurückzuführen (die zur Stütze dienende Angabe von Stertz, wonach Alzheimer bei Chorea minor in mehreren Fällen neben herdförmigen Hirnrinden- und Stammganglienveränderungen auch solche im Nucleus dentatus und im Bindearm gefunden habe, ist mir hinsichtlich ihrer Quelle nicht feststellbar gewesen — namentlich Alzheimer 1911 erwähnt derartige Befunde nicht — und die oben S. 5 gegebene Übersicht über die pathologische Histologie der Chorea minor ergibt keine Bestätigung solcher Befunde). Als Grundlage des Unterschieds zwischen choreatischem und athetotischem Syndrom wird die elektive Erkrankung der kleinen Striatumelemente dort, die Miterkrankung der großen Elemente hier angesehen. In letzterem Falle ist deswegen die Pallidumenthemmung eine vollständigere. Im ersteren Falle dagegen kommt es nur zu einer Art Ataxie des Striatum in Ausübung der Hemmung; von der enthemmten pallidären Eigentätigkeit, wie sie die Athetose zeigt, treten gewissermaßen nur Bausteine in Erscheinung, die kein Bild der Kletterbewegung mehr

konstituieren. Mit dieser Auffassung der choreatischen Bewegungsstörung als einer mit
Bezug auf die eigentlichen efferenten Striatumneurone noch „zentripetalen" Störung stehe
auch im Einklang, daß Herde im Bereich der striopetalen Bahnen (Forelsches Feld,
Ursprungszentren der striopetalen Bahnen, Bindearme) ebenfalls das Bild der Chorea
machen können.

Als dritte Unterform des Striatumsyndroms analysiert Foerster den *Torsionsspasmus*
oder das *Crampussyndrom* seiner Bezeichnung, wobei sich in vielen Hinsichten Übereinstimmung mit dem athetotischen Syndrom· ergibt. Soweit Abweichungen bestehen (es
fehlen beim Crampussyndrom namentlich eine allgemeine Steigerung der Reaktions- und
Ausdrucksbewegungen, die für Athetose charakteristischen Mit- und Massenbewegungen),
begründen sie die Auffassung, daß dem Syndrom „ein isolierter Ausfall bestimmter in-
hibitorischer Striatumelemente für einzelne Muskelgruppen zugrunde liegt, dadurch
werden die entsprechenden Elemente des Pallidums enthemmt, während die anderen noch
der Hemmung unterliegen. Das Crampussyndrom ist also ein lokales Athetosesyndrom".
Im *Tic* wiederum ist an die Stelle eines sozusagen disseminierten *ein auf eine kleine Körperregion eingeschränktes Crampussyndrom* getreten, ihm liegt nach Foerster „eine ganz
fokale Zerstörung der den krampfenden Muskeln entsprechenden Striatumelemente" zugrunde. In der *Myoklonie* endlich sieht er die Folge einer nur sehr geringfügigen Schädigung der Striatumelemente (vgl. hierzu oben S. 10 und S. 30), die enthemmte Pallidumtätigkeit geht nicht weiter, als daß bald in diesem, bald in jenem Muskel ein Teil
desselben eine kurze klonische Zuckung ausführt.

6. H. Spatz. F. H. Lewy. S. A. K. Wilson. Daß die Pathophysiologie der
extrapyramidalen Bewegungsstörungen (selbst wenn wir von den einer gut begründeten Erklärung sich überhaupt noch entziehenden nigra- und Luys-bedingten
Störungen absehen) ein höchst verwickeltes Problem darstellt, das zeigen schon
die zum Teil tiefgreifenden Widersprüche der angeführten Theorien, die sich doch
ihrer Gesamttendenz nach alle in verwandter Richtung bewegen. So kann es
nicht wundernehmen, daß einzelne Forscher dem Ergebnis aller bisherigen Be-
mühungen dieser Art noch zweifelnd, ja mehr oder weniger ablehnend gegenüberstehen.

Am weitesten geht hierin wohl Spatz (10), welcher „glaubt, daß von *einem* Teil des
extrapyramidal-motorischen Systems die *verschiedenartigsten* Symptome des extrapyramidal-motorischen Symptomenkomplexes in verschiedener Kuppelung hervorgerufen werden
können, je nach der Art, der Intensität, dem Tempo des krankmachenden Prozesses, dem
Alter, der Gesamtkonstitution des betroffenen Individuums, sowie der Konstitution
spezieller Apparate und endlich je nach der Zeit, die zwischen dem Beginn der Erkrankung
und dem Auftreten eines bestimmten Symptoms verflossen ist". Und auch Lewy (5,
S. 556), wenngleich er im Prinzip der Vogtschen Forderung, die Erkrankungen des Neostriatum von denen des Paläostriatum zu trennen, durchaus zustimmt, sieht doch „bisher
noch nicht die Möglichkeit, sie so scharf voneinander zu scheiden, wie dies C. und O. Vogt
verlangen."

S. A. K. Wilson (7) steht zwar (1923) auf dem Standpunkt, daß (ähnlich wie es, nur
spezieller, Kleist und Foerster für den pallidalen Rigor annehmen) das Verhältnis des
„Corpus striatum" zum übrigen Teil des „alten Nervensystems" das einer *Kontrolle des
Tonus und der Stetigkeit der Innervation* sei, weshalb bei Zerstörung des Corpus striatum
cerebellomesencephalospinale Mechanismen die Oberhand erhalten, tonische Haltungen
und allgemeiner Rigor in Erscheinung treten. Aber den Versuchen einer Differenzierung
zwischen den Symptomen einer Striatum- von denen einer Pallidumläsion tritt er ähnlich
wie Lewy mit einer Reihe von Einwänden entgegen. Wenn Wilson allerdings sagt, daß
C. und O. Vogt Läsionen des Striatum mit Tremor, Chorea und Athetose, solche des
Pallidum mit Rigidität in Verbindung bringen, so ist dies insofern nicht vollständig, als
diese Forscher in ihr Striatumsyndrom auch spastische Zustände als wesentliches In-
grediens einbeziehen. Wenn daher Wilson einwendet, daß bei der nach ihm benannten
Krankheit Rigor und Tremor eng miteinander verbundene Frühsymptome seien und doch
diese Krankheit zweifellos im Striatum beginne, so wäre wohl die Möglichkeit gegeben,

diese Tatsache auch vom C. und O. Vogtschen Standpunkt zu verstehen (siehe unten), wenngleich diese Forscher den mit dem Wilson-Rigor anscheinend nahe verwandten der Paralysis agitans auf das Pallidum beziehen. Weiter bestreitet Wilson (gegen Bielschowsky), daß der Pallidumrigor die Striatumhyperkinesen maskiere; der Tremor bestehe vielmehr fort auch nach Zerstörung beider Kerne des Corpus striatum. Zittern und Chorea-Athetose seien zu verschiedene unwillkürliche Bewegungen, als daß sie durch denselben Mechanismus hervorgebracht werden könnten. Auch müßte bei den engen Faserverbindungen von Striatum und Pallidum Erkrankung des ersteren stets, wenn auch nur dynamisch, das letztere in Mitleidenschaft ziehen, daher es unmöglich sei, ihre Symptomatologie zu scheiden. Endlich bemängelt Wilson noch, daß bei Auslösung von Chorea, Athetose oder Tremor durch Herde außerhalb des Corpus striatum von einem Striatumsyndrom thalamischen Ursprungs usw. gesprochen werde.

Wilsons eigene Auffassung geht noch immer, ähnlich wie zu Anfang seiner epochalen Linsenkernarbeiten, dahin, daß einerseits Läsionen der Kleinhirn-Mittelhirn-Thalamus-Rindenbahn, anderseits Läsionen der strio-thalamo-kortikalen Bahn unter noch nicht geklärten Umständen die choreatischen und athetotischen Bewegungen *auf dem Wege des kortiko-spinalen Systems* hervorrufen. Zerstörung des letzteren bringe daher die choreatischen und athetotischen Bewegungen zum Aufhören, wie er denn eine Erfahrung von Horsley dafür anführt, daß athetotische Bewegungen durch Exzision der motorischen Rindenzentren beseitigt werden können (verwandte Anschauungen über die Beteiligung der Rinde an diesen und andern Hyperkinesen haben bekanntlich schon Bonhoeffer, 2, S. 390, ferner auch F. Stern, 1, und E. Flatau geäußert)[1]). Für den extrapyramidalen Tremor nimmt dagegen Wilson die Rinde nicht in Anspruch, er ist eine mit dem Rigor zusammenhängende, also das Gleichgewicht zwischen Corpus-striatum- und cerebellaren Impulsen angehende Störung. — Neuestens (9) hat Wilson (in einer mir erst nach Abschluß dieses Referates bekannt gewordenen großen Arbeit) namentlich seine Theorie der Chorea und Athetose weiter ausgebaut, und zwar derart, daß nunmehr das Corpus striatum in deren Entstehung, soweit ersichtlich, überhaupt keine Rolle mehr spielt; im wesentlichen handelt es sich um kortiko-spinale unwillkürliche Bewegungen, verursacht durch eine afferente Regulationsstörung auf dem cerebello-mesencephalo-thalamo-kortikalen Wege. „To assign tremor and chorco-athetosis to destructive lesions of the corpus striatum is not only impossible, but ridiculous; a ‚hole‘ in the corpus striatum — for that is what outfall of parenchymatous cell-fibre systems means — cannot cause any movement whatsoever“ usw. So verschiedene und verschieden komplizierte Störungen wie Myoklonie, Tremor, Athetose, Chorea, Tics, Bradykinese, Torsionsspasmus, Mikrographie, Palilalie auf Erkrankung des Corpus striatum zu beziehen „.... and of crowding corresponding ‚centres‘ into that ganglion, becomes nothing short of ludicrous“. — Hinsichtlich der Paralysis agitans und verwandter Syndrome ist noch wichtig, daß Wilson für sie (gegen Foerster u. A.) jede Beeinträchtigung (selbständigen Charakters) der normalen Muskelsynergien, der Mit- und Hilfsbewegungen, der Schutz- und Abwehrbewegungen bestreitet, ebenso die Steigerung der Fixationsreflexe; das Corpus striatum hat nach ihm keinerlei spezielle Beziehungen zu den Ausdrucksbewegungen, zu „Automatismen“ usw., ebensowenig kann von ihm aus eine Störung der agonistisch-antagonistischen Koordination erfolgen; da Wilson solche Störung (gleich Lewy) bei der Chorea und Athetose — im Gegensatz zur Paralysis agitans — in ausgesprochenem Grade findet, so lehrt allem Anschein nach auch diese These, daß er das Corpus striatum in keinerlei Zusammenhang mehr mit Chorea und Athetose bringt, ohne daß er anderseits den Versuch unternähme, das (meines Erachtens überzeugende) anatomische Tatsachenmaterial, das *zugunsten* solchen Zusammenhanges spricht, im Sinne *seiner* Lehre verständlich, und zwar

---

[1]) Von ähnlichen Vorstellungen geht auch die bisher nur für die hypertonisch-akinetischen Erscheinungen näher ausgeführte Theorie von L. Mann aus. Sie stellt ab auf den Wegfall von Innervationsmerkmalen für die Tätigkeit des Pyramidensystems. Das Corpus striatum wird von den spino-cerebello-thalamo-kortikal geleiteten Innervationsmerkmalen auf dem Wege einer (vielleicht rubro-thalamo-striären) Nebenschließung berührt, mittels deren eine Verfeinerung jener Merkmale in Hinsicht des jeweils zweckdienlichen gegenseitigen antagonistischen Spannungsverhältnisses erfolgt.

besser verständlich zu machen. Ähnliches gilt für Wilsons Leugnung eines Zusammenhanges der Tics u. dgl. mit dem Corpus striatum (hinsichtlich der *encephalitischen* Tics teile ich in gewissem Maße diese Skepsis, siehe oben S. 25f., ohne dieselben indessen, wie anscheinend Wilson, für rindenbedingt zu halten). — *Tonusstörungen, Tremor und Parese* (namentlich der kleinen Muskeln) sind für Wilson *die einzigen gesicherten Symptome von Läsion des Corpus striatum;* zwischen den Funktionen seiner beiden Anteile (Striatum und Pallidum) zu scheiden, hält er nach wie vor für undurchführbar.

F. Stellungnahme zu einigen Hauptfragen.

1. Allgemeines. Wenn ich nach Wiedergabe einiger der wichtigsten pathophysiologischen Deutungsversuche, darunter auch sehr kritischer Stimmen, noch meine eigene Stellung zu einigen Hauptfragen darlegen soll, so vermag ich, bei aller Würdigung der zutage getretenen Schwierigkeiten und Widersprüche, mich einem so radikalen Verzichtstandpunkte, wie ihn Spatz zum Ausdruck bringt, nicht anzuschließen. Ebensowenig möchte ich Wilsons Ausscheidung von Chorea, Athetose, Torsionsspasmus usw. aus dem Gebiete der Corpus-striatum-Erkrankungen beitreten, und vermag auch für die Sonderfrage einer Scheidung zwischen der Symptomatologie der Striatum- und der Pallidumerkrankungen seinen ablehnenden Standpunkt keineswegs gänzlich zu teilen.

Daß, wie die Vorführung des anatomischen Materials im einzelnen ergab, sehr häufig Chorea bei reinen Läsionen des Striatum, niemals aber bei reinen Läsionen des Pallidum oder auch bei solchen der Nigra beobachtet wurde, ist eine Tatsache, die zugunsten einer Funktionsverschiedenheit von Striatum einerseits, Pallidum und Nigra anderseits spricht, selbst wenn man von Zytoarchitektonik und Faserverbindungsverhältnissen ganz absieht. Und ebenso scheint die andere Tatsache, daß zwar bei reinen Striatum- wie bei reinen Pallidumläsionen, nicht aber bei reinen Nigraläsionen Athetose gesichert ist, überdies eine Verschiedenheit zwischen Pallidum und Nigra in pathophysiologischer Hinsicht herauszustellen. Gewiß ist Wilson zuzugeben, daß bei der engen faseranatomischen Verbundenheit von Striatum und Pallidum eine Gewebsschädigung des einen Kernes notwendigerweise auch eine Alteration des andern zumindest funktioneller Art und (selbst abgesehen von dem einfach sekundären pro- bzw. retrograden Ausfall verbindender Fasern) vielleicht auf die Dauer auch eine Alteration histologisch faßbarer Art erzeugen wird; und überdies muß auch mit C. und O. Vogt berücksichtigt werden, daß Pallidumläsionen wegen des Durchtritts striopetaler Fasern durch das Pallidum sehr oft eine funktionelle Striatumbeeinträchtigung im Gefolge haben werden. Beides aber schließt keineswegs aus, daß in dem entstehenden Komplex von gestörter Striatum- und Pallidumfunktion bald die Läsion des einen, bald die Läsion des anderen Kernes durch die Mischung und Trübung hindurch sich in beherrschender Weise zur Geltung bringt, vorausgesetzt nur, daß *an sich* die Funktion beider eine wenigstens teilweise verschiedene ist. Die Aufstellung eines „Striatumsyndroms" und eines „Pallidumsyndroms" hat, soviel ich sehe, zumindest den großen Wert einer vorläufigen Ordnung innerhalb einer Symptomenfülle von vorher entmutigender Wirrnis gehabt, und es scheint mir, daß die gewonnene Erkenntnis, auch wenn sie noch so unvollkommen ist, eher dazu auffordert, den eingeschlagenen Weg weiter zu verfolgen, als ihn, wo er steil und steinig zu werden beginnt, kurzerhand, wie einen überhaupt ungangbaren, wieder zu verlassen.

Was nun Striatum- und Pallidumerkrankungen anlangt — ich halte mich im folgenden, wo nichts anderes gesagt wird, durchweg an solche Störungen, die mit ausreichender Sicherheit als *Dauerausfalls*erscheinungen gekennzeichnet sind[1]) — so sei zunächst gesondert auf die Striatumerkrankungen eingegangen.

2. Symptome der Striatumerkrankungen. a) Hyperkinetische Erscheinungen. Was zunächst die hyperkinetischen Erscheinungen betrifft, so scheint sich für die *Chorea* in der Feststellung (Kleist-Kiesselbach, Hunt, Lewy, Jakob u. A.), daß bei der chronisch-progressiven Chorea anfangs ein elektiver Untergang der kleinen Schaltzellen des Striatum vorliegt, daß aber (Jakob) bei späterem Mituntergang der großen Ursprungszellen der strio-pallidären Faserung *Rigor* in den Vordergrund tritt (oben S. 5), eine wichtige feinere Scheidung kundzutun; da auch bei manchen Formen infektiöser Chorea die kleinzellige Elektivität hervortritt (oben S. 5), so vermehrt dies das Gewicht jener Feststellung, wenngleich andere Befunde von infektiöser Chorea wie von striärer Herdchorea (z. B. Liepmann-C. und O. Vogt, Jakob, oben S. 9) lehren, daß die kleinzellig-elektive Schädigung nicht eine *unerläßliche* Bedingung der Striatumchorea darstellt.

An früherer Stelle (S. 53) wurde die Vermutung geäußert, daß eine elektive Schädigung der großen Striatumelemente (unter Erhaltenbleiben der kleinen Striatumzellen und der Pallidumzellen) bei voller Ausbildung sich wahrscheinlich in *rigiden Zuständen* äußern würde (eventuell auch in solchen intermittierender Art?). Auch daß der Status marmoratus des Striatum, wo er überhaupt zu deutlichen spontanen Hyperkinesen führt, sich viel häufiger in *athetotischen* als in choreatischen kundgibt, wird im nämlichen Sinne (vgl. Hunt, oben S. 99) vielleicht durch den *fast ohne zelluläre Elektion vor sich gehenden* verstreut-herdförmigen Untergang des Striatumgewebes (oben S. 14/5) verständlich gemacht, insofern die athetotische Zwangsbewegung ausgeprägte hypertonische Elemente enthält (auch der C. und O. Vogtsche Fall von Striatumathetose bei Bielschowskyscher Hemiatrophie, oben S. 17, C, ließ kleinzellige Elektivität der Zellschädigung vermissen).

Dies nun mit Hunt in die Annahme umzumünzen, daß die *Athetose* nichts anderes sei, als eine Mischung einer Tendenz zu Chorea mit einer solchen zu Hypertonie, erscheint vielleicht als allzusehr vereinfachend. Auch kann die Mitschädigung der großen Striatumelemente, wie wiederum die Choreafälle Liepmann-C. und O. Vogt, Jakob u. a. lehren, nicht die *Gesamtheit* der Bedingungen für das Auftreten von Striatumathetose an Stelle von Striatumchorea ausmachen (vgl. Richter), denn hier waren ja ebenfalls beiderlei Zellelemente ausgefallen. (Der Annahme von Bing [2], daß Erkrankung des Caudatum mehr zu athetotischen, solche des Putamen mehr zu choreatischen Störungen führt, kann ich mich nicht anschließen.)

Auch der *Striatumtremor* scheint, wie die Wilsonsche Krankheit lehrt, an eine zellulär nicht-elektive Schädigung der Striatumelemente gebunden zu sein (Kleist [6] bezieht ihn ausschließlich auf partiellen Untergang der striären *Großzellen*), doch fehlt einstweilen jeder Anhaltspunkt, warum bei jener Krank-

---

[1]) Beobachtungen, welche als *Reizerscheinungen* des Corpus striatum zu deuten sind, bringen Foerster (5, S. 4), Jakob (5, Fälle 31, 32), Sterling (2).

heit die zeitlich sicher vorangehende reine Striatumschädigung sich (was Hyperkinesen anlangt) in der Regel nur in Tremor, nur selten in athetoiden (und den diesen verwandten torsionsspastischen) Zuständen äußert. Und auch die genaueren Bedingungen für die Ausprägung rigorfreier oder -armer Tremorfälle der Paralysis agitans lassen sich noch nicht erkennen.

Den *Torsionsspasmus* mit Jakob auf das Pallidum zu beziehen, wird durch nie spärlichen bisherigen Sektionsbefunde nicht gerechtfertigt, mit Foerster u. A. halte ich ihn vielmehr für den Ausdruck einer reinen oder fast reinen Striatumerkrankung auf Grund der anatomischen Fälle von Richter und von CassirerBielschowsky, auch Thomalla (oben S. 22f.). Und zwar stützen jene Fälle durch das Gleichbetroffensein beider Zellarten des Striatum in gewissem Maße auch anatomisch die von O. Foerster auf Grund klinischer Analyse (schon vor Erscheinen des Richterschen und Cassirerschen Befundes) vollzogene nahe Zurechnung des Torsionsspasmus zur doppelseitigen Athetose. Welche Momente das Auftreten von Athetose *oder* Torsionsspasmus im einzelnen bestimmen, bleibt noch zu erforschen.

Zusammenfassend läßt sich also hinsichtlich der *Hyperkinesen* sagen, daß wir von den vier Formen der Hyperkinese[1]), welche — innerhalb des Corpus striatum — entweder ausschließlich (Chorea), oder wahrscheinlich ausschließlich (Tremor, Torsionsspasmus) oder mit überwiegender Häufigkeit (Athetose) nicht auf Pallidum-, sondern auf Striatumschädigung beruhen, zwar noch keineswegs *durchweg* die anatomischen Bedingungen ihrer jeweiligen Sonderart überblicken; doch wissen wir für Athetose und Torsionsspasmus mit genügender Sicherheit und können es für den Tremor als wahrscheinlich ansehen, daß eine elektive Erkrankung der kleinen Striatumelemente sich *nicht* in diesen Hyperkineseformen, sondern in Chorea kundgibt. Und wir können in dem Mitergriffenwerden der striären Großzellen mit einiger Wahrscheinlichkeit *einen* der Gründe sehen, welche das Auftreten athetotisch-torsionsspastischer Hyperkinesen wie des Tremors, oder das Hinzutreten hypertonischer Erscheinungen zur chronisch-progressiven Chorea begünstigen.

b) Hypertonie (Rigor) und Hypotonie. Wie an früherer Stelle (S. 52f.) eingehend begründet wurde, möchte ich mich hinsichtlich der *Einrechnung hypertonischer (rigider) Zustände in die Striatumerkrankungen* durchaus den Anschauungen von Wilson, C. und O. Vogt, Jakob (vgl. auch Lhermitte [2] S. 432) anschließen; hierbei ist wahrscheinlich obligate Voraussetzung der *Untergang der großen Striatumzellen* (siehe l. c.).

Anderseits (vgl. S. 14, 108) führt allerdings die Gegenüberstellung mancher der Vogtschen Status marmoratus-Fälle mit Hypertonie und der Foersterschen Analyse von Fällen angeborener doppelseitiger Athetose, in denen er *denselben* anatomischen Prozeß (wohl mit Recht, wie ich aus Fällen wie dem Antonschen und dem Scholzschen schließen möchte) als Grundlage annimmt, zu dem Schlusse, daß gewisse Fälle von Status marmoratus sich durch ausgesprochen *hypo*tonische Symptome im Krampfintervall sehr wesentlich von denen unterscheiden, welche keinen geringeren als Oppenheim (in dem grundlegenden

---

[1]) C. und O. Vogt rechnen auch die Hypertonie zu den Hyperkinesen, eine Nomenklatur, die zwar durchaus begründbar erscheint, indessen nicht allgemein üblich geworden ist, weshalb ich im folgenden die Hypertonie den Hyperkinesen begrifflich nebenordne.

anatomischen Falle C. Vogts) die Diagnose „Diplegia spastica infantilis" stellen ließen. Auch z. B. in dem Freund-C. Vogtschen Falle derselben Striatumveränderung, dessen klinischer Status von Freund gemeinsam mit O. Foerster aufgenommen ist, wurden nur verbreitete Kontrakturen (mit hochgradig spastischem Gange) und stellenweise Paresen, dagegen keine Hypotonie festgestellt. Man vergleiche ferner etwa noch den (nur klinischen, aber wohl mit Recht hierher gerechneten) Fall 24 von Jakob. Daß die spastischen Zustände beim Status marmoratus des Striatum „vielfach" nur in der Form eines *zeitweisen* Spasmus (Spasmus mobilis) auftreten, heben C. und O. Vogt hervor (2, S. 19, vgl. 3, S. 686; noch weitergehend: oben S. 104 al. 1), rechnen aber auf Grund ihrer Fälle *hypotonische* Erscheinungen anscheinend nicht zum Bilde *dieser* Form von Striatumerkrankung (siehe die Zusammenfassungen 2, S. 19 fg., 3, S. 686 fg.; auf welche Form von Striatumerkrankung sich 2, S. 31 bezieht, „daß wir in einzelnen Fällen dauernd oder zeitweise an Stelle von Hypertonie einer pathologischen Herabsetzung des Muskeltonus begegnen", ist nicht genau ersichtlich). Wenn nun O. Foerster auf Grund seiner eindringlichen klinischen Analyse des athetotischen Striatumsyndroms *hypotonische Zustände als wesentliches Element vieler Fälle jenes Krankheitsbildes* nachgewiesen hat, so entsteht hierdurch doch kein grundsätzlicher Gegensatz zu dem C. und O. Vogtschen „Striatumsyndrom" in dessen *allgemeiner* Formulierung; denn dieses *umfaßt* auch hypotonische Zustände (oben S. 102); nur daß solche von C. und O. Vogt gegenüber den spastischen als eine Seltenheit eingeschätzt, daher auch bei der *Deutung* ihres Striatumsyndroms nicht mehr berücksichtigt werden, während sie bei Foerster (in Kombination mit gesteigertem Dehnungswiderstand: „reaktiver Starre", 5, S. 95) als eine der grundlegenden Komponenten des „athetotischen Striatumsyndroms" gewürdigt und auch bei dessen *Deutung* gesondert ins Auge gefaßt werden[1].

Wie sich die aus dem Angeführten erhellenden starken Abweichungen in der klinischen Erscheinungsweise des Status marmoratus erklären, ist, soviel ich sehe, auf Grund des bisher vorliegenden anatomischen Materials nicht zu beantworten.

c) Hypokinese. Was aber endlich die hypokinetische Komponente der Striatumerkrankungen anlangt, so schließe ich mich hier völlig den Anschauungen von C. und O. Vogt, Jakob, Kleist (1923) über deren Zugehörigkeit an („eine gewisse Bewegungsarmut" als Folge striären *Großzellen*untergangs statuiert auch neuestens wieder Kleist), wobei für mich neben zahlreichen beweisenden Schilderungen der Literatur (von initialen Wilsonfällen, Fällen des Status marmoratus, cum grano salis auch Herdfall M. Loewy) eigene nicht selten gemachte Beobachtungen ausgesprochen hypo- bis akinetischer Beigaben und Episoden im Verlauf der Chorea minor bestimmend sind (oben S. 57). (Für die mit den vorliegenden Erörterungen verfolgten Zwecke seien die „Inkoordinationen" im Sinne von C. und O. Vogt den Hypokinesen zugerechnet.)

3. Symptome der Pallidumerkrankungen. Gehen wir nun über zu den Pallidumerkrankungen. Daß *Hypertonie* im Bilde isolierter Pallidumläsion beherrschend hervortreten kann, lehren völlig eindeutig manche der Kohlenoxyd-

---

[1] Aus Obigem ergibt sich, daß der Terminus „Spasmus mobilis" von C. und O. Vogt an den angeführten Stellen nur im Sinne einer temporär zurücktretenden Hypertonie gebraucht wird; bei Foerster dagegen umfaßt er vor allem auch den Wechsel zwischen Hyper- und *Hypotonie.*

fälle (wozu unterstützend weitere pathologisch-anatomische Tatsachen kommen, oben S. 53). Dieselben Fälle von Herdläsion des Pallidum beweisen ferner, daß auch *Hypokinese* in allen ihren Ausprägungen zu den Symptomen reiner Pallidumläsion gehört; und zwar, wie ich — im Einklang mit den Anschauungen von Kleist und Foerster — glauben möchte, nicht bloß als Folge der Mitschädigung der das Pallidum zum Teil durchziehenden thalamostriären Faserung, d. h. als indirekt-*striäres* Symptom im Sinne von C. und O. Vogt, sondern schon als Folge der Schädigung der pallidofugalen Neurone selbst, wenn auch für diesen zweiten Teil der Aussage völlig eindeutige Beweise meines Wissens noch nicht vorliegen (nur Fälle elektiver Erkrankung dieser Neurone vermöchten solche Beweise zu liefern). Von *Hyperkinesen* halte ich (S. 50, 52) einen rein pallidär bedingten Tremor (abweichend von Foerster) für eher unwahrscheinlich, wenn auch noch nicht für endgültig widerlegt (Kleist bestreitet pallidären Tremor); wohl aber ist durch die Fälle von O. Fischer, M. Rothmann, C. und O. Vogt das Vorkommen einer seltenen, durch reine oder fast reine fortschreitende Pallidumläsion begründeten, in Versteifung ausgehenden progressiven *Athetose* bewiesen (oben S. 15). Daß die Athetose des Erwachsenen *stets* auf Schädigung oder Mitschädigung des Pallidum beruhe, wie namentlich Jakob und Kleist annehmen, erscheint mir, wie früher ausgeführt, noch nicht zweifelsfrei (S. 20f.). Für eine Entstehung von *Torsionsspasmus* durch reine Pallidumläsion, wie Jakob will, fehlt es noch an Belegen, die vorhandenen anatomischen Befunde weisen, wie gesagt, sämtlich auf das Striatum hin.

Daß mit C. und O. Vogt, Foerster der Rigor der genuinen Paralysis agitans ausschließlich auf die Schädigung des Pallidum bezogen werden soll, erscheint mir nicht ausreichend begründet, nachdem sich typischerweise hier neben der Pallidumerkrankung eine starke Striatumerkrankung nachweisen läßt: oben S. 38ff. Auch in dem Huntschen Falle war ja das Striatum durch Untergang seiner großen Elemente *gleichwertig* am Prozeß beteiligt, worüber die mehrfach kritisierte Bezeichnungsweise Hunts — „pallidale Zellen" usw. — nicht täuschen darf. — Die Entscheidung wird von der genaueren klinischen Kennzeichnung des Striatumrigors, insbesondere von dem Nachweis durchgängiger Unterschiede des Rigors bei initialen Wilsonfällen, sowie bei Herdläsion des erwachsenen Striatum (z. B. Loewy) gegenüber dem reinen Pallidumrigor abhängen (S. 46, 53).

Bei einer *Gegenüberstellung* der Symptome der Striatum- und der Pallidumerkrankungen ist demnach folgendes als unterscheidend hervorzuheben:

Die Dauerausfallsymptome bei *Striatumerkrankungen* sind durch viel größeren Gestaltenreichtum der hyperkinetischen Erscheinungen (*Athetose, Torsionsspasmus, Chorea* — sämtlich mit mehr oder weniger ausgeprägten Mitbewegungen —, *Tremor*) vor den Pallidumerkrankungen ausgezeichnet (hier nur selten Athetose, Tremor sehr fraglich), und ferner eignet das Vorkommen *hypotonischer* Erscheinungen als länger dauerndes Ausfallsymptom anscheinend nur den Striatumerkrankungen (bei gewissen Choreaformen sowie im Krampfintervall gewisser Athetoseformen).

Den *Pallidumerkrankungen* hinwieder eignet das Obligatsein der *Hypertonie* wenigstens bei einigermaßen intensiver Erkrankung im Dauerstadium, während dieses Symptom bei *Striatum*erkrankungen vor allem durch Mitläsion der großen effektorischen Zellen begründet, bei elektiv-kleinzelliger Erkrankung dagegen (zumindest der Regel nach) vermißt wird. Und die *hypokinetischen* Erscheinungen treten in vielen Fällen von Striatumerkrankung gegenüber stark ausgeprägten Hyperkinesen klinisch viel weniger leicht greifbar in Erscheinung (werden verdeckt), während sie bei Pallidumerkrankung zusammen mit dem Rigor meist allein das Symptomenbild ausmachen (ohne übrigens an das Vorhandensein von Rigor streng gebunden zu sein.)

4. Pathophysiologische Deutung der Symptome der Striatumerkrankungen. In der Fassung der Symptomenbilder der Striatum- und Pallidumerkrankungen folge ich somit in den meisten Hauptpunkten den Anschauungen von C. und O. Vogt[1]), teilweise auch den von Jakob zugefügten Spezialisierungen, für die pallidäre Hypokinese (mit einem Vorbehalt: S. 116 oben) Kleist und Foerster.

Was nun die pathophysiologische Deutung der Symptome der Striatumerkrankungen anlangt, so möchte ich mich zunächst (gleich Jakob) der von C. und O. Vogt nachdrücklich betonten Grundannahme einer *sowohl innervierenden als denervierenden Rolle der effektorischen Striatumzellen gegenüber dem Pallidum* anschließen (hier abweichend von Foerster, der diese Funktion als eine bloß hemmende faßt).

a) Hypokinetische Komponente. Nur durch Annahme auch jener ersteren Teilfunktion wird meines Erachtens die von C. und O. Vogt, Jakob, Kleist mit Recht betonte *hypokinetische Komponente* der Striatumerkrankungen deutbar. — Von den weiteren Symptomen der Striatumerkrankungen seien nur einige Sonderpunkte herausgegriffen, während ich im übrigen hier namentlich auf die C. und O. Vogtsche pathophysiologische Theorie zurückverweisen kann.

b) Hyperkinesen. Die vorhin skizzierten Unterschiede in den feiner-anatomischen Grundlagen der Chorea einerseits, der Athetose, des Torsionsspasmus und der striären reinen Hypertonie andererseits[2]) auch in eine über C. und O. Vogt hinaus spezialisierte pathophysiologische Deutung umzusetzen, käme vor allem für die beiden Extreme, die Chorea und die reine Hypertonie (sc. ohne Hyperkinesen im engeren Sinne) in Frage. Insbesondere dürften sich die choreatischen Störungen — wenigstens deren Hauptvorkommnisse: die chronisch-progressiven Formen und die Chorea minor — vom Standpunkte einer durch Schaltzellenuntergang hervorgerufenen *Ataxie der Striatumfunktion*, wie es mehrere der vorgetragenen Theorien annehmen (Kleist, Foerster, Jakob), am besten verstehen lassen. Sie würden also Ausdruck einer *abgeänderten Funktion des großzelligen Restes des Striatum samt Pallidum* sein (so auch Hunt), wobei

---

[1]) Es ist übrigens der *rein topographisch-symptomatologische* Gesichtspunkt, nach dem oben unter 2. und 3. die Symptome der Striatum- und der Pallidumerkrankungen zusammengefaßt wurden, nicht ganz derselbe, der bei der Vogtschen Aufstellung der entsprechenden „*Syndrome*" waltet; denn diese stellen ab auf die einem jeden der beiden Kerne zukommenden *Funktionen und deren Störungskombinationen*, unabhängig von dem *Orte*, an dem die störende Läsion sich abspielt (wie sich etwa darin zeigt, daß einseitige Pallidumerkrankung nach C. und O. Vogt nicht das „Pallidumsyndrom", sondern auf indirektem Wege wieder das „Striatumsyndrom" herbeiführt, daß das letztere auch bei Verletzungen des Thalamus vorkommt usw.).

[2]) Soweit hier Chorea und Hypertonie genannt sind, sei nochmals an die bisher nicht deutbaren Befunde von Spielmeyer-Stertz (oben S. 4[1]) erinnert; ausnahmsweise kann danach ein histologisch typischer Huntingtonbefund klinisch bloß in rigid-hypokinetischen Erscheinungen (mit gelegentlichem Tremor) zum Ausdruck kommen.

aber mit Rücksicht auf begleitende *hypokinetische* Erscheinungen ein *bloßer Hemmungswegfall gegenüber dem Pallidum zum Verständnis nicht ausreicht*, vielmehr im Sinne von C. und O. Vogt auch dem Wegfall (und der ataktischen Abänderung) der *innervatorischen* Striatumfunktionskomponente Rechnung zu tragen ist.

Die *Hypotonie* bei der Chorea (über ihr Vorkommen auch bei Huntingtonscher Form siehe Lhermitte [2] S. 416) ließe sich von diesem Standpunkte (mit aller Reserve) vielleicht dadurch verständlich machen, daß im Sinne mehrfach in der Folge angewandter Erklärungsprinzipien die relative *Isolierung* des großzelligen Striatumanteils zu einer pathologischen Erregbarkeitssteigerung desselben führt, wodurch das Pallidum von den großen Zellen des Striatum sowohl innervatorische als denervatorische *gesteigerte*, zugleich aber sowohl in simultaner wie sukzessiver Beziehung desintegrierte (ataktische) Anregungen erhält; die Weitergabe jener gesteigerten und ataktischen *Innervationen* an die subpallidären Zentren tritt dann in Gestalt der pseudospontanen Choreabewegungen, die Weitergabe der gesteigerten und ataktischen *Denervationen* in Gestalt von Hypotonie (bzw. Poikilotonie: C. Mayer) in Erscheinung.

Wie bei der Chorea, so muß auch bei den *übrigen Hyperkinesen der Striatumerkrankungen*, deren Auftreten an ein Mitergriffensein des *großzelligen* Striatumanteils gebunden ist, der *innervatorischen* Funktionskomponente des Striatum Rechnung getragen werden (Athetose und Torsionsspasmus, Tremor), da im klinischen Gesamtbilde der Fälle solcher Hyperkinesen (namentlich Athetose und Tremor) ebenfalls akinetische Erscheinungen eine zum Teil nicht geringe Rolle spielen (z. B. Status marmoratus, initiale Wilson-Fälle). Was aber die Deutung jener Hyperkinesen selbst anlangt, so erscheint zwar der namentlich von Kleist, C. und O. Vogt, Foerster, Jakob, K. Goldstein, R. Bing u. A. ausgebaute Weg (Pallidumenthemmung) zunächst durchaus gangbar. Die Vorstellung einer Enthemmung (libération, release) sollte aber meines Erachtens noch besser (vgl. unten S. 121) durch die von etwas anderen Voraussetzungen ausgehende Vorstellung einer *pathologischen Erregbarkeitssteigerung des Pallidum infolge von H. Munkschen Isolierungsveränderungen* (dem Positiv zu dem Negativ der v. Monakowschen Diaschisis) ersetzt werden, Veränderungen, wie sie infolge der anatomischen Abtrennung des Pallidum von der einen der beiden pallidopetalen Hauptbahnen — nämlich der strio-pallidären — eintreten werden. Denn eine analoge Vorstellung wird uns, wie später zu zeigen, am ehesten auch die bei Pallidumläsion selbst (Status dysmyelinisatus und verwandten Fällen) auftretende Athetose verständlich machen.

Ganz allgemein kann man meines Erachtens daraus allein, daß ein Kern infolge von Isolierung durch Untergang eines mit ihm absteigend verbundenen „höheren" Kernes Symptome von Hyperfunktion aufweist, nicht den Schluß ziehen, daß jener letztere Kern normalerweise auf jenen ersteren nur hemmend, ja daß er überhaupt hemmend auf ihn wirke, wenigstens wenn man unter „*Hemmung*" mit Lewandowsky (3, S. 340) die *Aufhebung oder Verminderung einer Erregung durch einen Reiz* versteht. In der *Munkschen Fassung des Begriffes der „Isolierungsveränderungen"*, der ich mich anschließe (für alles Nähere muß ich hier auf dessen Arbeit verweisen; siehe ferner Lewandowsky [2, 3]), sind diese ganz unabhängig von der Frage, welcher Art Impulse von dem höheren Zentrum dem niedrigeren vor dessen Isolierung zuströmten. — Die genauere Erörterung des Verhältnisses des Munkschen Erklärungsprinzips zu jenen Theorien, welche hier von libération, von Störung der neural balance, von release sprechen, würde viel zu weit führen. Nur hinsichtlich des Begriffes des „release of function", wie er von Head (auf Jackson fußend) dargelegt und umfassend verwertet wurde, sei bemerkt, daß hierbei im Gegensatz zu H. Munk eine echte *Erregbarkeitssteigerung* der aus der „Kontrolle" der höheren Abschnitte entlassenen niedrigeren ausdrücklich abgelehnt wird (2, S. 187, vgl. 194). Gleiches gilt, wenn ich recht verstehe, auch von der Bedeutung, in welcher K. Goldstein (9, 10) in weit ausgreifenden Erörterungen (die erst nach Abschluß des vorliegenden Abschnittes mir bekannt wurden bzw. erschienen sind) die Isolierung zum universellen pathophysiologischen Erklärungsprinzip erhebt. Hinsichtlich der ganz in H. Munks Sinne gelegenen sehr allgemeinen Verwertung jenes Begriffes stimme ich, wie die folgenden Ausführungen lehren werden (abgesehen von einem Vorbehalt: unten S. 122¹), mit Goldstein überein, folge aber in der Frage der pathologischen Erregbarkeitssteigerung H. Munk. Die *Erklärung* der durch die Isolierung gesetzten Funktionssteigerung ist übrigens bei Goldstein, trotz der Abweichung im genannten Punkte, grundsätzlich dieselbe wie bei Munk: Einengung des Abströmungsgebietes für den peripheren Reizzustrom.

Gewiß kann der *Begriff der Hemmung* auch in *weiterem* Sinne gefaßt werden (und wird es gewöhnlich): dann umfaßt er *erstens* die Hemmung in obigem *engeren* Sinne (bezeichnet damit eine temporäre, der gegebenenfalls auszuführenden *Einzel*leistung dienende *denervatorische Entladung* des höheren Zentrums, wodurch jeweils *elektiv* kleinere oder größere Anteile des niedrigeren Zentrums in graduell abgestufter Weise außer Spiel gesetzt werden), *zweitens* die Tatsache, daß nach Ausfall des *Gesamteinflusses* des höheren Zentrums durch Abtrennung das niedrigere Zentrum als Ganzes in pathologisch erhöhte Erregbarkeit gerät und abgeartete (*zum Teil* aus Entwicklungsgesichtspunkten verständliche) Funktionsweise zeigt. Nach meinem Dafürhalten würde es sehr der Klärung dienen, wenn diese umfassende Anwendung des Hemmungsbegriffes, welche Disparates zusammenbringt, aufgegeben und für die Tatsachen der zweiten Art statt von „Enthemmung" durchweg von „Isolierung" bzw. „Isolierungsveränderungen" gesprochen würde. (Auch Goldstein wendet sich gegen die Anwendung des Hemmungsbegriffes auf *diese* Tatbestände). In den Tatsachen ersterer Art hebt dagegen der Begriff der Hemmung ein grundlegendes spezifisches Geschehen heraus und ist für die adäquate Beschreibung der Vorgänge unentbehrlich. (Grundsätzliche, sehr bedeutsame Erörterung der zentralen Hemmung gab vor kurzem Beritoff.)

Gerade vom Standpunkt der Munkschen Erklärungsart der Isolierungsveränderungen, welche auf die Ausbildung einer Art Reiz*stauung* abstellt, erscheint es übrigens einleuchtend, daß die Funktionsweise eines pathologisch isolierten Zentrums an diejenige desselben Zentrums auf einer frühen ontogenetischen Stufe erinnern kann. Dürfte es sich doch auch hier teilweise um eine vorläufig noch *erschwerte* Weiterleitung der peripheren Reize zu den noch minder weit in der Entwicklung vorgeschrittenen höheren Zentren handeln. Daneben kommt allerdings in Betracht, daß, solange die zu den höheren Zentren führenden und von ihnen zu dem betrachteten Zentrum wieder absteigenden Bahnen der isolierenden Markhülle ermangeln, auch der zu jenen höheren Zentren weitergeleitete Anteil des peripheren Reizzustroms nur in einer diffusen, irradiierenden Weise auf das niedrigere Zentrum zurückwirken kann. Durch diese Erwägungen wird zugleich verständlich, wieso die funktionelle Auswirkung pathologischer Isolierungsveränderungen nur in eingeschränkter Weise das Bild eines Rückschlages auf frühere Funktionsstufen darbietet, und im allgemeinen eine *viel weiter reichende* Erregbarkeitssteigerung vor Augen führt, als es eine strenge Analogisierung mit durchlaufenen Entwicklungsphasen erwarten ließe. Und keineswegs kann es meines Erachtens auch vom entwicklungsphysiologischen Standpunkt aus genügen, die im Laufe der Ausbildung jener höheren Zentren und ihrer Verbindungen mit dem niedrigeren sich herausbildende gedämpfte und nicht irradiative Funktionsweise des letzteren ausschließlich auf Rechnung derjenigen Einwirkungen zu setzen, die wir *im ausgebildeten Zustande* als *denervatorische Entladungen* jener höheren Zentren (Hemmungsentladungen im strengen Wortsinne, siehe oben) nachzuweisen vermögen. Hat doch das in maßgebender Weise an jener Umänderung der Funktionsweise beteiligte Abfangen und Aufspeichern eines Teiles des peripheren Reizzustroms in jenen höheren Zentren mit einer solchen Hemmungsentladung nichts gemein; und an der Beseitigung der Irradiation ist das Einsetzen örtlich elektiver und graduell abgestufter von den höheren Zentren zuströmender *innervatorischer* Impulse in gleichem Maße beteiligt, wie das Einsetzen ebenso beschaffener denervatorischer Entladungen. — Im übrigen sei noch betont, daß die meines Erachtens *als Erfahrungstatsache feststehende* häufige Erregbarkeitssteigerung durch Isolierung zu pathophysiologischen Deutungen benutzt werden kann unabhängig davon, ob man mit H. Munk

.in der Reizstauung das erregbarkeitssteigernde Moment sieht; es lassen sich auch andere Erklärungen jener Erregbarkeitssteigerung denken, doch sei dies nicht ausgeführt.

Die *Frage der Mitwirkung des Kortex* bei den Hyperkinesen der Striatumerkrankungen (Wilson, Mourgue, F. Stern u. A., oben S. 111, für die Athetose auch v. Monakow; dagegen Kleist, Foerster 5, S. 153ff.) halte ich noch nicht für spruchreif (so auch C. und O. Vogt 4, S. 38), zumal den von Wilson zur Stütze seiner Anschauungen herangezogenen positiven operativen Erfahrungen von Horsley anders lautende von Foerster, Payr, Runge (therapeutische Unwirksamkeit der motorischen Rindenausschaltung, vgl. für die Chorea auch Lewy S. 539ff.) entgegenstehen [1]).

·   c. Hyper- und Hypotonie. Die Deutung des Vorkommens sowohl von Rigorerscheinungen als von Hypotonie bei reinen Striatumerkrankungen (siehe oben S. 114f.) bereitet dem Verständnis einstweilen mancherlei Schwierigkeiten. Daher erscheint es vor allem geboten, unsere Vorstellungen von den normalen Funktionen der beteiligten Kerne und von ihrer Abänderung unter pathologischen Bedingungen so zu fassen, daß sie allen hier klinisch beobachteten Möglichkeiten gerecht zu werden vermögen.

Gewiß läßt sich mit O. Foerster (5, S. 152/53) die Hypotonie bei Fällen des „athetotischen Striatumsyndroms" auf der Grundlage verständlich machen, daß 1. das Pallidum gegenüber der tonisierenden Reflextätigkeit des Kleinhirnsystems eine hemmende Aufgabe zu erfüllen hat, und daß 2. diese Hemmungsfunktion eine Steigerung erfahren müsse, wenn der von Foerster als rein hemmend gefaßte Einfluß des Striatum gegenüber dem Pallidum wegfällt.

Indessen entstehen anderseits wieder Schwierigkeiten daraus, daß sich Pallidum-„Enthemmung" nicht *gesetzmäßig* mit Hypotonie zu verbinden braucht; sehen wir doch beispielsweise in Wilson-Frühfällen nur Tonus*steigerung* in Erscheinung treten, und erfahren auch in manchen maßgeblich untersuchten Status marmoratus-Fällen nichts von einer den striären Spasmus begleitenden Hypotonie (S. 114/5). Und wenn wir auch die striäre *Hypertonie* unter derselben Voraussetzung einer Pallidum-„Enthemmung", wie sie zur Erklärung der Hypotonie herangezogen wird, verstehen wollen, so bleibt nichts übrig, als dem Pallidum ebensosehr *fördernde* wie dämpfende Funktionen gegenüber dem cerebellaren System zuzumessen. Greift doch die — von Foerster (oben S. 108 al. 1) ebenfalls betonte — *innervatorische* Funktion des Pallidum auch nach seiner Auffassung zur Hauptsache an *denselben* Kernen (z. B. dem Nucleus ruber) an, durch deren *denervatorische* Beeinflussung anderseits das hemmende Eingreifen des Pallidum in den tonisierenden Kleinhirnapparat zur Geltung kommt.

Nötigt so allem Anscheine nach eine die Pallidumenthemmung als Grundlage wählende Deutung der bei Striatumläsion vorkommenden Tonusabweichungen

---

[1]) Gegen eine *obligate* Bedeutung der kortikospinalen Bahn für jene Hyperkinesen sprechen vielleicht auch die experimentellen Erfahrungen von v. Economo und Karplus, wonach choreoathetotische Störungen durch Ruber-Bindearmläsion trotz gleichseitiger Mitdurchtrennung des Pes zustande kommen; zwar ist die relativ geringere Bedeutung der Pyramidenbahn beim Tiere demgegenüber in Anschlag zu bringen, aber es kann doch auch aus der menschlichen Pathologie auf den diesen Experimenten einigermaßen analogen Fall von Haenel (oben S. 18 sub 4) hingewiesen werden, welchen schon O. Foerster an der im Text zitierten Stelle für die hier behandelte Streitfrage heranzieht.

nach *beiden* Richtungen (Hypotonie wie Hypertonie) zur Anerkennung einer völlig gleichwertigen innervatorischen und denervatorischen Doppelfunktion des Pallidum gegenüber den vom Kleinhirn tonisierend beeinflußten Kernen — wie dies auch im Sinne von Foerster, wohl auch von Kleist liegt —, so wird unten (sub 5, a) die Frage zu prüfen sein, ob hierdurch nicht vom Standpunkte der üblichen Erklärungsprinzipien Hindernisse für das Verständnis der auf *Pallidum*-läsion beruhenden Tonussteigerung geschaffen werden, und in welcher Weise wir solcher Hindernisse Herr zu werden vermögen.

Verweilen wir zunächst bei den durch Striatumläsion erzeugten Tonusanomalien, so ist deren Deutung nunmehr von dem durch die bisherigen Ausführungen begründeten Standpunkte zu versuchen, daß 1. das Striatum gegenüber dem Pallidum, ferner 2. auch das Pallidum gegenüber den subpallidären Kernen sowohl innervatorische als denervatorische Funktionen ausübt, und daß 3. die Vorstellung der „Enthemmung" des Pallidum durch das Munksche Erklärungsprinzip der Isolierungsveränderungen zu ersetzen ist.

Dies letztere empfiehlt sich schon darum, weil der Wegfall eines sowohl innervierend als denervierend wirkenden übergeordneten Organs uns allgemein nicht ohne Hülfsannahmen verständlich zu machen vermöchte, warum an dem untergeordneten Organe (im vorliegenden Falle dem Pallidum) eine durchgehende *Erregbarkeitssteigerung* („Enthemmung") in Erscheinung tritt, wieso nicht Erregungs- und Hemmungswegfall sich in ihrer Auswirkung auf den Erregbarkeitsgrad die Wage halten und dieser daher im ganzen unverändert bleibt. Die Munksche Betrachtungsweise macht uns nicht nur, wie S. 118 u. bereits angedeutet wurde, von dieser Schwierigkeit unabhängig, indem sie den Grund der Erregbarkeitssteigerung nicht im Wegfall normalerweise zuströmender hemmender Impulse sucht, sondern in den durch die partielle anatomische Abtrennung des Pallidum sich herausbildenden Isolierungsveränderungen. Jene Betrachtungsweise gibt uns überdies zugleich Rechenschaft von dem durchaus *pathologischen Grade* jener Erregbarkeitssteigerung, der sich mit der Annahme eines bloßen Wegfalls der vorher zuströmenden denervierenden Entladungen des Striatum nicht recht vertragen will, und auch, wie S. 119 ausgeführt, durch die Annahme eines Rückschlags auf ein ontogenetisches Durchgangsstadium keineswegs ausreichend begreiflich gemacht wird. Denn sowohl die Hyperkinesen im engeren Sinne als auch die Hypertonie können z. B. beim Status marmoratus weit über das hinausgehen, was wir an der Motorik des frühen Säuglingsalters wahrnehmen, einer Motorik, in der nach dem Ausdrucke O. Foersters die eines „Thalamus-*Pallidum*-Wesens" vorliegt. Wo finden wir *hier* eine Unfähigkeit, auf Schmerzreize auch nur mit einem Laut zu reagieren, wo den andauernden Trismus, den schwer gestörten Schluckakt wie etwa in dem Falle Wiemer-Mutter von Oppenheim-C. Vogt, wo aber auch jene Wucht des athetotischen Bewegungsspiels, jene jeder graduellen Abstufung nach Intensität des Reizes oder Spontanaffektes entbehrende, wild ausfahrende allverbreitete Bewegungsreaktion, welche dem ausgebildeten „athetotischen Striatumsyndrom" O. Foersters zukommt? Nicht die Annahme eines Rückschlags auf frühkindliche Funktionsverhältnisse, noch die Vorstellung einer „Enthemmung" im strengen Wortsinne (bedingt durch den Wegfall der im ausgebildeten Zustande zuströmenden Hemmungsentladungen), vielmehr nur die Annahme einer pathologischen Erregbarkeitssteigerung durch Isolierungsveränderungen vermag uns von dem ganzen Betrage dieser Steigerung Rechenschaft zu geben.

Die auf dem angeführten Wege durch anatomische Isolierung des Pallidum vom Striatum[1]) gesetzte Erregbarkeitssteigerung des Pallidum mag nun 1. in gewissen Fällen (aus noch nicht übersehbaren Gründen) stärker und dauernder die innervatorische als die denervatorische Komponente der Palliumfunktion betreffen (*qualifizierte* Erregbarkeitssteigerung), 2. in anderen Fällen dagegen diese beiden Komponenten der Pallidumfunktion etwa gleich stark ergreifen, unter Umständen in wechselnder zeitlicher Kombination (*einfache* Erregbarkeitssteigerung). In den ersteren Fällen (1) würden dann (abgesehen von dem Wegfall höherer striatumeigener kinetischer Komponenten) *Hyperkinesen* des in gesteigerter hauptsächlich innervatorischer Tätigkeit befindlichen Pallidum — Tremor, Athetose, Torsionsspasmus —, außerdem aber infolge des verstärkten innervatorischen Gesamtzuflusses aus dem Pallidum zum Nucleus ruber bei relativ gemindertem denervatorischem Zuflusse *Hypertonie* entstehen können. In den letzteren Fällen (2) dagegen würden — wieder außer jenen Striatumhypokinesen — substriäre Hyperkinesen vor allem der athetotischen und torsionsspastischen Form entstehen, daneben aber durch wechselndes Hervortreten auch der gleichgradig gesteigerten *denervatorischen* Zuflüsse des Pallidum zum Ruber die Begleiterscheinungen des *Spasmus mobilis* und der *Hypotonie*[2]).

Läßt sich somit auf den angeführten Grundlagen (S. 121 al. 1) eine Deutung des Auftretens von Tonusabweichungen *beiderlei* Richtung bei Striatumausfall ableiten, so soll doch nicht unterlassen werden zu betonen, daß jene Deutung insofern nur eine vorläufige Lösung des Problems darstellt, als es weiterhin noch der Aufdeckung derjenigen Nebenbedingungen bedarf, welche über das Auftreten bald einer qualifizierten, bald einer einfachen Erregbarkeitssteigerung des isolierten Pallidum entscheiden.

5. Pathophysiologische Deutung der Symptome der Pallidumerkrankungen. a) Rigor. Wenn wir oben (S. 121/2) als notwendige Voraussetzung zum Verständnis der *bei Striatumläsion vorkommenden Tonusanomalien* (Hypertonie und Hypotonie) die Annahme betonen mußten, *daß normalerweise das Pallidum gegenüber dem tonisierend wirkenden Cerebellarapparat, insbesondere gegenüber dem roten Kerne, sowohl innervierend als denervierend tätig ist,* so scheinen durch

---

[1]) Oder —, dies sei mit Rücksicht z. B. auf ausheilende Fälle etwa encephalitischer Athetose, ihre striäre Lokalisation vorausgesetzt, hier kurz angedeutet — durch eine jener anatomischen Isolierung gleichartig wirkende, d. h. den Einfluß gewisser strio-pallidärer Axone vorübergehend gänzlich ausschaltende Funktionsschädigung des Striatumgewebes. — Daß es gestattet wäre, den Begriff der Isolierungsveränderungen bei *allen* auf *organischer* Schädigung beruhenden Funktionsherabsetzungen höherer Zentren mit folgeweise gesteigerter Tätigkeit der niederen anzuwenden, möchte ich annehmen; für problematisch halte ich dagegen die uneingeschränkte Übertragung aufs Gebiet des rein *Funktionellen* (K. Goldstein), weil hier wohl keinesfalls *allgemein*, und im einzelnen nur selten mit *Sicherheit* auszuschließen sein wird, daß primär eine Funktionssteigerung des niedrigeren Zentrums vorliegt, als deren *Folge* erst die Herabsetzung (Hemmung?) des Einflusses des höheren in Erscheinung tritt. Dieser Vorbehalt auch zu Kretschmer S. 93 al. 1.

[2]) Es erscheint erwägenswert, ob nicht zur Erklärung des Spasmus mobilis und der Poikilotonie (S. 118 al. 1) das Sherringtonsche Prinzip der *sukzessiven Induktion* (bei Bestehen einer einfachen Erregbarkeitssteigerung durch Isolierung des Pallidum) herangezogen werden kann.

diese nämliche Annahme gewisse Schwierigkeiten zu entstehen, wenn man von ihr aus nunmehr auch den *durch Pallidumausfall entstehenden Rigor* zu deuten sucht. Die von Kleist wie von O. Foerster gegebene Erklärung, daß dieser Rigor durch Wegfall einer normalerweise vom Pallidum auf den Cerebellarapparat vermittels des roten Kerns (usw.) ausgeübten Hemmung zustandekomme, vermag nach meinem Dafürhalten nicht voll zu befriedigen; denn ein Zustand gesteigerter Erregbarkeit oder Erregung des roten Kerns könnte durch Pallidumausfall nur dann zustandekommen, wenn ausschließlich oder überwiegend hemmender Pallidumeinfluß jene Erregbarkeit oder Erregung normalerweise *niederhielte*, während obige Annahme die Anerkennung ebenso bedeutungsvoller innervatorischer, die Erregbarkeit oder Erregung jenes Kernes *steigernder* Einflüsse des normalen Pallidum in sich schließt. Ohne Einführung von Hülfsannahmen könnte also (ebenso übrigens wie in dem ganz analogen Falle des Striatumausfalls: S. 121 al. 2) auch hier die geforderte quantitative Erregungs- oder Erregbarkeitsveränderung nicht verständlich gemacht werden.

Die Schwierigkeiten lösen sich auch hier wieder durch Anwendung desselben meines Erachtens sehr allgemein gültigen Prinzips der H. Munkschen Isolierungsveränderungen (deren Bedeutung für den jetzt zu besprechenden Fall auch Spatz schon angenommen hat: 2, S. 367). Wird durch Schädigung der Pallidumzellen oder ihrer rubropetalen Achsenzylinder der pallidäre Einfluß auf den Nucleus ruber (und damit von den drei Hauptzuflüssen dieses Kernes — dem kortikalen, cerebellaren und pallidären — einer der wichtigsten) ausgeschaltet[1]), so wird der partiell isolierte Ruber in einen Zustand pathologisch gesteigerter Erregbarkeit geraten, ganz gleichgültig, ob der letztgenannte Hauptzufluß normalerweise innervatorische, denervatorische oder aus beiden Komponenten gemischte Pallidumentladungen vermittelt. Und wenn dem roten Kerne normalerweise mit Recht ein essentiell *tonuserhöhender* Einfluß zugeschrieben wird (so in den Theorien von Kleist, Foerster, Jakob), so wird sich jene pathologisch gesteigerte Erregbarkeit desselben durch eine Steigerung des Muskeltonus in derjenigen, jetzt zugunsten der Ruberkomponente d. h. im Beugesinne (Magnus S. 639/40) verschobenen, spezifischen *Verteilung* kundtun müssen, deren Garantierung dem intakten Ruber-Nachhirnapparat normalerweise obliegt (Magnus, Rademaker), in einem *Rigor* also genau ebenso, wie ihn die Theorien der drei vorhin genannten Forscher aus der einfachen Vorstellung subpallidärer Enthemmung ableiten[2]).

---

[1]) Die Komplikation, daß bei einseitiger Pallidumerkrankung Zuflüsse vom anderseitigen Pallidum zum Ruber der erkrankten Seite erhalten bleiben, kann außer Betracht gelassen werden, da sie grundsätzlich nichts ändert.

[2]) Selbst für den anscheinend am einfachsten liegenden Fall von „Reflexsteigerung" nach Wegfall der (innervierenden und denervierenden) Pyramidenbahneinflüsse gilt Analoges: auch hier kann die — nach Ablauf des Initialstadiums — sich herausbildende Erregbarkeitssteigerung der Rückenmarksvordersäule nicht voll verständlich gemacht werden durch einfachen Hinweis auf den Wegfall der Denervation. Vielmehr müssen entweder Hülfsannahmen beigefügt, oder es muß durch Einführung des Munkschen Erklärungsprinzips die Frage der eintretenden Erregbarkeitssteigerung unabhängig gemacht werden von dem Verhalten der vor der Abtrennung zuströmenden zentralen Einflüsse; dafür, daß in der Norm *durchschnittlich* gegenüber den innervatorischen die denervatorischen Pyramidenbahneinwirkungen im Übergewicht seien, ergibt sich meines Wissens

Durch die hier angewandte Betrachtungsweise scheinen demnach sowohl die durch Striatumläsion geschaffene Hyper- und Hypotonie, wie der Pallidumrigor auf Grund *einheitlicher* Voraussetzungen und Erklärungsprinzipien verständlich gemacht werden zu können. Jene Betrachtungsweise trägt gewissen grundsätzlichen Schwierigkeiten, wie sie durch Anwendung des Begriffs der „Enthemmung" auf denervatorisch *und* innervatorisch beeinflußte Kerne geschaffen werden, Rechnung, und unterscheidet ferner die Möglichkeit einer einfachen wie einer qualifizierten Erregbarkeitssteigerung von normalerweise innervatorisch und denervatorisch sich auswirkenden Kernen. Eben dadurch erscheint sie auf den ersten Blick verwickelter als manche bisherige Erklärung der nämlichen Symptome. Die Verwicklung liegt aber, wenn ich recht sehe, ursprünglich in den Tatbeständen, welche zu erklären sind, die Erklärungen haben sich dem anzupassen. —

Eine kurze Bemerkung noch zu der Frage, wodurch denn vom Standpunkt meiner Voraussetzungen jene früher (S. 53) besprochene *Steigerung des Rigors bei Pallidumerkrankung* zu erklären ist, welche anscheinend dann eintritt, *wenn außer den Pallidumzellen auch noch die großen Striatumzellen am Krankheitsprozeß teilnehmen* (Hunt, Lewy, Jakob). In der bisherigen Literatur ist, soviel ich sehe, jeder Erklärungsversuch für diese bedeutsame Tatsache zu vermissen. (Für Hunt *bedarf* sie natürlich gar keiner besonderen Erklärung, da ja für ihn die großen Striatumzellen gewissermaßen nichts anderes sind, als ein ins Striatum versprengter Haufen von Pallidumzellen. — Gewiß ist, daß das vorliegende Problem sich anders ansehen wird, wenn sich die Annahme *direkter* Verbindungen des Striatum mit Ruber, Nigra, Luys — Riese, v. Monakow: oben S. 93 — bestätigen sollte. Der folgende Erklärungsversuch geht von der den meisten neueren pathophysiologischen Theorien zugrunde liegenden C. und O. Vogtschen Darstellung der Faserverbindungen aus).

Zu der in Rede stehenden Frage nun ist zu sagen, daß derjenige Rigor, welcher bei völligem Untergang *aller* Ganglienzellen eines umschriebenen Pallidumbezirkes durch Isolierungsveränderungen des zugeordneten Ruberanteils im zugeordneten Körperabschnitt entsteht, durch Hinzutreten einer großzelligen Striatumschädigung derselben Hirnhälfte kaum gesteigert werden kann, da das Medium, durch welches hindurch die effektorischen Striatumzellen allein auf den Ruber wirken können (nämlich die Pallidumzellen) hier ja nicht mehr besteht. Somit kommen für diese Frage nur solche Fälle in Betracht, wo der Untergang der Pallidumzellen eines Bezirkes entweder *numerisch* kein vollständiger oder hinsichtlich des einzelnen Zellindividuums kein *radikaler* ist. Nehmen wir nun an, daß diesfalls durch Untergang der jenem Pallidumbezirk zugeordneten großen Striatumelemente wieder, wie es unserer frühern Erklärungsart des striär bedingten Rigors überhaupt entsprach (oben S. 122), *Isolierungsveränderungen in den noch partiell erhalten gebliebenen Pallidumzellen* des in Rede stehenden Bezirks eintreten mit der Folge einer pathologischen Erregbarkeitssteigerung hauptsächlich im Sinne gesteigerter innervatorischer bei weniger gesteigerter denervatorischer Entladungsneigung (qualifizierte Erregbarkeitssteigerung), so wird sich

---

gerade in diesem Spezialfalle aus *experimentellen* Erfahrungen kein Anhaltspunkt. (Ob in diesem Falle eine *qualifizierte* Erregbarkeitssteigerung vorliegt, soll hier nicht verfolgt werden.)

auf dem Wege der fugalen Leitung aus diesen *erhaltenen* Pallidumzellen ein Erregungszuwachs in den zugeordneten Ruberabschnitt ergießen, welcher schon auf Grund seiner partiellen Isolierung (von den *untergegangenen* Pallidumzellen des geschädigten Bezirkes) sich in einem erhöhten Erregungszustande befindet; der pallidumbedingte Rigor wird also hier eine striatumbedingte Steigerung seiner Intensität erfahren. —

Um noch einen Augenblick bei dem durch alleinige *Pallidumläsion* bedingten Rigor zu verweilen, so möchte ich in der durch C. und O. Vogt angeregten Frage, ob er mit der *Enthirnungsstarre* Sherringtons zu identifizieren sei, den von Wilson (4) und auch von Kleist (6) eingenommenen ablehnenden Standpunkt für den richtigen halten. Trifft nämlich — und das ist doch wohl sehr wahrscheinlich — die von Kleist, Foerster, Jakob vertretene Deutung dieses Rigors, namentlich nach Modifikation in dem oben von mir ausgeführten Sinne, das Richtige, dann ist der Pallidumrigor seinem Wesen nach an die *Intaktheit von Kleinhirn und Ruber nebst dessen rückenmarkwärts leitenden Bahnen* gebunden. Demgegenüber haben nun aber Magnus und Rademaker durch höchst exakte, an Serienschnitten anatomisch nachgeprüfte Tierversuche gezeigt, daß die Enthirnungsstarre *ausbleibt*, solange der Ruber mit dem rubrospinalen Monakowschen Bündel in Verbindung ist, während sie nach isolierter Durchtrennung dieses Bündels sofort in Erscheinung tritt und selbst dann noch weiterbesteht, wenn überdies das Kleinhirn abgetragen wird.

Kann auch, wenn man sich an die Ergebnisse von Magnus und Rademaker hält, der pallidäre Rigor nicht unmittelbar mit der Enthirnungsstarre des Tieres identifiziert werden — die Sherringtonsche Enthirnungsstarre *beim Menschen* bietet übrigens nach Wilson und Kleist ein anderes Bild als jener Rigor (siehe zu der Frage auch Brouwer, Mourgue, Lhermitte, Walshe, Castaldi, Cathala, Wechsler und Brock, Davidenkoff, namentlich aber Rademaker; ferner oben S. 53fg.) — so schließt das keineswegs aus, daß in Einzeleigenschaften beider Arten von Hypertonie wichtige Gemeinsamkeiten hervortreten, wie das Gamper, Spiegel durch Untersuchungen über den Muskeltonus der Parkinsonkranken in der Tat gezeigt haben (gleicher Meinung Wilson [9] S. 170 für das „Zahnradphänomen"). Insofern behält also der Hinweis C. und O. Vogts auf die Enthirnungsstarre noch heute seinen Wert.

Der schon S. 41, 53 erwähnte Fall von Jakob bietet hier großes Interesse: eine schwerste Form des Parkinsonrigors mit kataleptoiden Symptomen ohne jede Hyperkinese (auch ohne Tremor) hatte zur Grundlage einerseits einen Paralysis agitans-Befund mit besonders schwerer reiner Parenchymstörung des Striatum-Pallidum, völliger Entmarkung des Pallidum und der Linsenkernschlinge, eine Atrophie des Luys und eine leichtere Degeneration der Nigra, anderseits eine bilaterale hochgradige Atrophie des Bindearms infolge einer streng auf das Dentatummark beschränkten arteriosklerotischen Erweichung, Atrophie beider roter Kerne, ihrer Kapsel und der Monakowschen Bündel. Der Fall zeigt somit Analogien zu denjenigen Tierversuchen (Magnus S. 636, 640), in welchen *bei intaktem Großhirn* bloß die rubrospinale Bahn unterbrochen wurde und danach die erhaltene Pyramidenbahn (nach Magnus) einen gewissen Ersatz für den verloren gegangenen „Beugezügel" des Ruber darstellte; so könnte sich erklären, daß auch im Jakobschen Falle nicht das Bild der Enthirnungsstarre beim Menschen hervortrat, wie es Wilson gezeichnet hat (Streckstarre aller Extremitäten) und wie es beim „Thalamuskaninchen" mit durchtrennter rubrospinaler Bahn sich findet; anderseits wird man den Ausfall der letzteren Bahn in Jakobs Falle auf Grund der Magnus-Rademakerschen Forschungen verantwortlich machen können für die *Verstärkung* der striato-pallidären Starre.

Da für den Pallidumrigor speziell die Funktionsabänderung des cerebellaren Systems von Belang ist, welchem, wie ich mich früher klinisch zu zeigen bemühte (Lotmar [1, 2]), die Reaktivität speziell auf muskelproprioceptive (myästhetische) Eindrücke obliegt, unter denen die durch Schwerereize ausgelösten hervorragen, so wird hierdurch vielleicht folgende Beobachtung verständlich, die wenigstens in solchem *Grade* bei Paralysis agitans sicher nicht alltäglich ist: In einem fast rein halbseitigen Falle dieser Krankheit war in Rückenlage am betroffenen Beine nur ganz geringer Rigor nachweisbar. Er verstärkte sich aber hochgradig, sobald der Kranke zum Stehen überging und ließ ihn sich jetzt nur mühsam unter rückwärtsschwingenden Hülfsbewegungen des Oberkörpers voranschleppen. (Eine Abhängigkeit des Rigors von der Stellung des Kopfes zum Rumpf — Halsreflexe —, oder von der Lage des Kopfes zur Horizontalebene — Labyrinthreflexe — bestand dagegen nicht). Wir werden uns vorzustellen haben, daß die vollständig verschiedene Verteilung der passiven Beanspruchung der Muskulatur durch die Schwerereize in beiden Stellungen zu einer veränderten Aufladung auch der einzelnen Anteile des roten Kerns usw. führt, so daß es *bei pathologisch gesteigerter Erregbarkeit desselben* nur in bestimmten Lagen zum Einschießen eines Rigors im Beine kommen kann; da eine Verstärkung des Rigors im Arme beim Aufstehen nur in unbedeutendem Maße nachweisbar war, so kommt somatotopisch ungleichmäßige Erregbarkeitssteigerung des roten Kernes infolge entsprechender Unterschiede im Grade der Isolierung vom Pallidum als Erklärung mit in Frage. — Derartige Beobachtungen fallen unter den Begriff der Schaltung, von dem schon anläßlich der Erwähnung der von Goldstein so genannten „induzierten Tonusveränderungen" die Rede war (oben S. 19f.); im angeführten Falle ließen sich induzierte Tonusveränderungen von einer Körperregion auf andere nicht nachweisen, doch dürfte deren Weiterverfolgung auch bei den Rigorzuständen wichtig sein (vgl. die schon S. 20 erwähnten Befunde von Zingerle bei Parkinsonismus). Ähnliche Verhältnisse wie im genannten Falle sind mir bei infantilen Diplegien vereinzelt aufgefallen, meines Erinnerns übrigens hier auch sonst gelegentlich erwähnt worden. — Analoge Einwirkungen der Körperstellung auf Hypertonie und Verwandtes anscheinend in den Fällen von Stertz Nr. 8; in Kleists Fall M. M. (6, S. 1770), in welchem Verfasser eine Ruberverletzung annimmt; in Mourgues Fall von Torsionsspasmus nach Lethargica; in dem Falle von Athetose nach Lethargica von Falkiewicz und Rothfeld (oben S. 17).

Auf das Verhältnis des Pallidumrigors zu den Erscheinungen bei Läsion der frontopontinen Bahnen soll hier nicht eingegangen werden (siehe Tatsachen und Literatur oben S. 48).

b) Akinese. In der Deutung der *akinetischen Komponente* der Pallidumerkrankungen möchte ich mich, wie aus dem S. 116 Gesagten schon hervorgeht, Kleist und Foerster insofern anschließen, als ich sie für wenigstens zum Teil durch Untergang der pallidofugalen Neurone selbst bedingt halte [1]. Im Maße des Pallidumunterganges geht das *effektorische* Organ des Corpus striatum, und damit der unmittelbaren motorischen Reaktivität überhaupt zugrunde. Fast alle Komponenten dieser Reaktivität werden deshalb bei langsam fortschreitendem Untergang sehr früh, bei totalem beiderseitigem Untergang des Pallidum aber alle in stärkstem Grade zunichte werden. Ja bei etwa gleich starker Ausbildung einer rein striär bedingten und einer rein pallidär bedingten Hypertonie müßte doch die letztere von viel intensiverer Akinese in allen ihren Modalitäten begleitet sein, weil mit dem Untergang pallidärer Zellen eines gegebenen Bezirks im Maße dieses Untergangs nicht nur die thalamo-pallidär (und die mittels Kommissur vom

---

[1] ohne anderseits mit Foerster die akinetischen Symptome der auf *kombiniert striären und pallidären* Läsionen beruhenden Krankheitsbilder (wie der Paralysis agitans, der Wilsonschen Krankheit usw.) allein oder auch nur überwiegend auf die *Pallidum*läsion beziehen zu wollen. Hier ist vielmehr (C. und O. Vogt) auch der Untergang der effektorischen *Striatum*neurone (gerade diese erkranken bei der Paralysis agitans gesetzmäßig mit — Hunt u. A.) von wesentlicher Bedeutung für die Akinese.

anderseitigen Pallidum her) angeregte *pallidäre Eigentätigkeit*, sondern auch *die striär angeregte Funktionskomponente des Pallidum* in Wegfall kommt, während bei Minderung oder Wegfall der aus einem umschriebenen geschädigten *Striatum*-bezirk dem gesunden Pallidum zuströmenden Anregungen der zugeordnete Pallidumbezirk noch immer die thalamo-pallidären (und vom andern Pallidum her angeregten) Eigenleistungen reaktiver Motorik bewahrt. Diesen Schlußfolgerungen scheint mir die tatsächliche Beobachtung zu entsprechen.

Einige Wichtigkeit besitzt dies darum, weil es uns davon abhalten muß, den *gesamten* kinetischen Ausfall in zu weitgehendem Maße zu Rückschlüssen auf den Umfang der pallidären Eigentätigkeit zu verwerten, wie es meines Erachtens teilweise Foerster in seiner sonst in vieler Hinsicht so ungemein klärend wirkenden Arbeit getan hat. Beispielsweise auf dem Gebiete der einfachen antagonistischen Bewegungsfolgen, wie der sukzessiven Integration einer Reihe bereits höher stehender Reakte zu einer einheitlichen automatischen oder Willkürhandlung, ganz entsprechend auf dem Gebiete simultaner Integration ursprünglich isoliert eingeübter Teilhandlungen zu einer Totalhandlung kommt bei der Paralysis agitans schon im frühen Stadium eine ungemein deutliche Einbuße zur Beobachtung. Selbst wenn es nun richtig wäre, nicht nur mit C. und O. Vogt hier den Rigor, sondern mit Foerster histologisch die gesamte Paralysis agitans ausschließlich als ein Pallidumsyndrom aufzufassen (was sie in Wahrheit nicht ist: S. 38f., 107), so dürften trotzdem die ausgefallenen Leistungen jener Art nicht schlechthin als Eigenleistungen des geschädigten Pallidum gewertet werden. Spiegeln diese Ausfälle doch (neben einem eigenpallidären Anteil) teils und wahrscheinlich größtenteils den Ausfall der Leistungen des auf einer bedeutend höheren Koordinationsstufe integrierenden Striatum, dem nur sein *effektorisches Organ*, das Pallidum, fortschreitend zu Verlust geht, so daß es auch von seiner bei der gemachten histopathologischen Unterstellung (cum grano salis) erhaltenen Funktionstüchtigkeit nicht mehr voll Kunde geben könnte; es arbeitet gewissermaßen ins Leere[1]).

c) Kraftverlust bei der Willkürbewegung. Beeinflussung der Willkürbewegung bei Pallidum- und Striatumherden. Aus ähnlichem Grunde müßte auch der *Kraftverlust*, welcher durch die Unterbrechung der obligaterweise bei der Willkürbewegung benutzten kortiko-thalamo-pallidären (Foerster) und kortiko-thalamo-striopallidären Nebenwege entsteht[2]), bei Ausfall eines gegebenen Pallidumbezirkes im allgemeinen schwerer sein als bei Ausfall des somatotopisch entsprechenden Striatumbezirkes — ich vermag nicht zu sagen, inwieweit auch für diese Erwartung die klinische Erfahrung Bestätigung liefert. Keine allgemeine Erwartung entsprechender Art wird man dagegen aussprechen können hinsichtlich der Momente der Willkürbewegung, die ihr aus der Aufnahme großer Teile der motorischen Eigenleistungen des Pallidum-Striatum in die gesamte Willkürmotorik erwachsen (C. und O. Vogt u. A.). Denn der Ausfall eines Striatumbezirkes wird beispielsweise durch *Hyper*kinesen, welche er auslöst (man denke etwa an einen Torticollis) die Willkürmotorik praktisch ebenso schwer schädigen können, als

---

[1]) Der Vorbehalt „cum grano salis" bezieht sich darauf, daß ein histopathologischer Prozeß, der sich *örtlich* auf das Pallidum beschränkt, dann, wenn er die teilweise durch diesen Kern hindurchziehende striopetale Faserung aus dem Thalamus mitschädigt, auch eine indirekte Funktionsschädigung des Striatum setzt (C. und O. Vogt).

[2]) Auch die Einbuße des zweitgenannten Nebenweges der kortiko-peripheren Innervation bedingt (gleich der Einbuße des nur das Pallidum allein durchziehenden) einen Kraftverlust, wie das Frühstadium der Wilsonschen Krankheit beweist.

ceteris paribus ein somatotopisch entsprechender Pallidumherd durch lokalen Rigor und Akinese.

d) **Athetose durch Pallidumerkrankung.** Gehen wir über zu der einzigen Hyperkinese, welche *sicher* durch reine Pallidumläsion zustandekommen kann, der *pallidären Athetose*, so haben wir gesehen (S. 101, 105, 106: Kleist, C. und O. Vogt, Jakob), welche großen Schwierigkeiten ihre Erklärung den bisherigen pathophysiologischen Theorien bereitet hat. Vergegenwärtigen wir uns, daß in den faseranatomisch am genauesten durchforschten Fällen dieser Art (den beiden C. und O. Vogtschen, oben S. 15) ein *partieller* Ausfall „der striopallidären, der thalamo-pallidären, der pallido-Luysi'schen und daneben noch der dicken in *vtl* eintretenden Fasern von H_1" (welch letztere vielleicht ebenfalls thalamo-pallidärer Natur sind), nachgewiesen wurde, so habe ich einerseits keinen Grund finden können, der es verböte, den partiellen Untergang der erstgenannten Faserkategorie (der strio-pallidären) zum Ausgangspunkt der Erklärung zu machen; wird doch, wenn man sich mit C. und O. Vogt selbst u. A. auf den Standpunkt stellt, daß die Athetose einer durch Ausfall der Striatumfunktion entstehenden Pallidumenthemmung zuzuschreiben ist, eine solche ebensogut dann entstehen müssen, wenn dieser Ausfall durch einen im Striatum selbst lokalisierten Gewebsprozeß gesetzt wird, der die *Ursprünge* der strio-pallidären Faserung vernichtet, wie wenn er durch einen im Pallidum lokalisierten Prozeß zustande kommt, der diese Faserung in ihrem intrapallidären Verlaufsabschnitt vernichtet.

Anderseits aber, wenn man sich auf den oben mehrfach in Anwendung gebrachten Standpunkt der Isolierungsveränderungen stellt, so ist Anlaß zu solchen funktionellen Veränderungen von Pallidumzellen (die sich in einem Falle auch der Endknöpfe der petalen Faserung beraubt zeigten: S. 759 oben) durch partiellen Ausfall einer ganzen Reihe von pallido-petalen Fasersystemen (der 1., 2. und 4. oben genannten Kategorien) gegeben, und so könnte ein Zustand pathologisch erhöhter Erregbarkeit des Pallidum, das durch den erhaltenen Teil der pallido-petalen Faserung (aus Striatum und Thalamus) fortgesetzt noch Impulse empfängt, die athetotischen Spontanbewegungen doch wohl verständlich machen. Sehr interessant ist es mir, daß auch Hallervorden und Spatz für ihren Fall (oben S. 15f.) ernstlich die Erklärung der Athetose als Reizerscheinung des erkrankten Pallidum erwägen (ohne sich allerdings positiv dafür zu entscheiden), und daß auch C. und O. Vogt (oben S. 105) einer Hypothese Raum geben, die letzten Endes einen Reizzustand des Pallidum durch Reizstauung zugrunde legt.

Schwieriger ist dagegen die *schließliche Versteifung* zu verstehen, da trotz der im Pallidumgewebe, auch abgesehen von dem Faseruntergang, nachgewiesenen Schädigungen (S. 753: zweifellose Abnahme der Ganglienzellen des Pallidum im ersten Falle; Zellveränderungen im zweiten Falle) von fugalen Systemen nur das pallido-Luysische geschädigt war, so daß für die Anwendung der Kleist-Foerster-Jakobschen Theorie der pallidären Starre hier die anatomischen Unterlagen nicht klar gegeben sind; denn das Erhaltenbleiben der pallido-rubralen Faserung dürfte doch für eine relativ *geringe* Schädigung der Ursprungselemente gerade *dieses* Fasersystems und damit gegen einen *auf Pallidumzellen-untergang beruhenden* Wegfall hemmender pallido-rubraler Einflüsse sprechen. Indessen scheint auch diese Schwierigkeit wieder überwindbar zu werden, wenn man mit *denselben* Voraussetzungen an sie herangeht, die oben S. 121f. für den Rigor durch Striatumläsion die Deutungsgrundlage bildeten. Denn wie dort infolge von Striatumuntergang, so findet sich auch hier infolge Ausfalls nicht nur striopallidärer, sondern auch anderer pallidopetaler Fasersysteme das Pallidum in einem durch Isolierungsveränderungen erzeugten Zustande pathologisch erhöhter Erregbarkeit. Nehmen wir nun wie dort an, daß diese Erregbarkeitssteigerung wieder (als qualifizierte) vor allem die *innervatorische*, in verhältnismäßig geringerem Grade die denervatorische Tätigkeit des Pallidum gegenüber dem Ruber usw. steigert, so haben wir (mit Rücksicht auf das Erhaltensein der pallidorubralen Faserung) jenen allgemeinen Erregungszuwachs des roten Kerns, welchen wir zum Verständnis der Hypertonie annehmen müssen, erklärt, ohne daß (in den gegebenen Fällen eben wahrscheinlich nicht oder nur in relativ geringfügigem Grade vorliegende) *anatomische* Veränderungen innerhalb des Neurons Pallidumzelle-Pallidorubralbahn als Grundlage der Deutung zu unterstellen wären (die Kleist-Foerster-Jakobsche Theorie dagegen würde, wie mir scheint, ohne Annahme anatomischer Schädigung dieses Neurons nicht zum Verständnis führen). Ein weiterer Punkt also, in welchem die von mir befürwortete Betrachtungsweise Vorzüge zu haben scheint.

6. Extrapyramidale Bewegungsstörungen durch Läsionen außerhalb des Striatum und Pallidum. Nur mit wenigen Worten sei auf die Pathophysiologie derjenigen extrapyramidalen Bewegungsstörungen eingegangen, deren Grundlage Läsionen außerhalb des Striatum und Pallidum selbst bilden, wobei ich auf die mangels genügender faseranatomischer Grundlagen heute meines Erachtens noch nicht deutbaren Bewegungsstörungen bei Läsion des Corpus Luysi und dessen unmittelbarer Nachbarschaft, sowie der Substantia nigra nicht mehr zurückkomme, so ungemein groß die praktische Bedeutung gerade der letzteren Störungen durch die Spätzustände der Lethargica geworden ist.

Die übrigen einschlägigen Beobachtungen beziehen sich — Unika wie den Jakobschen Fall (oben S. 7 e, 29) beiseite gelassen — durchweg auf Läsionen im Gebiete des dentato-rubro-thalamischen Weges und im Thalamusgebiete selbst. In der Deutung dieser Vorkommnisse scheinen mir die Betrachtungen von C. und O. Vogt (oben S. 104), namentlich aber die Kleistsche Weiterbildung der auf diesem Gebiete bahnbrechenden Bonhoefferschen Theorie (S. 100ff.) und die der unveränderten letzteren (insbesondere in der Formulierung von 1901) wieder stärker angenäherte Jakobsche Auffassung (oben S. 106/7) alle Möglichkeiten der Erklärung zu erschöpfen, die sich zur Stunde darbieten; eine Entscheidung im einzelnen zwischen den Schattierungen dieser Theorien bleibt weiteren Erfahrungen vorbehalten (etwas speziellere Vorstellungen über Tremor, Chorea und Athetose bei Ruberläsion entwickelt neuestens Kleist [6] S. 1770; über Wilsons abweichende Grundauffassung siehe oben S. 110f. und 120).

· So möchte ich denn nur zu der Kontroverse zwischen Kleist einerseits, C. und O. Vogt, Jakob anderseits hinsichtlich des von ersterem Forscher in die Theorie eingeführten *hemmenden* Kleinhirneinflusses gegenüber dem Corpus striatum (oben S. 101, 102, 106) eine kurze Bemerkung machen. Kleists Darlegung, daß es eines die Bewegungs*steigerung* in diesen Fällen erklärenden Sondermomentes bedarf, halte ich für vollkommen überzeugend und sehe in ihr die Heraushebung eines wichtigen Problemes dieser Formen von extrapyramidaler

Hyperkinese. Es scheint mir aber, daß auch hier wieder die Heranziehung des Munkschen Prinzips das Verständnis in einer Art herbeiführt, welche sowohl Kleists Postulat erfüllt, als auch den gegen Kleists Erklärungsversuch von C. und O. Vogt, Jakob erhobenen Einwänden Rechnung trägt. Ganz einerlei nämlich, ob auf der dentato-rubro-thalamischen Bahn dem Sehhügel und durch ihn dem Corpus striatum *normalerweise* hemmende oder anregende oder Einflüsse beider Art vom Kleinhirn aus zuströmen, und ob das Kleinhirn generell oder nur unter gewissem Gesichtspunkt als dem Corpus striatum superponiert zu denken wäre: sobald der direkte dentato-thalamische oder der rubro-thalamisch weitergeleitete Zustrom an Bindearmimpulsen den thalamischen Endkernen dieses Fasersystems (Kern va_1 von C. Vogt usw.) anatomisch abgeschnitten wird, so haben wir mit der Ausbildung einer *pathologischen Erregbarkeitssteigerung jener Thalamuskerne durch Isolierungsveränderungen* zu rechnen; und diese kann sich ebensogut (durch Vermittlung intrathalamischer Neurone) in einer dauernden übermäßigen Anregung der striato-pallidären Automatismen zur Entladung äußern, wie die von Kleist herangezogene subcerebellare Enthemmung derselben thalamischen Endkerne[1]).

Im übrigen ist gerade das Gebiet der in Rede stehenden Hyperkineseformen dazu angetan, uns von der fast noch völlig fehlenden Einsicht in die Sonderbedingungen, welche die *Einzel*formen dieser Hyperkinesen (Tremor, mit Übergängen zur Ataxie; Chorea; Myoklonie; Athetose) und ihrer häufigen Mischbilder bestimmen, ein wenig ermutigendes Bild zu geben.

7. **Innervierende und denervierende Pallidumtätigkeit. Pallidum- und Striatumfunktion. Aufbau und Abbau der reaktiven Motorik.** Es wurde im Obigen versucht, auch für diejenigen Striatum- und Pallidumsymptome und ihre spezielleren anatomischen Grundlagen, deren Erklärung manche der bisherigen Anschauungen nur mit Schwierigkeiten ermöglichte, oder die zu erklären bisher überhaupt noch nicht versucht worden war, die Möglichkeit eines widerspruchsfreien Verständnisses aufzuzeigen. Dies gelang, wie ich glaube, für den Striatumrigor und die Striatumhypotonie, den Pallidumrigor, die Verstärkung des letzteren durch Mituntergang der großen Striatumzellen, die pallidäre Athetose und anschließende Versteifung. Und zwar erwiesen sich dabei als ausreichend, aber auch notwendig die Annahmen einer denervatorischen und innervatorischen Funktion des Striatum gegenüber dem Pallidum, wie des letzteren gegenüber den subpallidären Kernen, sodann die Anwendung des Munkschen Prinzips der Isolierungsveränderungen mit ihrer Folge einer (eventuell qualifizierten) pathologischen Erregbarkeitssteigerung. Dabei hoffe ich gezeigt zu haben, daß dieses vorsichtig abändernde Weiterbauen auf den Errungenschaften der bisherigen Theorien (namentlich derjenigen von Kleist, C. und O. Vogt, Jakob, Foerster), wenn es auf der einen Seite Schwierigkeiten lösen hilft, nicht etwa auf der anderen neue schafft durch Unverständlichmachen von Tatsachen, welche die bisherigen Theorien zu deuten vermochten. Indessen trotz alledem, auch wenn die hier versuchte Weiterbildung der Theorie sich als eine Art „zweiter Annäherung" an die Wirklichkeit bewähren sollte — auch sie kann nichts Endgültiges darstellen,

---

[1]) Soweit heute die in Rede stehenden Hyperkinesen nicht mehr als indirekt-striäre aufrecht erhalten werden, würde der obige Erklärungsmodus für die Bewegungs*steigerung* mutatis mutandis auf *subpallidäre* usw. Kerne zu übertragen sein.

weitere Tatsachen des Experimentes, der Anatomie, der Klinik (vgl. z. B. v. Mo -
nakows Ankündigung) werden vielleicht zwingen, auch über die hier emp-
fohlene Betrachtungsweise wieder hinauszuschreiten, nicht aber, wie ich glauben
möchte, im Sinne des Verzichts auf jede Erklärung aus pathophysiologischen
Grundsätzen überhaupt, sondern im Sinne des *Ausbaus*, der weiteren *Verfeinerung* der pathophysiologischen Betrachtungsweise.

Eine der Grundlagen der hier angewandten bildet die Annahme, daß normalerweise vom Pallidum gegenüber der Tätigkeit des Kleinhirnapparates sowohl
unterstützende als herabmindernde Einwirkungen ausgeübt werden, durch Ent-
sendung innervatorischer wie denervatorischer Entladungen vor allem zum roten
Kerne.

Ob solche Doppelfunktion des Pallidum durchweg auch gegenüber den übrigen
„subpallidären" Kernen gilt, wie man auf Grund des verhältnismäßig primitiven Baues
des Pallidum von vorneherein annehmen möchte, das dürfte grundsätzlich (ebenso wie die
Verifizierung jener Annahme speziell in bezug auf den Ruber) einer experimentellen Entscheidung nicht unzugänglich sein. Einstweilen wird als Arbeitshypothese mit jener Ver-
allgemeinerung gerechnet werden dürfen.

Nicht nur die zahlreichen pathologischen Tatsachen, welche mit auf Grund
der Annahme solcher Doppelfunktion des Pallidum ihre Deutung finden, stützen
indirekt jene Annahme. Direkte Gründe für sie und zugleich Hinweise darauf,
wie wir uns die Auswirkung jener Doppelfunktion normalerweise im einzelnen zu
denken haben, treffen wir vor allem dann, wenn wir auf jene Stufe der motorischen
Entwicklung des Säuglings zurückgehen, auf der er noch rein oder fast rein ein
„Thalamus-Pallidumwesen" ist (O. Foerster). Eine nennenswerte funktionelle
Mitwirkung des *Striatum* an der Motorik wird zumindest in den ersten etwa
fünf Monaten nicht vorauszusetzen sein: oben S. 2. Jeder nun, der Säuglinge
früher Wochen aufmerksam beobachtet, wird sich davon überzeugen, daß schon
hier die unmittelbaren motorischen Reaktionen (und mittelbare im Sinne der
höheren Willkürmotorik spielen hier überhaupt noch kaum eine Rolle) durchaus
den Charakter einer (teils simultanen, teils sukzessiven) Integration aus *innervatorischen* und *denervatorischen* Einzelleistungen tragen, Einzelleistungen, welche
ihrerseits übrigens schon von ziemlich hoher Koordinationsstufe sein können.
Es sei, statt vieler möglicher, ein Beispiel aus Preyer angeführt: „Schon . . . . .
am 39. Tage konnte durch die schwingende Bewegung von Quasten direkt vor
dem Gesichte des Kindes bei diesem der Ausdruck des Vergnügens und lauten
Jubelns hervorgerufen werden. Es traf sich auch, daß das Kind, wenn es sich
in seinem Bette lebhaft bewegt und dadurch unabsichtlich Erschütterungen desselben bewirkt hatte, plötzlich stillhielt und lachte, als die blauen Quasten über
seinem Gesichte infolge der Erschütterungen in Schwingungen gerieten."

Hier wird also durch den Reiz des plötzlich auftauchenden lustvollen Gesichts-
eindrucks ein *Gesamtreakt*[1]) ausgelöst, der zustandekommt durch simultane Integration zweier wohl unterschiedener Teilreakte: eines gewissermaßen positiven
(*innervatorischen*), nämlich der *hochkoordinierten Bewegung des Lachens*, und
eines gewissermaßen negativen (*denervatorischen*), nämlich der gleichfalls *hoch-*

---

1) Die Bezeichnung Reakt (Marburg) statt Reflex empfiehlt sich für diese Integrationsstufe der Motorik sowohl wegen der durchaus wesentlichen *psychischen* Elemente
des Gesamtvorgangs, als wegen der hohen Komplikation des antwortenden motorischen
Geschehens.

koordinierten Hemmung der vorherigen lebhaften Bewegungen des übrigen Körpers im Interesse aufmerksamer Erfassung des lustvollen Eindrucks[1]).

Und die simultane wie sukzessive Integration solcher *Gesamtreakte* aus Teilreakten von zumeist bereits einigermaßen hoher Koordinationsstufe *durch harmonische Verteilung innervatorischer und denervatorischer Entladungen* in augenblicklicher Anpassung an die elementar-psychischen Folgewirkungen einströmender humoraler und nervöser (ganz besonders telerezeptorischer) Reize: solche Integration bildet geradezu das *Spezifische* der Pallidumleistung im Vergleich zu den Integrationsleistungen der tieferen Hirnstammteile (einschließlich des Kleinhirns) und des Rückenmarks, die viel weniger zusammengesetzte Integrationsergebnisse fördern. Denn wenn etwa die *spinale Integration* beim Säugetier zur Koordinierung der Innervation eines Agonisten mit der Denervation seines Antagonisten hinreicht, oder zu der (schon etwas höher stehenden) gegenseitigen Hemmung zweier an sich bereits koordinierter einfacher Reflexbewegungen (etwa des „Streckerstoßes" und des „Beugerreflexes" des Hinterbeines nach Sherrington S. 89ff.), auch noch zu etwas höheren simultan-sukzessiven Integrationen wie etwa Laufbewegungen, Kratzreflex usw.; wenn *Kleinhirn und Nachhirn-Mittelhirn* nach den bewundernswerten Forschungen von Magnus weitere wichtige Integrationen im Dienste der Körperstellung (wenigstens beim Tier) allein zuwege bringen: unmittelbare Gesamtreakte von der eben am Preyerschen Beispiel aus der 6. Lebenswoche erläuterten (und von noch höherer) Verwicklung, bei denen die gesamte quergestreifte Muskulatur nebst glatter, aber auch die Sekretionen, in jeweils durchaus zweckangepaßter Art herangezogen werden, solche Hochleistungen simultaner und sukzessiver Integration kommen erst durch Mitwirkung der *Pallidum*tätigkeit zustande[2]).

Sind aber, diesem Beispiel gemäß, in der Tat innervatorische und denervatorische Leistungen in solchen Pallidumreakten zur Einheit zusammengeschlossen, so erfährt hierdurch die schon von den pathophysiologischen Tatsachen nahegelegte Annahme eine wichtige Stütze, daß Entladungen von *beiderlei* Art normalerweise vom Pallidum *allen* unmittelbar von ihm versorgten oder mitversorgten Kernen zuströmen, wodurch zugleich in die reflektorische Eigentätigkeit des cerebellaren Tonusapparates in jeweils elektiver Weise sowohl verstärkend als dämpfend eingegriffen wird.

Nur im Vorbeigehen sei bemerkt, daß eine somatotopische Gliederung innerhalb der beiden Kerne des Corpus striatum in dem Maße, als sie besteht, sich nur dann *auswirken* kann, wenn wir eine entsprechende somatotopische Gliederung auch bei den durch das Pallidum beeinflußten Hauptkernen voraussetzen, insbesondere, als funktionell relativ

---

[1]) Wenn oben von positivem und negativem Teilreakt gesprochen wurde, so dient die Einführung einer solchen (übrigens noch ausbaufähigen) Bezeichnungsweise derselben Absicht, wie die von Küppers (5) gegebene Formulierung, daß das Pallidum eine zweckmäßige Gruppierung der Gesamtmuskulatur in „Mitwirker" und „Nichtmitwirker" vornimmt. Die für die Kennzeichnung der Leistungen gewisser niedrigerer Integrationsstufen angemessenen technischen Ausdrücke (Agonisten, Antagonisten, Synergisten u. dgl.) sind eben nicht allein ausreichend zur Darstellung des *Besonderen* an so verwickelt gebauten Bewegungs„gestalten", wie sie die pallidäre Integrationsstufe zuwege bringt.

[2]) Daß in *motorischer* Beziehung dem Pallidum für die Integration von Reakten der frühesten Säuglingszeit eine maßgebende Bedeutung zukommt, erscheint unbestreitbar, auch wenn selbstverständlich ein Reakt, wie der beispielsweise angeführte, die Mitwirkung gewisser Rindenleistungen (optischer usw.) zur *Voraussetzung* hat.

bestbekanntem, auch beim Ruber. Hierfür sprechen auch *direkte* Hinweise, auf die hier nicht einzutreten ist; schon ein Fall wie derjenige von Sorgo mit seinem muskel- und muskelgruppenweisen Ausgreifen der rubralen — oder nigrären — Störung (oben S. 11, 51) ist ein wichtiger Beweis.

Das Pallidum verstärkt somit höchst wahrscheinlich innervierend die Erregung der für den jeweiligen Gesamtreakt erforderlichen Ruber- usw. -Zellen, schwächt gleichzeitig denervierend die Erregung derjenigen, durch deren Ausschaltung gegebenenfalls die „negative" Seite des Gesamtreakts zustandekommen muß — im Gröberen schon in den ersten Monaten, in viel feinerer Ausarbeitung und viel höherer Verwickelung nach Hinzutreten der Striatumtätigkeit.

Im Dienste der *spezifischen* Pallidum- und Striatumfunktion (der simultanen und sukzessiven Integration von Gesamtreakten relativ einfacherer und relativ höherer Stufe) wirkt sonach das Pallidum in der eben erläuterten Form unmittelbar ein auf Kerne, die gleich dem Ruber und offenbar auch der Nigra an der Beherrschung des *Muskeltonus*, der „*Myostatik*", der *elementareren Formen agonistisch-antagonistischer Koordination* maßgebend beteiligt sind. Eben hierdurch aber erklärt es sich, daß Erkrankungen von Pallidum und Striatum neben der sozusagen *spezifischen* Störung ihrer Höchstleistung — nämlich der Schädigung oder Aufhebung jener Integration von Gesamtreakten durch Hyperkinesen, Irradiationen, Akinesen aller Art — zugleich fast stets ein „*dystonisches Syndrom*" (Stertz, ähnlich Souques), einen „*amyostatischen Symptomenkomplex*" (v. Strümpell), Störungen der feineren agonistisch-antagonistischen Koordination am Einzelgelenk, Störungen des Erregungsausgleiches (Lewy) im Gefolge haben, ohne daß doch in all diesen elementareren motorischen Beeinträchtigungen die *gesamte* Funktionsstörung ungezwungen aufgehen würde; vielmehr enthüllt sich deren ganze Tragweite erst dem auf die Störungen der *zusammengesetzteren Reakte* gerichteten Augenmerk.

Mehrere Einrichtungen in ihrer *Gesamtheit* sind es demnach, welche die für die Pallidumtätigkeit *spezifische* Integration verwickelter Gesamtreakte ermöglichen: einmal die Koppelung des Pallidum mit dem nervös- und humoralrezeptorischen, vegetativen und elementar-psychischen Universalorgan des Thalamus (der seinerseits wieder mit der Rinde in Wechselwirkung steht); sodann der unmittelbare pallidäre Einfluß auf einen zum Teil als Zentrum vegetativer Reaktivität anzusprechenden Kern (das Corpus subthalamicum); endlich die unmittelbare oder mittelbare Einwirkung auf die distal gelegenen Stätten niedrigerer motorischer Integrationsstufen. Von Gesamtreakten können wir dabei sprechen nicht nur im Sinne der Gestaltung aus einfacheren Einzelreakten, sondern auch in dem Sinne, daß in ihnen die Antwort des *Gesamtorganismus* (auch als elementarer *psychischer* Einheit) auf solche Änderungen der Reizsituation zum Ausdruck kommt, welche ihn *als Ganzheit* in Anspruch nehmen.

Mit dem Hinzutreten der *Striatum*funktion nach Ablauf der ersten Monate erfährt dann — in inniger Wechselwirkung mit der gleichzeitig fortschreitenden Ausbildung der Rindenfunktion und damit der *mittelbaren* Reaktivität — die pallidäre Exekutivleistung eine überaus belangreiche Ausbildung und Bereicherung, Verfeinerung und zum Teil Dämpfung. Schon die in Anpassung an immer differenziertere und vervielfältigte Reizkombinationen erst auf dieser Stufe erworbenen Automatismen der höheren Ortsbewegungsformen und Ausdrucksbewegungen (Gehakt und dessen Abkömmlinge[1]), Sprechakt[2]) sind nämlich so gestaltet, daß zu ihrer Integration, als *negative* Seite des Gesamtreaktes, die Ausschaltung (Hemmung) primitiverer pallidärer Reizbeantwortungen durch *dieselben* Muskelgebiete nötig ist, deren Tätigkeit auch den *striato-pallidären* (bzw. cortico-striato-pallidären) Reakten zugrunde liegt. So muß etwa zur Integration des Gehaktes das primitive pallidäre Sichanklammern an die Reizquelle oder das primitive Wegstoßen derselben „mit allen Vieren" ausgeschaltet werden usw. Eben deshalb erscheinen dann, wenn durch pathologischen *Abbau* der Striatumfunktion die Integration striato-pallidärer Reakte nicht mehr vollwertig gelingt (wie etwa beim athetotischen Striatumsyndrom), Elemente jener tieferen eigenpallidären Integrationsleistungen als störende „Mitbewegungen" bei versuchten *höheren* Integrationsleistungen, oder sie erinnern in dem *pathologisch-pallidären Sichanklammern* usw. entfernt an Kletterleistungen von Tieren, ohne mit ihnen unmittelbar vergleichbar zu sein.

Und doch wäre es meines Erachtens nicht treffend, das Pallidum schlechthin als ein Organ der „Mitbewegungen" und „Massenbewegungen" zu deuten, dessen Integrationen *grundsätzlich* von denen der striato-pallidären Stufe abwichen. Für ihre Lebensstufe und deren Erfordernisse sind die Pallidumreakte ebenso *angepaßte Gesamtbeantwortungen einer Reizsituation*, wie die striato-pallidären Reakte auf höherer Lebensstufe, und jene arbeiten mit *denselben* Mitteln einer Vereinheitlichung innervatorischer und denervatorischer Teilreakte, wie später das Striatum. Nur daß die pallidären Reakte, von der striären Integrationsstufe aus kritisiert, natürlich vielfach als primitive Leistungsüberschüsse, als *relativ* gestaltlose Bewegungseinheiten im Vergleich mit den viel reicher gegliederten und feiner durchgearbeiteten striato-pallidären Automatismen usw. erscheinen. Handelt es sich doch bei ersteren um durchweg *alten Art*erwerb, bei den letzteren dagegen um *jüngeren Art*- und dazu noch *individuellen* Erwerb; wie denn jener alte Arterwerb beim akutesten zeitweiligen Abbau, in Fällen von katastrophalem affektivem Kurzschlusse, fast als alleinige Reizbeantwortung erhalten bleibt, unter augenblicklicher Preisgabe fast alles auszeichnend-*menschlichen* Erwerbes der Motorik.

Und daß trotz jener im Grunde ihres Wesens durchaus analogen Funktionsweise beider Kerne die isolierte Erkrankung eines jeden von beiden zum Teil sehr verschiedene Symptome macht, das bildet schon darum keinen Widerspruch, weil, wie früher näher ausgeführt, Pallidumausfall die *Entäußerungsmöglichkeiten* der gesamten striato-pallidären Integrationsstufe vernichtet, während bloße Striatumläsion die rein pallidäre Integrationsstufe grundsätzlich bestehen läßt, nur daß freilich nach Maßgabe der *Isolierung* die Pallidumfunktion jetzt in

---

[1]) Die beim Steh- und Gehakt ins Spiel tretende Steigerung und Ausarbeitung *cerebellarer* Leistungen wird wohl mit dadurch ermöglicht, daß durch Eingreifen des Striatum (und des Kortex) auch die den Kleinhirnapparat innervatorisch *fördernde* Funktionskomponente des *Pallidum* den gesteigerten Anforderungen an die Gleichgewichtserhaltung angepaßt wird.

[2]) Wenn Küppers (3, 4) dem Striatum als maßgebende Leistung insbesondere die „Formulierung der Haltungsimpulse" zuweist, so scheint nur für den Sprechakt, an dem es nach pathologischen Erfahrungen hervorragenden Anteil nimmt, die Anwendbarkeit dieser Vorstellung nicht ohne weiteres durchsichtig.

pathologisch gesteigerter, zum Teil gestaltloser und verzerrter Form (nicht mehr unmittelbar vergleichbar der *kindlichen* Pallidummotorik) in Erscheinung tritt.

Wie jenes Eingebautsein der pallidär-striären Bewegungsleistungen in die Rindenmotorik auch in mannigfachen *Abbauerscheinungen der Willkürbewegungen* bei den Erkrankungen jener Kerne sich kundtut, ist bei der Einzeldarstellung an vielen Punkten hervorgetreten. (Auf die von Lhermitte, K. Jakob u. A. beschriebenen Fälle von Kombination extrapyramidaler und pyramidaler Störung sei nur kurz hingedeutet.) Besonders verwickelte motorische Bilder ergeben sich, wie zu erwarten, wenn Läsionen des Corpus striatum sich mit Rindenläsionen kombinieren, wie das namentlich Fälle von Kleist, Pollak und Schilder dargetan haben. Vor allem Kleist hat das allgemeine Problem der wechselseitigen Beeinflussung der motorischen Funktionsstörungen von Rinde und Stammganglien eingehend gewürdigt.

Wie der allmähliche Aufbau der menschlichen Motorik aus ihren phylo- und ontogenetischen Anfängen bis zu ihrer Vollendung (Foerster, Gierlich, Homburger, Minkowski, v. Monakow, Mourgue u. A.) erst in seinen Grundzügen aufgehellt ist, so bieten auch die Erscheinungen ihres Abbaus, so viel Licht dessen Erforschung auch aus der Erkenntnis jener Aufbauprinzipien bereits gewonnen hat, noch eine Fülle eigener ungelöster Probleme, ganz besonders der Abbau der extrapyramidalen Bewegungsleistungen aller Stufen. Vor allem bedarf es hier noch vielfacher Ergänzung der Grundlagen durch anatomische und tierexperimentelle Forschung. Doch schon der bisher gewonnene Einblick in die Leistungen großer Hirnstammgebiete des Menschen, welche noch vor fünfzehn Jahren klinisch fast völlig unerschlossen waren, die beginnende Klärung der Beziehungen der extrapyramidal-motorischen Kerne zu den in Thalamus und Höhlengrau zu vermutenden Stätten elementarer Affektivität, motorischer und psychscher Aktivität, zu den Zentralstätten des vegetativen Lebens kennzeichnet eine der ergiebigsten Epochen neurologischer und psychiatrischer Forschung, und hat beiden Wissenschaften einen nachhaltigen Anstoß zu gemeinsamer Arbeit gegeben, die weiteren reichen Ertrages gewiß sein kann.

Literatur.

(Den Arbeiten, die nur im Referat benutzt wurden, ist dessen Standort beigefügt.)

d'Abundo, E.: Mioclonia emilaterale postinfluenzale. Riv. it. di neuropatol., psichiatr. ed elettroterap. **16**, 49. 1923. (Zentralbl. f. d. ges. Neurol. u. Psychiatrie **34**, 485). —
d'Abundo, G.: Contributo clinico-sperimentale allo studio dei tic-coreiformi etc. Neurologica **41**, 65. 1924. (Zentralbl. f. d. ges. Neurol. u. Psychiatrie **39**, 237.)
Achard, L'encéphalite léthargique. Paris: Baillière 1921.
Adler, E. (1): Blasenbildung der Haut bei Encephalitis epidemica. Arch. f. Dermatol. u. Syphilis **146**, 86. 1923. — Ders. (2): Zur Lokalisation des Schlafzentrums. Med. Klin. 1924, Nr. 38, 1321.
Alzheimer, A. (1): Studien zur Differentialdiagnose der progressiven Paralyse. Histol. u. histopathol. Arbeiten (Nissl-Alzheimer) 1. 1904. — Ders. (2): Über die anatomische Grundlage der Huntingtonschen Chorea und der choreatischen Bewegungen überhaupt. Neurol. Centralbl. 1911, 891. — Ders. (3): Über eine eigenartige Erkrankung des zentralen Nervensystems mit bulbären Symptomen und schmerzhaften spastischen Krampfzuständen der Extremitäten. Zeitschr. f. d. ges. Neurol. u. Psychiatrie **33**, 45. 1916.
Ammosow, M. M.: Zur Lehre von der extrapyramidalen Hyperkinese (russisch). Zentralbl. f. d. ges. Neurol. u. Psychiatrie **31**, 431.
Amsler, C.: Beiträge zur Pharmakologie des Gehirns. Arch. f. exp. Pathol. u. Pharmakol. **97**, 1. 1923.
Andreew, M. P.: Psychopathogenetische Probleme betreffend die Veränderung der Psychik bei Kindern infolge von epidemischer Encephalitis. Zeitschr. f. d. ges. Neurol. u. Psychiatrie **99**, 271. 1925.
d'Anglade, D. (1): La chorée chronique. Rev. neurol. 1909, 1056. (Diskussion.) — Ders. (2): Les lésions du système nerveux central dans l'agitation motrice et la rigidité musculaire. (26. congr. des alién. et neurol. de France, Quimper 1922.) Encéphale **17**, 586. 1922. — Ders. (3): s. Verger et Cruchet.
Anton, G. (1): Über die Beteiligung der großen basalen Gehirnganglien bei Bewegungsstörungen und insbesondere bei Chorea. Jahrbb. f. Psychiatrie u. Neurol. **14**, 141. 1896. — Ders. (2): Befunde bei einseitiger Kleinhirnataxie mit gekreuzter Lähmung. Ebenda **19**, 309. 1900.
d'Antona, S. e R. Vegni: Reperto anatomo-patologico in un caso di encefalite epid. cronica. Policlinico, sez. med. **29**, 81. 1922. (Zentralbl. f. d. ges. Neurol. u. Psychiatrie **29**, 122.)
Aráoz Alfaro, G.: Die Encephalitis lethargica und ihre choreiformen und myoklonischen Zustände (spanisch). Zentralbl. f. d. ges. Neurol. u. Psychiatrie **29**, 352.
Arndt, M.: Zur Pathologie des Kleinhirns. Arch. f. Psychiatrie u. Nervenkrankh. **26**, 404. 1894.
Aschaffenburg, G: Die postencephalitische Demenz. Zentralbl. f. d. ges. Neurol. u. Psychiatrie **42**, 520. 1926. (Sitzungsbericht.)
d'Astros, L.: Pathologie du pédoncule. Rev. de méd. **14**, 1, 97. 1894.
— et E. Hawthorn: Syndrome de Benedikt. Tubercule solitaire du pédoncule cérébral (étage supérieur). Rev. neurol. 1902, 377.
Auerbach, S.: Über zentrales Fieber nach Gehirn- und Rückenmarksoperationen. Zeitschr. f. d. ges. Neurol. u. Psychiatrie **74**, 228. 1922.
Austregesilo, A., et O. Gallotti: Sur un cas d'hémiparésie et d'hémichorée avec lésion du noyau caudé. Rev. neurol. 1924, I, 41.
Babinski: Syndrome strié d'origine indéterminée. Son rapport avec les crampes professionels et le torticolis mental. Encéphale **16**, 327. 1921.

Babonneix et Hubac: Encéphalite léthargique mortelle avec tuméfaction parotid. bi-latérale. Bull. et mém. de la soc. méd. des hôp. de Paris 37, 732. 1921. Zentralbl. f. d. ges. Neurol. u. Psychiatrie 26, 211.)

Balint, A. und D. Julius: Sprachiteration und Psychose bei Encephalitis epidemica. Monatsschr. f. Psychiatrie u. Neurol. 58, 102. 1925. (Zentralbl. f. d. ges. Neurol. u. Psychiatrie 41, 478.)

Baló, J. (1): Über die Encephalitis epidemica (ungarisch). Zentralbl. f. d. ges. Neurol. u. Psychiatrie 36, 436. 1924. — Ders. (2): Über die Leberveränderungen im Laufe der epidemischen Encephalitis (ungarisch). Ebenda 41, 814. 1925.

Barbier, H. et J. Célice: Un cas d'encéphalite épidémique à secousses myocloniques chez un nourisson etc. Bull. et mém. de la soc. hôp. de Paris 39, 432. 1923. (Zentralbl. f. d. ges. Neurol. u. Psychiatrie 33, 92.)

Bardochzi: Polycythämie und Chorea. Prag. med. Wochenschr. 1909, 17. (Neurol. Centralbl. 1909, 1226.)

Barkmann, A.: Beitrag zur Kenntnis der Störungen der Hypophysenfunktion nach der epidemischen Encephalitis. Acta med. scandinav. 56, 188. 1922. (Zentralbl. f. d. ges. Neurol. u. Psychiatrie 29, 352.)

Barth, W.: Beitrag zur chronischen progressiven Ophthalmoplegie. Jahrb. d. Hamb. Stkr.-Anst. 2, 100. 1890.

Bauer, J.: Die Substantia nigra Soemmeringi. Arb. a. d. neurol. Inst. d. Wiener Univ. 17, 435. 1909.

Béchet, E.: Contribution à l'étude clinique des formes de la maladie de Parkinson. Thèse Paris 1892. Nr. 351.

Bechterew, W.: Die Parkinsonsche Krankheit im jugendlichen Alter (Krankenvorstellung). Neurol. Centralbl. 1913. 1200.

Bellavits, C. (1): Sindromi parkinsoniane postencefalitiche. Contributo anatomo-patologico e clinico. Arch. gen. di neurol., psichiatr. ecc. 2, 123. 1921. (Zentralbl. f. d. ges. Neurol. u. Psychiatrie 29, 475.) — Ders. (2): Contributo all' anatomia patologica della sindrome di Unverricht etc. Note e riv. di psichiatr. 11, 459. 1923. (Zentralbl. f. d. ges. Neurol. u. Psychiatrie 37, 3.)

Bénard, R.: Encéphalite léthargique avec polyurie extrème etc. Bull. et mém. de la soc. méd. des hôp. de Paris 38, 553. 1922. (Zentralbl. f. d. ges. Neurol. u. Psychiatrie 31, 251.)

Benedek, L.: Zwangsmäßiges Schreien in Anfällen als postencephalitische Hyperkinese. Zeitschr. f. d. ges. Neurol. u. Psychiatrie 98, 17. 1925. Vgl. auch Zentralbl. f. d. ges. Neurol. u. Psychiatrie 41, 814.

— und K. Csörsz: Zur Frage der extrapyramidalen Bewegungsstörung. Dtsch. Zeitschr. f. Nervenheilk. 78, 15. 1923.

Berger, A.: Zur Kenntnis der Athetose. Jahrbb. f. Psychiatrie u. Neurol. 23, 214. 1903.

Berger, H.: Klinische Beiträge zur Pathologie des Großhirns. I. Herderkrankungen der Präfrontalregion. Arch. f. Psychiatrie u. Nervenkrankh. 69, 1. 1923.

Bériel, L. (1): Troubles respiratoires dans les états parkinsoniens liés à l'encéphalite épidémique. Rev. neurol. 1921. 640. — Ders. (2): La méningo-encéphalite épidémique etc. IV. Mém. Journ. de méd. Lyon 3, 351. 1922. (Zentralbl. f. d. ges. Neurol. u. Psychiatrie 30, 305.)

Bériel et Viret: Mouvements choréiformes et lobe frontal. Journ. de méd. Lyon 2, 865. 1921. (Zentralbl. f. d. ges. Neurol. u. Psychiatrie 25, 478).

Beringer, K.: Polydipsie nach Encephalitis epidemica. Zeitschr. f. d. ges. Neurol. u. Psychiatrie 86, 496. 1923.

— und P. György: Polydipsie nach Encephalitis epidemica. Klin. Wochenschr. 1923. Nr. 32, 1493.

Beritoff, J. S.: Allgemeine Charakteristik der Tätigkeit des Nerven- und Muskelsystems. Ergebn. d. Physiol. 23, I. Abt., 17. 1924.

Bernard, E.: Les troubles respiratoires dans l'encéphalite épidemique. Gaz. des hôp. civ. et milit. 96, 85. 1923. (Zentralbl. f. d. ges. Neurol. u. Psychiatrie 32, 250.)

Bernhard, H.: Zur Frage der Mikrographie. Monatsschr. f. Psychiatrie u. Neurol. 56, 301. 1924.

Bernis, W. J., und E. A. Spiegel: Die Zentren der statischen Innervation und ihre Beeinflussung durch Klein- und Großhirn. Arbb. a. d. neurol. Inst. d. Wien. Univ. 27, 196. 1925.

Bertolani, A.: Sindrome adiposo-ipofisaria consecutiva ad encefalite epidemica. Riv. sperim. di freniatr., arch. ital. per le malatt. nerv. e ment. 45, 467. 1922. (Zentralbl. f. d. ges. Neurol. u. Psychiatrie 29, 353.)

Berze, J.: Die primäre Insuffizienz der psychischen Aktivität. Leipzig und Wien: Deuticke 1914.

Betlheim, St.: Zur Frage des zwangsmäßigen Greifens bei organischen Hirnerkrankungen. Monatsschr. f. Psychiatrie u. Neurol. 57, 141. 1924.

Beverly, B. J. and M. Sherman: Postencephalitic behavior disturbance without physical signs. Amer. journ. of dis. childr. 27, 565. 1924. (Zentralbl. f. d. ges. Neurol. u. Psychiatrie 38, 369.)

Beyermann, Th.: Zur Kasuistik der Thalamusherde. Folia neurobiol. 6, 209. 1912.

Bidon, H.: Essai sur l'hémichorée symptomatique etc. Rev. de méd. 6, 667, 837. 1886.

Biedermann, J.: Beitrag zur Klinik und pathologischen Anatomie der extrapyramidalen Bewegungsstörungen (ungarisch). Zentralbl. f. d. ges. Neurol. u. Psychiatrie 32, 156. 1923.

Bielschowsky, M. (1): Über Hemiplegie bei intakter Pyramidenbahn. Journ. f. Psychol. u. Neurol. 22, Erg.-H. 1, S. 225. 1916. — Ders. (2): Einige Bemerkungen zur normalen und pathologischen Histologie des Schweif- und Linsenkerns. Ebenda 25, 1. 1920. — Ders. (3): Weitere Bemerkungen zur normalen und pathologischen Histologie des striären Systems. Ebenda 27. 233. 1922. — Ders. (4): Die Wilsonsche Krankheit. Jahreskurse f. ärztl. Fortbild. 14, Maiheft, S. 1. 1923. — Ders. (5): Über den Status marmoratus des Striatums und atypische Markfasergeflechte der Hirnrinde. Journ. f. Psychol. u. Neurol. 31, 125. 1925. — Ders. (6): Referat über Lucksch. Zentralbl. f. d. ges. Neurol. u. Psychiatrie 41, 624. 1925.

— und C. S. Freund: Über Veränderungen des Striatums bei tuberöser Sklerose usw. Journ. f. Psychol. u. Neurol. 24, 26. 1919.

— und Henneberg: Befund bei encephalitischem Parkinsonismus. Zentralbl. f. d. ges. Neurol. u. Psychiatrie 41, 351. 1925. (Sitzungsbericht.)

Bilanconi, G. und G. Fumarola: Su alcune rare manifestazione, a forma bulbare (lar. e resp.) della „encefalite cronica epidemica". Ann. di med. nav. e colon. 2, 1. 1922. (Zentralbl. f. d. ges. Neurol. u. Psychiatrie 31, 252.)

Bing, R. (1): Über einige bemerkenswerte Begleiterscheinungen der „extrapyramidalen Rigidität" (Akathisie — Mikrographie — Kinesia paradoxa). Schweiz. med. Wochenschrift 1923. Nr. 7, 167. — Ders. (2): Über die Bedeutung der choreatischen und athetotischen Bewegungsautomatismen. Ebenda 1924. Nr. 26, 581. — Ders. (3): Sémiologie des affections cérébelleuses. Schweiz. Arch. f. Neurol. u. Psychiatrie 16, 3. 1925. — Ders. (4): Über lokale Muskelspasmen und Tics, nebst Bemerkungen zur Revision des Begriffes der „Psychogenie". Schweiz. med. Wochenschr. 1925. Nr. 44, 993.

— und L. Schwartz (1): Über Torsionsdystonien und verwandte Zustände im Gefolge der Encephalitis epidemica. Schweiz. Arch. f. Neurol. u. Psychiatrie 14, 197. 1924. — Dies. (2): Les crises oculogyres verticales du Parkinsonisme postencéphalitique. Encéphale 20, 150. 1925.

Binswanger, O.: Kasuistischer Beitrag zur klinischen Analyse der Striatumerkrankungen. Schweiz. med. Wochenschr. 1922. 601.

Bischoff, E.: Cerebrale Kinderlähmung nach Sehhügelblutung. Jahrbb. f. Psychiatrie u. Neurol. 15, 221. 1897.

Blocq, P. et G. Marinesco, Sur un cas de tremblement parkinsonien hémiplégique symptomatique d'une tumeur du pédoncule cérébral. Cpt. rend. et mém. de la soc. de biol. 45, 105. 1893.

Blumenthal, K.: Psychosen bei Hydrocephalus, Meningitis serosa, Hirnschwellung und Pseudotumor. Zeitschr. f. d. ges. Neurol. u. Psychiatrie 64, 307. 1921.

Boas, K. (1): Kritische Bemerkungen über den ätiologischen Zusammenhang zwischen Chorea minor und Syphilis. Zeitschr. f. d. ges. Neurol. u. Psychiatrie 37, 420. 1917. — Ders. (2): Über pallidostriäre Syndrome im Gefolge der Lues und Metalues. Arch. f. Psychiatrie u. Nervenkrankh. 71, 662. 1924.

Böhme, A.: Myeloencephalitis epidemica. Dtsch. med. Wochenschr. 1921. Nr. 12, 319.

Boehmig, W.: Psychische Veränderungen bei Kindern im Gefolge von epidemischer Encephalitis. Arch. f. Psychiatrie u. Nervenkrankh. 69, 351. 1923.

Boettiger, A.: Über extrakapsuläre Hemiplegien, insbesondere über „Hemihypertonia apoplectica". Dtsch. Zeitschr. f. Nervenheilk. 68/69, 165. 1921.

Böwing, H.: Zur Pathologie der vegetativen Funktionen der Haut. Ebenda 76, 71. 1923.

Bogaert, L. van und R. Nyssen: Mouvements bradysyncinétiques etc. Journ. de neurol. et de psych. 25, 386. 1925. (Zentralbl. f. d. ges. Neurol. u. Psychiatrie 42, 656.)

Bolsi, D.: Sull' istologia patologica del fegato nelle sindromi croniche postencefalitiche. Riv. di patol. nerv. e ment. 30, 193. 1925. (Zentralbl. f. d. ges. Neurol. u. Psychiatrie 42, 288.)

Bonhoeffer, K. (1): Ein Beitrag zur Lokalisation der choreatischen Bewegungen. Monatsschr. f. Psychiatrie u. Neurol. 1, 6. 1897. — Ders. (2): Zur Auffassung der posthemiplegischen Bewegungsstörungen. Ebenda 10, 383. 1901. — Ders. (3): „Paralysis agitans juvenilis" (zitiert nach Stöcker, 1, S. 255). — Ders. (4): Diskussion zu P. Schuster. Neurol. Centralbl. 1920, 814. — Ders. (5): Psychosen im Kindesalter (Demonstration). Zentralbl. f. d. ges. Neurol. u. Psychiatrie 25, 229. 1921. — Ders. (6): Psychische Residuärzustände nach Encephalitis epidemica bei Kindern. Klin. Wochenschr. 1922. Nr. 29, 1446. — Ders. (7): Welche Lehre kann die Psychiatrie aus dem Studium der Encephalitis lethargica ziehen? Dtsch. med. Wochenschr. 1923. Nr. 44, 1385. — Ders. (8): Diskussion zu Pinéas. Zentralbl. f. d. ges. Neurol. u. Psychiatrie 37, 398. 1924. — Ders. (9): Die Entwickelung der Anschauungen von der Großhirnfunktion in den letzten 50 Jahren. Dtsch. med. Wochenschr. 1924. Nr. 49, 1708.

Bostroem, A. (1): Zur Diagnose der Stirnhirntumoren. Neurol. Centralbl. 1920. 649. Vgl. Dtsch. Zeitschr. f. Nervenheilk. 70, 80. 1921. — Ders. (2): Ungewöhnliche Formen der epidemischen Encephalitis unter besonderer Berücksichtigung hyperkinetischer Erscheinungen. Ebenda 68/69, 64. 1921. — Ders. (3): Der amyostatische Symptomenkomplex und verwandte Zustände; klinischer Teil. Verhandl. d. Ges. dtsch. Nervenärzte 11, 92. 1922. — Ders. (4): Der amyostatische Symptomenkomplex. Monogr. a. d. Gesamtgeb. d. Neurol. u. Psychiatrie 33. Berlin; Julius Springer. 1922. — Ders. (5): Über eigenartige Hyperkinesen in der Form rhythmisch auftretender komplexer Bewegungen. Zeitschr. f. d. ges. Neurol. u. Psychiatrie 79, 598. 1922. — Ders. (6): Zum Verständnis gewisser psychischer Veränderungen bei Kranken mit Parkinsonschem Symptomenkomplex. Ebenda 76, 444. 1922. — Ders. (7): Über ungewöhnliche Hyperkinesen. Verhandl. d. Ges. dtsch. Nervenärzte 12 (Dtsch. Zeitschr. f. Nervenheilk. 77, 271. 1923.) — Ders. (8): Referat über L. Mann. Zentralbl. f. d. ges. Neurol. u. Psychiatrie 36, 169. 1924. — Ders. (9): Das Wesen der rigorfreien Starre. Arch. f. Psychiatrie u. Nervenkrankh. 71, 128. 1924.

Bouttier, H., J. Bertrand et A. P. Marie: Sur un cas anatomo-clinique de syndrome thalamique. Rev. neurol. 1922, 1492.

Brailovsky, V.: Über die pathologische Schläfrigkeit und das Schlafzentrum. Zeitschr. f. d. ges. Neurol. u. Psychiatrie 100, 272. 1926.

Bregazzi, W.: Über Encephalitis epidemica usw. Dtsch. Zeitschr. f. Nervenheilk. 72, 15. 1921.

Bregmann, L. E.: Das Linsenkernsyndrom bei einem Linkshänder. Ebenda 63, 84, 1918.

Bremme, H.: Ein Beitrag zur Bindearmchorea. Monatsschr. f. Psychiatrie u. Neurol. 45, 107. 1919.

Bresowsky, M.: Beitrag zur Kenntnis der Läsionen der subthalamischen Region. Ebenda 50, 302. 1921.

Brinkmann: Die Encephalitis epidemica in ihren Folgezuständen. Med. Klinik 1922. Nr. 33, 1054. —

Brissaud, E. (1): Leçons sur les maladies nerveuses. 1ère série. Paris: Masson 1895. S. 500. — Ders. (2): Dasselbe (2me sèrie). Paris, Masson 1899. S. 310.

Brock, J.: Rhythmische Muskelzuckungen im Schlafe nach Encephalitis lethargica. Münch. med. Wochenschr. 1921. Nr. 48, 1559.

Brouwer, B. (1): Über Lokalisation innerhalb des Corpus striatum. Dtsch. Zeitschr. f. Nervenheilk. **55**, 305. 1916. — Ders. (2): Über Meningoencephalitis und die Magnus-de Kleynschen Reflexe. Zeitschr. f. d. ges. Neurol. u. Psychiatrie **36**, 161. 1917.

Brun, R.: Zur Kenntnis der Bildungsfehler des Kleinhirns. Schweiz. Arch. f. Neurol. u. Psychiatrie **1**, 61. 1917; **2**, 48. 1918; **3**, 13. 1918.

Brunnow, S.: Adipositas nach Encephalitis epidemica. Folia neur. est. **3/4**, 274. 1925. (Zentralbl. f. d. ges. Neurol. u. Psychiatrie **40**, 888.)

Büchler, P. (1): Beitrag zur gleichzeitigen Erkrankung der vegetativen Zentren des Diencephalons und der Hypophyse (ungarisch). Zentralbl. f. d. ges. Neurol. u. Psychiatrie **35**, 328. 1924. — Ders. (2): Vasomotorisch-trophische Störungen bei Encephalitis epidemica. Klin. Wochenschr. 1925. Nr. 31, S. 1500 (vgl. auch Zentralbl. f. d. ges. Neurol. u. Psychiatrie **36**, 439.)

Büscher, J.: Pathologische Histologie des vegetativen Nervensystems. In: L. R. Müller, Die Lebensnerven (2. Aufl. 1924), S. 561.

Burt, C.: Note on the mental aftereffects of sleeping sickness in school children. Brit. journ. of psychol., med. sect. **2**, 237. 1922. (Zentralbl. f. d. ges. Neurol. u. Psychiatrie **30**, 77.)

Busch, P.: Parkinsonsche Krankheit und Unfall. Inaug.-Diss., Bonn, 1914.

Buzzard, E. F.: Discussion on the sequelae of lethargic encephalitis. Brit. med. journ. **3284**, 1083. 1923.

Bychowski, G.: Psychopathologische Untersuchungen über die Folgezustände nach der Encephalitis epidemica, insbesondere dem Parkinsonismus. Zeitschrift f. d. ges. Neurol. u. Psychiatrie **83**, 201. 1923.

Camp, C. D.: Paralysis agitans syndrome with syphilis of the nervous system. Journ. of nerv. a. ment. dis. **41**, Nr. 8. 1914. Neurol. Centralbl. 1915, 873.

Camus, J., J.-J. Gournay et A. Le Grand: Diabète sucré par lésion nerveuse. Presse méd. 1925. Nr. 16, 249.

Cantaloube, P.: Un cas de névraxite épidemique grave à manifestations multiples et prolongées. Ann. de méd. **11**, 285. 1922. (Zentralbl. f. d. ges. Neurol. u. Psychiatrie **30**, 75.)

Cassirer, R. (1): Die chronischen diffusen Kleinhirnerkrankungen. Lewandowskys Handb. d. Neurol. III, 874. 1912. — Ders. (2): Halsmuskelkrämpfe und Torsionsspasmus. Klin. Wochenschr. 1922, 53. Vgl. Zentralbl. f. d. ges. Neurol. u. Psychiatrie **28**, 513, Sitzungsbericht.

Castaldi, L.: Ancora sui centri tegmentali del tronco cerebrale etc. Ann. osp. psich. prov. Perugia **17**, 27. 1924. (Zentralbl. f. d. ges. Neurol. u. Psychiatrie **40**, 863, vgl. ebenda **30**, 21.)

Castrén, H.: Zur Kenntnis der pathologischen Anatomie der akuten Chorea. (Finnisch.) Zentralbl. f. d. ges. Neurol. u. Psychiatrie **42**, 68. 1925; vgl. auch ebenda S. 291.

Cathala, J: Rigidité décérébrée unilatérale avec attitude de torsion, par tumeur thalamo-pédonculaire. Rev. neurol. 1922. 1504.

Ceni: Riv. sper. fren. **24**: zit. nach Pineles; s. jetzt bei Rademaker (2) S. 262fg.

Charles, J. R.: Three cases of mangenese poisining. Journ. of neurol. a. psychopathol. **3**, 262. 1922. (Zentralbl. f. d. ges. Neurol. u. Psychiatrie **32**, 190.)

Charpentier, P.-J.-L.: Troubles psychiques post-encéphalitiques. Arch. de méd. et de pharm. nav. **115**, 73. 1925. (Zentralbl. f. d. ges. Neurol. u. Psychiatrie **42**, 65.)

Chiray, M., Ch. Foix et J. Nicolesco: Hémitremblement du type de la sclérose en plaques par lésion rubro-thalamo-sousthalamique etc. Ann. de méd. **14**, 173. 1923.

Chiray et Lafourcade: Encéphalite épidémique à séquelles combinées, respiratoires, bradytrophiques et psychiques, etc. Bull. et mém. de la soc. de hôp. de Paris **39**, 406. 1923. (Zentralbl. f. d. ges. Neurol. u. Psychiatrie **33**, 93.)

Christiansen, V. (1): Sur la pathogénèse de la maladie de Parkinson. Rev. neurol. 1921. 605, vgl. Zentralbl. f. d. ges. Neurol. u. Psychiatrie **27**, 128. — Ders. (2): L'encéphalite chronique et paralysie agitante vraie. Fol. neur. est. **3/4**, 397. 1925. (Zentralbl. f. d. ges. Neurol. u. Psychiatrie **41**, 65.)

Claude, H. (1): Syndrome pédonculaire de la région du noyau rouge. Rev. neurol. 1912, I, 311. Autopsiebefund: Claude et Loyez, ebenda II, 49. — Ders. (2): „Paroxysmale Tachyphémie" bei Parkinsonkrankheit: zitiert nach Lhermitte (2).

— et Dupuy-Dutemps, Forme céphalique du syndrome de Parkinson etc. Rev. neurol. 1921. 716.

— et J. Lhermitte: Le syndrome infundibulaire dans un cas de tumeur du troisième ventricule. Presse méd. 1917, Nr. 41. (Neurol. Centralbl. 1918. 353.)

— et G. Robin: Le syndrome mental post-encéphalitique de l'enfant et la notion de dégénérescence mentale. Ann. méd.-psychol. 82, 407. 1924. (Zentralbl. f. d. ges. Neurol. u. Psychiatrie 41, 293.)

— et H. Schaeffer (1): Tumeur du troisième ventricule etc. Rev. neurol. 1921. 25. — Dies. (2): Syndrome parkinsonien postencéphalitique avec lésions cellulaires nigriques et pallidales sans gainite périvasculaire. Encéphale 18, 85. 1923.

Clerc, Foix et Mercier des Rochettes: Sur un cas de hoquet épidémique avec autopsie etc. Bull. et mém. de la soc. méd. des hôp. de Paris 37, 522. 1921.

Cohn, T. (1): Encephalitis ohne Lethargie während der Grippeepidemie. Neurol. Centralbl. 1920. 260. — Ders. (2): Diskussion zu Forster: Zentralbl. f. d. ges. Neurol. u. Psychiatrie 28, 239. 1922.

Conos, B.: A propos d'un cas d'hémichorée posthémiplégique gauche. Encéphale 6, 153. 1911.

Cramer, A. et R. Güder: Un cas de syndrome infundibulo-tubérien au cours de l'encéphalite épidémique. Rev. méd. Suisse rom. 43, 578. 1923.

Creutzfeldt, H. G. (1): Über eine eigenartige herdförmige Erkrankung des Zentralnervensystems. Vorläufige Mitteilung. Zeitschr. f. d. ges. Neurol. u. Psychiatrie 57, 1. 1920. Ausführlich in: Nissl-Alzheimer, Histol. u. histopathol. Arbb., Erg.-Bd. 1920, 1. — Ders. (2): Bericht über 12 histologisch untersuchte Fälle von Encephalitis epidemica. Zeitschr. f. d. ges. Neurol. u. Psychiatrie, Ref. u. Erg. 21, 366. 1920. — Ders. (3): Zur Anatomie und Lokalisation der Spätencephalitis. Verhandl. d. Ges. dtsch. Nervenärzte 13 (Dtsche Zeitschr. f. Nervenheilk. 81, 191. 1924.) — Ders. (4): Ein Beitrag zur Klinik und Histopathologie der Chorea gravidarum. Arch. f. Psychiatrie u. Nervenkrankh. 71, 356. 1924. —

Cruchet, R. (1): La forme bradykinésique (ou pseudo-parkinsonienne) de l'encéphalomyélite épidémique. Rev. neurol. 1921, 665. — Ders. (2): The relation of paralysis agitans to the parkinsonian syndrome of epidemic encephalitis. Lancet 1925, II. Nr. 6.

Cushing, H.: Notes on a series of intracranial tumours and conditions simulating them. Transact. of the Americ. neurol. ass. 49, 257. 1923.

Czyhlarsz, E. von und O. Marburg (1): Über cerebrale Blasenstörungen. Jahrbb. f. Psychiatrie u. Neurol. 20, 134. 1901. — Dies. (2): Weitere Bemerkungen zur Frage der cerebralen Blasenstörungen usw. Wien. klin. Wochenschr. 1902, Nr. 31, 788.

Davidencoff, Les études sur la contracture précoce et sur la rigidité décérébrée chez l'homme etc. Encéphale 20, 599, 1925.

Dawidenkoff, S., Extrapyramidaler respiratorischer mesencephaler Tic. (Russisch.) Zentralbl. f. d. ges. Neurol. u. Psychiatrie 34, 226. 1924.

Dawidenkow, S. N. und N. A. Solotowa: Eine Familie mit Torsionsspasmus. (Russisch.) Ebenda 31, 432. 1923.

Decker, C.: Paralysis agitans und Trauma. Z. Versich.-Med. 6, H. 12. 1913. (Neurol. Centralbl. 1915, 871.)

Dejerine, J.: Anatomie des centres nerveux. I. II, 1. Paris, Rueff 1895. 1901.

Dejerine et Sollier: Premier cas d'autopsie d'athétose double datant de la première enfance etc. Bull. de la soc. anat. 63, 601. 1888.

Dejerine, J. et A. Thomas: L'atrophie olivo-ponto-cérébelleuse. Nouv. Icon. Salp. 13, 330. 1900.

Dejerine, Mme: Diskussion zu P. Marie et G. Guillain. Rev. neurol. 1903, 347.

Delahaye, A.: Syndrome strié, localisé au bras gauche, etc. Scalpel 77, 97. 1924. (Zentralbl. f. d. ges. Neurol. u. Psychiatrie 37, 39.)

Demianowska, M.: Nervenkomplikationen bei Flecktyphus. (Polnisch.) Zentralbl. f. d. ges. Neurol. u. Psychiatrie 28, 556. 1922.

Demole, V.: Encéphalite-léthargique myoclonique à prédominance unilatérale. Rev. méd. de la Suisse romande **40**, 353. 1920.

Dercum, X.: A case of anomalous torsion spasm. Journ. of nerv. a. ment. dis **45**, Nr. 5. 1917. (Neurol. Centralbl. 1919, 784.)

Deutsch, H.: Ein Fall symmetrischer Erweichung im Streifenhügel und Linsenkern. Jahrb. f. Psychiatrie u. Neurol. **37**, 237. 1917.

Doll, H. und K. Rothschild: Familiäres Auftreten von Polycythaemia rubra in Verbindung mit Chorea progressiva hereditaria Huntington. Klin. Wochenschr. 1922, 2580.

Dresel, K.: Die Funktionen eines großhirn- und striatumlosen Hundes. Ebenda 1924, 2231.

— und F. H. Lewy (1): Die cerebralen Veränderungen beim Diabetes mellitus und die Pathophysiologie der Zuckerregulation. Berlin. klin. Wochenschr. 1921, Nr. 27, 739. — Dies. (2): Die Zuckerregulation bei Paralysis agitans-Kranken. Zeitschr. f. d. ges. exp. Med. **26**, 95. 1922. — Dies. (3): Die Widalsche Leberfunktionsprüfung bei Paralysis agitans-Kranken. Ebenda **26**, 87. 1922. — Dies. (4): Die Lokalisation vegetativer Zentren im Kleinhirn. Verhandl. d. Ges. dtsch. Nervenärzte **13** (Zentralbl. f. d. ges. Neurol. u. Psychiatrie **33**, 488. 1923.)

— und H. Rothmann: Völliger Ausfall der Substantia nigra nach Exstirpation von Großhirn und Striatum. Zeitschr. f. d. ges. Neurol. u. Psychiatrie **94**, 783. 1925.

Ducamp, Carrieu, Blouquier de Claret et Tzélépoglu: Hoquet épidémique avec mouvements myocloniques généralisés. Etude histologique. Bull. de l'acad. de méd. **86**, 249. 1921.

Economo, C. von (1): Beitrag zur Kasuistik und zur Erklärung der posthemiplegischen Chorea. Wien. klin. Wochenschr. 1910, 429. — Ders. (2): Die Encephalitis lethargica epidemica, ihre Behandlung und ihre Nachkrankheiten. Wien. med. Wochenschr. 1921, 1321. — Ders. (3): Wilsons Krankheit und das Syndrôme du corps strié. Zeitschr. f. d. ges. Neurol. u. Psychiatrie **43**, 173. 1918. — Ders. (4): Encephalitis lethargica. Wien. med. Wochenschr. 1923. 777, 835, 1113, 1243, 1334. — Ders. (5): Die Pathologie des Schlafes. In: Handb. d. normalen u. patholog. Physiol. Bd. **17**, S. 591. 1926. — Ders. (6): Encephalitis lethargica subchronica. Wien. Arch. f. inn. Med. **1**, 371. 1920.

— und J. P. Karplus: Zur Physiologie und Anatomie des Mittelhirns. Arch. f. Psychiatrie u. Nervenkrankh. **46**, 275. 1909.

Edelmann, Fr.: Ein Beitrag zur Vergiftung mit gasförmiger Blausäure usw. Dtsch. Zeitschr. f. Nervenheilk. **72**, 260. 1921.

Edinger, L.: Gibt es zentral entstehende Schmerzen? Ebenda **1**, 262. 1891.

— und B. Fischer: Ein Kind mit fehlendem Großhirn. Neurol. Centralbl. 1913, 876; Pflügers Arch. **152**, 535. 1913; vgl. Wallenberg in Jahresber. d. ges. Neurol. u. Psychiatrie **5** (über 1921), S. 123.

Eichhorst: Über Athetose. Virchows Arch. f. pathol. Anat. u. Physiol. **137**, 100. 1894.

Eisenlohr, C.: Zur Diagnose der Vierhügelerkrankungen. Jahrb. d. Hamb. Kr.-Anst. 1889, I., 2. Teil, 71.

Enderlé: Un cas de choréo-athétose. Journ. de neurol. et de psychiatr. **23**, 24. 1923. (Zentralbl. f. d. ges. Neurol. u. Psychiatrie **38**, 151.)

Entres, J. L.: Genealogische Studien zur Differentialdiagnose zwischen Wilsonscher Krankheit und Huntingtonscher Chorea. Zeitschr. f. d. ges. Neurol. u. Psychiatrie **98**, 497. 1925.

Euzière et Blouquier de Claret: Troubles psychiques consécutifs à la névraxite épidémique. Gaz. des hôp. **96**, 1201. 1923. (Zentralbl. f. d. ges. Neurol. u. Psychiatrie **36**, 72.)

Ewald, G.: „Schauanfälle" als postencephalitische Störungen. (Zugleich ein Beitrag zur Frage psychischer Störungen bei postencephalitischen Zuständen.) Monatsschr. f. Psychiatrie u. Neurol. **57**, 222. 1924.

Eyrich, M.: Kasuistischer Beitrag zur Lehre von den primären Automatismen. Zeitschr. f. d. ges. Neurol. u. Psychiatrie **102**, 283. 1926.

Fabian, A.: Beitrag zur Diagnose der um die dritte Gehirnkammer lokalisierten Gehirngeschwülste. (Slowenisch.) Zentralbl. f. d. ges. Neurol. u. Psychiatrie **31**, 513. 1923.

Falkiewicz, T. und J. Rothfeld: Über Zwangsbewegungen und Zwangsschauen bei epidemischer Encephalitis. Dtsch. Zeitschr. f. Nervenheilk. **85**, 269. 1925.

Fernandez Sans, E. (1): Ein Fall von angeborener Choreoathetose. (Spanisch.) Zentralbl. f. d. ges. Neurol. u. Psychiatrie 35, 335. 1924. — Ders. (2): Respirationsstörungen nach Encephalitis. (Spanisch.) Ebenda 36, 439. 1924.

Ferraro, A. (1): Etude anatomique du système nerveux central d'un chien dont le pallium a été enlevé. Utrecht: Zuidam 1924. — Ders. (2): Contributo sperimentale allo studio della substantia nigra normale etc. Arch. gen. di neurol., psichiatr. etc. 6, 26. 1925. (Zentralbl. f. d. ges. Neurol. u. Psychiatrie 41, 742.)

Feuchtwanger, E.: Die Funktionen des Stirnhirns. Diese Monographien, Heft 38. Berlin: Springer 1923.

Fiamberti, A. M.: Encefalite epidemica cronica, a tipo respiratorio ecc. Note e riv. di psich. 11, 363. 1923. (Zentralbl. f. d. ges. Neurol. u. Psychiatrie 35, 210.)

Filimonoff, J. N.: Zur klinischen und pathologo-anatomischen Charakteristik der doppelseitigen Athetose des Kindesalters. Zeitschr. f. d. ges. Neurol. u. Psychiatrie 78, 197. 1922; vgl. auch Zentralbl. f. d. ges. Neurol. u. Psychiatrie 29, 212.

Fiore, G.: Contributo allo studio dell'anatomia patologica e della patogenesi della corea del Sydenham. Riv. di clin. pediatr. 20, 193. 1922. (Zentralbl. f. d. ges. Neurol. u. Psychiatrie 30, 477.)

Fischer, Br.: Zwangsmäßige Bewegungen bei der Encephalitis epidemica. Med. Klinik 1924, Nr. 42. 1459.

Fischer, O. (1): Zur Frage der anatomischen Grundlage der Athétose double und der posthemiplegischen Bewegungsstörung überhaupt. Zeitschr. f. d. ges. Neurol. u. Psychiatrie 7, 463. 1911. — Ders. (2): Zur Frage des cerebralen und „halbseitigen" Fiebers. Ebenda 76, 131. 1922.

Flatau, E.: Über die extrapyramidalen Bewegungskomplexe. Schweiz. Arch. f. Neurol. u. Psychiatrie. 13, 233. 1923.

Flatau, G. (1): Über Chorea luetica. Münch. med. Wochenschr. 1912, Nr. 39, S. 2102. — Ders. (2): Fall von atypischer Athetosis (Demonstration). Neurol. Centralbl. 1917, 568.

Flechsig, P. (1): Anatomie des menschlichen Gehirns und Rückenmarks. Bd. I. Leipzig: Thieme 1920. — Ders. (2): Die myelogenetische Gliederung der Leitungsbahnen des Linsenkerns beim Menschen. Ber. d. math.-phys. Kl. d. Sächs. Akad. d. Wiss. 73, 295. 1921.

Fleischhacker: Afamiliäre chronisch-progressive Erkrankung des mittleren Lebensalters vom Pseudosklerosétyp. Zeitschr. f. d. ges. Neurol. u. Psychiatrie 91, 1. 1924.

Fleischmann, S.: Das Seelenleben und seine Äußerungen im chronischen Stadium der Encephalitis epidemica. Ebenda 91, 239. 1924.

Foerster, O. (1): Die arteriosklerotische Muskelstarre. Allg. Zeitschr. f. Psychiatrie 66, 902. 1899. — Ders. (2): Das Wesen der choreatischen Bewegungsstörung. Volkmanns Samml. klin. Vortr. Nr. 382. 1904. — Ders. (2a): Fall von sogenannter Torsionsneurose. Berlin. klin. Wochenschr. 1913, Nr. 11 (Sitzungsber.). — Ders. (3): Das phylogenetische Moment in der spastischen Lähmung. Berlin. klin. Wochenschr. 1913, Nr. 26 u. 27. — Ders. (4): Diskussion zu L. Mann. Ebenda 1920, 1175. — Ders. (5): Zur Analyse und Pathophysiologie der striären Bewegungsstörungen. Zeitschr. f. d. ges. Neurol. u. Psychiatrie 73, 1. 1921. — Ders. (6): Encephalographische Erfahrungen. Ebenda 94, 512. 1925.

Foix, Ch.: (1): Les lésions anatomiques de la maladie de Parkinson. Rev. neurol. 1921,
— et J. Nicolesco: Sur les connexions du locus niger de Soemmering. Encéphale 18, 553. 1923.
— et A. Thévenard: Les réflexes de posture. Rev. neurol. 1923, Nr. 5, 449.

Forster, E. (1): Über Apraxie bei Balkendurchtrennung. Monatsschr. f. Psychiatrie u. Neurol. 33, 493. 1913. — Ders. (2): Choreatischer Symptomenkomplex bei Fleckfieber. Neurol. Centralbl. 1920, 461 ((Sitzungsber.). — Ders. (3): Striärer Symptomenkomplex. Zentralbl. f. d. ges. Neurol. u. Psychiatrie 25, 230. 1921 (Sitzungsber.). — Ders. (4): Zur Encephalitis lethargica. Ebenda 28, 238. 1922 (Sitzungsber.). — Ders. (5): Linsenkern und psychische Symptome. Monatsschr. f. Psychiatrie u. Neurol. 54, 215. 1923. — Ders. (6): Greifstörungen infolge Linsenkernbahnschädigung. Zentralbl. f. d. ges. Neurol. u. Psychiatrie 36, 258. 1924 (Sitzungsber.).

144   Literatur.

Fossey, H.: A case of dystonia musculorum with remarkable familial history. New York
    med. journ. 116, 329. 1922.
Fränkel, F. R. (1): Über die psychiatrische Bedeutung der Erkrankungen der subkor-
    tikalen Ganglien und ihre Beziehungen zur Katatonie. Zeitschr. f. d. ges. Neurol. u.
    Psychiatrie 70, 312. 1921. — Ders. (2): Demonstration zum dystonischen Syndrom.
    Zentralbl. f. d. ges. Neurol. u. Psychiatrie 36, 254. 1924 (Sitzungsber.).
Franceschi, Riv. di patol. nerv. e ment. 1905, 249 (zitiert nach Mingazzini[2]102).
Franchini, F.: Osservazioni intorno ad un caso di paralisi pseudobulbare. Giorn. di
    clin. med. 2, 441. 1921. (Zentralbl. f. d. ges. Neurol. u. Psychiatrie 27, 210.)
Francioni, G. (1): Sindrome bulbare vago-ipertonico nel corso dell' encefalite letargica.
    Cervello 1, 145. 1922. (Zentralbl. f. d. ges. Neurol. u. Psychiatrie 31, 125.) — Ders. (2):
    Ancora sopra le alterazioni del respiro nella encefalite epidemica ecc. Cervello 2, 30.
    1923. (Zentralbl. f. d. ges. Neurol. u. Psychiatrie 33, 93.)
Fremel, Fr.: Zur Frage des subkortikalen Kau- und Schluckzentrums. Monatsschr. f.
    Ohrenheilk. u. Laryngo-Rhinol. 55, 681. 1921.
Freund, C.S. (1): Kohlehydratstoffwechsel bei drei Huntington-Fällen und zwei juvenilen
    Wilsons. Verhandl. d. Ges. dtsch. Nervenärzte 11, 104. 1922. — Ders. (2): Zur Ver-
    erbung der Huntingtonschen Chorea. (Mit einem Bericht über eine Wilson-ähnliche
    Krankheit bei einem aus einer Huntington-Chorea-Familie stammenden Geschwister-
    paar.) Zeitschr. f. d. ges. Neurol. u. Psychiatire 99, 333. 1925.
— und C. Vogt: Ein neuer Fall von Etat marbré des Corpus striatum. Journ. f. Psychol.
    u. Neurol. 18, 489, Erg.-H. 4. 1912.
Frigerio, A.: Su l'istopatologia della mioclonoepilessia. Note e riv. di psich. 10, 319.
    1922. (Zentralbl. f. d. ges. Neurol. u. Psychiatrie 32, 196.)
Froment, J.: Le déficit psychique dans les états parkinsoniens postencéphalitiques.
    Rev. neurol. 1921, 649.
— et R. Carillon: Qu'est-ce que la dysbasia lordotica etc.? Journ. de méd. de Lyon 6,
    339. 1925. (Zentralbl. f. d. ges. Neurol. u. Psychiatrie 42, 290.)
Fuchs, L.: Über eigenartige Folgezustände mit halbseitigen rhythmischen Zuckungen
    nach Encephalitis lethargica. Dtsch. Zeitschr. f. Nervenheilk. 71, 140. 1921.
Fünfgeld, E. (1): Zur pathologischen Anatomie der Paralysis agitans. Zeitschr. f. d.
    ges. Neurol. u. Psychiatrie 81, 187. 1923. — Ders. (2): Über anatomische Unter-
    suchungen bei Dementia praecox mit besonderer Berücksichtigung des Thalamus
    opticus. Ebenda 95, 411. 1925.
Fumarola, G.: Klinischer und pathologisch-anatomischer Beitrag zum Studium der Ge-
    schwülste des Nucleus lentiformis. Riv. di patol. nerv. e ment. 22, Hft. 11. 1917.
    (Neurol. Centralbl. 1920, 518.)
Gamna, C. und A. Omodei-Zorini: Sulla patogenesi delle sindrome amiostatiche post-
    encefalitiche. Pathologica 15, 11. 1923. (Zentralbl. f. d. ges. Neurol. u. Psychiatrie
    32, 416.)
Gamper, E. (1): Klinische und theoretische Bemerkungen zu den postencephalitischen
    Rigorzuständen. Zeitschr. f. d. ges. Neurol. u. Psychiatrie 86, 37. 1923. — Ders. (2):
    Klinische Beobachtungen an einem Fall von Arhinencephalie usw. Verh. d. Ges. dtsch.
    Nervenärzte 14, 225. 1925. Ausführlich: Zeitschr. f. d. ges. Neurol. u. Psychiatrie 102,
    154. 1926 (konnte nicht mehr verwertet werden).
Gamper und Untersteiner: Über eine komplex gebaute postencephalitische Hyper-
    kinese und ihre möglichen Beziehungen zu dem oralen Einstellautomatismus des Säug-
    lings. Arch. f. Psychiatrie u. Nervenkrankh. 71, 282. 1924.
Gelma, E.: Sialorrhée et encéphalite épidémique dite léthargique. Paris méd. 11, 235. 1921.
Gerstmann, J. (1): Zur Frage der sympathischen Gehirnbahnen. Ein Fall von cerebraler
    Lähmung des Halssympathicus als klinischer Beitrag zur Kenntnis des Karplus-
    Kreidlschen subkortikalen Sympathicuszentrums. Jahrbb. f. Psychiatrie u. Neurol.
    34, 287. 1913. — Ders. (2): Krampfartige Drehbewegungen, Muskelrigor und Koordi-
    nationsstörungen nach Wiederbelebung eines Erhängten. Wien. klin. Wochenschr.
    1919, Nr. 30., S. 779. — Ders. (3): Grundsätzliches zur Frage der Akinesen und Hyper-
    kinesen bei Erkrankungen des strio-pallidären Systems. Monatsschr. f. Psychiatrie u.
    Neurol. 55, 35. 1924.

Gerstmann, J. und O. Kauders: Über den Mechanismus der postencephalitischen „psychopathieähnlichen" Zustandsbilder bei Jugendlichen. Arch. f. Psychiatrie u. Nervenkrankh. **71**, 165. 1924.
— und P. Schilder (1): Zur Frage der Mikrographie. Zeitschr. f. d. ges. Neurol. u. Psychiatrie **67**, 347. 1921. — Dies. (2): Über organisch bedingte Tics. Med. Klinik 1923, Nr. 26, 896. — Dies. (3): Studien über Bewegungsstörungen. I.: Eigenartige Formen extrapyramidaler Motilitätsstörung. Zeitschr. f. d. ges. Neurol. u. Psychiatrie **58**, 266. 1920. — II.: Ein eigenartiger Typus motorischer Reizerscheinungen. Ebenda **58**, 276. 1920. — III. siehe Schilder (2). — IV.: Zur Frage der Katalepsie. Med. Klinik 1921, 193. — V.: Über die Typen extrapyramidaler Spannungen usw. Zeitschr. f. d. ges. Neurol. u. Psychiatrie **70**, 35. 1921. — VI.: Unterbrechung von Bewegungsfolgen (Bewegungslücken) nebst Bemerkungen über Mangel an Antrieb. Ebenda **85**, 32. 1923. — VII.: Das Fallen der Spätencephalitiker. Ebenda **85**, 44. 1923. — VIII.: Über Wesen und Art des durch strio-pallidäre Läsion bedingten Bewegungsübermaßes. Ebenda **87**, 570. 1923.
de Giacomo, U.: La glicemia nelle sindromi parkinsoniane postencefalitiche e nel morbo di Parkinson. Rif. med. **41**, 1. 1925. (Zentralbl. f. d. ges. Neurol. u. Psychiatrie **40**, 782.)
Giannuli, F.: La fisiopatologia del talamo e del corpo striato e l'emiiperidrosi. Riv. sperim. di freniatr. **45**, 41. 1921. (Zentralbl. f. d. ges. Neurol. u. Psychiatrie **27**, 210.)
Gierlich, N. (1): Über Symptomatologie, Wesen und Therapie der hemiplegischen Lähmung. Wiesbaden: Bergmann 1913. — Ders. (2): Paralysis agitans und Trauma. Med. Klinik 1920, Nr. 41, 1054.
Gillepsie, R. D.: Epidemic encephalitis: some psychical sequelae. Journ. of mental science **70**, 1. 1924. (Zentralbl. f. d. ges. Neurol. u. Psychiatrie **39**, 144.)
Globus, J. H.: Über symptomatische Chorea bei Diphtherie. Zeitschr. f. d. ges. Neurol. u. Psychiatrie **85**, 414. 1923; vgl. Jakob, Werk, Fall VI.
Goldflam, S.: Die große Encephalitisepidemie des Jahres 1920. Dtsch. Zeitschr. f. Nervenheilk. **73**, 1. 1922.
Goldstein, K. (1): Über anatomische Veränderungen (Atrophie der Substantia nigra) bei postencephalitischem Parkinsonismus. Zeitschr. f. d. ges. Neurol. u. Psychiatrie **76**, 627. 1922. — Ders. (2): Die Topik der Hirnrinde in ihrer Bedeutung für die Motilität. Verhandl. d. Ges. dtsch. Nervenärzte **12** (Dtsch. Zeitschr. f. Nervenheilk. **77**, 7. 1923.) — Ders. (3): Über Halsreflexe beim Menschen. Ebenda 298. — Ders. (4): Allgemeine Symptomatologie der Hirnkrankheiten. Die Erkrankungen des Systems der Stammganglien. In: H. Oppenheim, Lehrb. d. Nervenkrankh., 7. Aufl. II. Bd. Berlin: Karger 1923. — Ders. (5): Die Funktion des Stirnhirnes und ihre Bedeutung für die Diagnose der Stirnhirnerkrankungen. Med. Klinik 1923, S. 965, 1006. — Ders. (6): Über induzierte Tonusveränderungen beim Menschen usw. II. Mitteilung. Zeitschr. f. d. ges. Neurol. und Psychiatrie **89**, 383. 1924. — Ders. (7): Über die gleichartige funktionelle Bedingtheit der Symptome bei organischen und psychischen Krankheiten; im besonderen über den funktionellen Mechanismus der Zwangsvorgänge. Monatsschr. f. Psychiatrie u. Neurol. **57**, 191. 1924. — Ders. (8): Neuere Erfahrungen zum Problem der sogenannten induzierten Tonusveränderungen usw. Zentralbl. f. d. ges. Neurol. u. Psychiatrie **41**, 715. 1925. — Ders. (9): Zur Theorie der Funktion des Nervensystems. Arch. f. Psychiatrie u. Nervenkrankh. **74**, 370. 1925. — Ders. (10): Das Symptom, seine Entstehung und Bedeutung für unsere Auffassung vom Bau und von der Funktion des Nervensystems. Ebenda **75**, 1. 1925. — Ders. (11): Die einzelnen Erkrankungen des Gehirns und seiner Häute. In: v. Bergmann-Stähelin, Handb. d. inn. Med. 2. Aufl. Bd. V, 1. 1925., insbesondere S. 202 ff., 300 ff.
— und Börnstein: Über sich in pseudospontanen Bewegungen äußernde Spasmen und über eigentümliche Stellungen bei „striären" Erkrankungen usw. Dtsch. Zeitschr. f. Nervenheilk. **84**, 234. 1925.
— und W. Riese (1): Über induzierte Tonusveränderungen usw. I. Mitteilung. Klin. Wochenschr. 1923, 1201. — Dies. (2): Dasselbe. IX. Mitteilung. Über den Einfluß sensibler Hautreize auf die sogenannten vestibulären Reaktionsbewegungen. Ebenda 1925, Nr. 25 u. 26.
Goltz, Fr.: Der Hund ohne Großhirn. Pflügers Arch. f. d. ges. Physiol. **51**, 570. 1892.

Goodhart, S. Ph.: Postencephalitic deformities of motion etc. Transact. of the Americ. neurol. assoc. 48, 84. 1922.

Gordon, A.: Parkinsonian syndrome in encephalitis lethargica and in paralysis agitans, etc. Internat. clin. 3, Ser. 34, 257. 1924. (Zentralbl. f. d. ges. Neurol. u. Psychiatrie 40, 778.)

Gottschalk, A. und H. v. Hoesslin: Über den intermediären Kohlehydratstoffwechsel bei Erkrankungen des strio-pallidären Systems. Med. Klinik 1922, 1312.

Graziani, A. (1): Due casi di sindrome parkinsoniana consecutiva ad encefalite epidemica ecc. Morgagni 64, 261. 1921. (Zentralbl. f. d. ges. Neurol. u. Psychiatrie 27, 442.) — Ders. (2): La palilalia nelle sindromi parkinsoniane postencefalitiche. Cervello 3, 221. 1924. (Zentralbl. f. d. ges. Neurol. u. Psychiatrie 39, 144.) — Ders. (3): A propositio di palilalia nelle demenze e nelle sindromi parkinsoniane. Cervello 3, 319. 1924. (Zentralbl. f. d. ges. Neurol. u. Psychiatrie 40, 317.) — Ders. (4): Alterazioni del fegato e patogenesi delle sindromi amiostatiche postencefalitiche. Policlin., sez. med. 32, 573. 1925. (Zentralbl. f. d. ges. Neurol. u. Psychiatrie 43, 66.)

Greenfield, J. G., F. J. Poynton und F. M. R. Walshe: On progressive lenticular degeneration etc. Quart. journ. of med. 17, 385. 1924. (Zentralbl. f. d. ges. Neurol. u. Psychiatrie 39, 148.)

— and J. M. Wolfsohn: The pathology of Sydenham's chorea. Lancet 203, 603. 1922.

Gregor, A. und P. Schilder: Beiträge zur Kenntnis der Physiologie und Pathologie der Muskelinnervation. Zeitschr. f. d. ges. Neurol. u. Psychiatrie 14, 359. 1913.

Greiff: Zur Lokalisation der Hemichorea. Arch. f. Psychiatrie u. Nervenkrankh. 14, 598. 1883.

Greiwe, J. E.: Ein solitärer Tuberkel im rechten Großhirnschenkel usw. Neurol. Centralbl. 1894, 130.

Greving, R. (1): Zur Anatomie, Physiologie und Pathologie der vegetativen Zentren im Zwischenhirn. Ergebn. d. Anat. u. Entw.-Gesch. 24, 348. 1923. — Ders. (2): In: L. R. Müller, (siehe unten), namentlich S. 54, 78. — Ders. (3): Beiträge zur Anatomie des Zwischenhirns und seiner Funktion IV. Zeitschr. f. d. ges. Neurol. u. Psychiatrie 99, 231. 1925.

Grimberg, L.: Extrapyramidal hemiplegia (an analysis of a case with „forced attitude" or „Zwangsstellung"). Journ. of nerv. a. ment. dis. 61, 167. 1925. (Zentralbl. f. d. ges. Neurol. u. Psychiatrie 41, 196.)

Grinker, R. R.: Über einen Fall von Leuchtgasvergiftung mit doppelseitiger Pallidumerweichung usw. Zeitschr. f. d. ges. Neurol. u. Psychiatrie 98, 433. 1925.

Grósz und Goldberger: Chronische Formen der Encephalitis epidemica im Kindes- und Jugendalter. Jahrb. f. Kinderheilk. 104, 321. 1924.

Grünewald: Encephalitis epidemica. Zentralbl. f. d. ges. Neurol. u. Psychiatrie 25, 153. 1921. (Ergebnisse.)

Grünstein, A. M.: (1) Zur Frage von den Leitungsbahnen des Corpus striatum. Neurol. Centralbl. 1911, 659. — Ders. (2): Großhirnrinde und Corpus striatum. Zeitschr. f. d. ges. Neurol. u. Psychiatrie 90, 260. 1924. — Ders. (3): Über das Hungergefühl. (Russisch.) Zentralbl. f. d. ges. Neurol. u. Psychiatrie 41, 171. 1925; vgl. auch Zeitschr. f. d. ges. Neurol. u. Psychiatrie 99, 129. 1925.

Guidi, F.: Un caso di pianto spastico da lesione del nucleo lenticolare. Riv. di patol. nerv. e ment. 18, Hft. 12. 1913.; Neurol. Centralbl. 1914, 522.

Günther, M.: Beitrag zur Kenntnis der extrapyramidalen Bewegungsstörungen im Gefolge körperlicher Erkrankungen. Arch. f. Psychiatrie u. Nervenkrankh. 72, 89. 1924.

Guillain, G. et Th. Alajouanine: Le syndrome du carrefour hypothalamique. Presse méd. 32, 1013. 1924. — Ferner: Fol. neur. est. 3/4, 228. 1925. (Zentralbl. f. d. ges. Neurol. u. Psychiatrie 41, 198.)

— — et Thévenard: Attitude d'extension et de torsion etc. Rev. neurol. 1925, Nr. 2, 303.

— et J. Dubois: Sur un cas d'athétose double avec signe de Babinski provoqué par l'excitation de la surface cutanée de tout le corps. Rev. neurol. 1914. 714.

—, Ch. Kudelski et P. Lieutaud: Syndrome de Mikulicz apparu au cours d'une encéphalite épidémique. Bull. de l'acad. de méd. 87, 80. 1922. (Zentralbl. f. d. ges. Neurol. u. Psychiatrie 31, 249.)

Guizetti: Zitiert nach Spatz (2).

Gurewitsch, M.: Über Charakterveränderungen bei Kindern infolge organischer Hirn-erkrankungen. Ebenda **86**, 597. 1923.

Hadfield, G.: On hepato-lenticular degeneration usw. Brain **46**, 147. 1923.

Haenel, H. (1): Zur pathologischen Anatomie der Hemiathetose etc. Dtsch. Zeitschr. f. Nervenheilk. **21**, 28. 1901. — Ders.: (2) Schlaf und Schlafzentrum. Med. Klinik 1925 Nr. 34, 1258.

— und M. Bielschowsky: Olivo-cerebellare Atrophie unter dem Bilde des familiären Paramyoklonus. Journ. f. Psychol. u. Neurol. **21**, Erg.-Heft 2, S. 385. 1915.

Halban, H. von und M. Infeld: Zur Pathologie der Hirnschenkelhaube usw. Arbb. a. d. neurol. Inst. d. Wiener Univ. **9**, 328. 1902.

Halbron, P. et M. Gambillard: Myoclonie du diaphragme d'origine encéphalitique. Bull. et mém. de la soc. méd. des hôp. **40**, 95. 1924. (Zentralbl. f. d. ges. Neurol. u. Psychiatrie **37**, 32.)

— et Joltrois: Myoclonie à évolution prolongée etc. Bull. et mém. de la soc. méd. des hôp. **36**, 1671. 1921.

Hall, H. C.: La dégénérescence hépato-lenticulaire etc. Inaug.-Diss., Kopenhagen 1921 (Paris: Masson 1921; Kopenhagen: Levin u. Munksgaard 1921).

Hallervorden, J.: (1) Ein Beitrag zu den Beziehungen zwischen Substantia nigra und Globus pallidus: Befund melaninhaltiger Zellen im Globus pallidus. Zeitschr. f. d. ges. Neurol. u. Psychiatrie **91**, 625. 1924. — Ders. (2): Über eine familiäre Erkrankung im extrapyramidalen System. Zentralbl. f. d. ges. Neurol. u. Psychiatrie **33**, 512. 1923.

— und H. Spatz: Eigenartige Erkrankung im extrapyramidalen System usw. Ebenda **79**, 254. 1922. (Vgl. auch Zentralbl. f. d. ges. Neurol. u. Psychiatrie **28**, 518.)

Hammarberg, C.: Atrophie und Sklerose des Kleinhirns. Nord. med. Arkiv **22**, 4, Nr. 23, S. 31. 1890. (Neurol. Centralbl. 1892, 142.)

Happ, W. M. und V. R. Mason: Epidemic encephalitis. Bull. of Johns Hopkins hosp. **32**, 137. 1921.

Hartmann, Fr., Die Pathologie der Bewegungsstörungen bei der Pseudobulbärparalyse. Zeitschr. f. Heilk. **23**, Abt. path. Anat. S. 256. 1902.

Harvier, P.: Sur l'évolution des syndrômes parkinsoniens post-encéphalitiques. Bull. et mém. de la soc. méd. des hôp. **41**, 858. 1925. (Zentralbl. f. d. ges. Neurol. u. Psychiatrie **42**, 64.)

Haščovec, L.: Die infantile Sprache des Erwachsenen. Ihre klinische Bedeutung. Neurol. Centralbl. 1912, 282, 351; (vgl. auch Zentralbl. f. d. ges. Neurol. u. Psychiatrie **41**, 33. 1925.)

Hauptmann, A.: (1): Der „Mangel an Antrieb" — von innen gesehen. (Das psychische Korrelat der Akinese.) Arch. f. Psychiatrie u. Nervenkrankh. **66**, 615. 1922. — Ders. (2): Klin. Wochenschr. 1925, 1842 (Diskussion).

Head, H. (1): Some principles of neurology. Brain **41**, 344. 1918. — Ders. (2): Release of function in the nervous system. Proc. R. S. of London. B. **92**, 184. 1921.

— und G. Holmes: Sensory disturbances from cerebral lesion. Brain **34**, 102. 1911.

Hedinger, E.: Diskussion zu Stähelin. Schweiz. Arch. f. Neurol. u. Psychiatrie 8, 143. 1921. (Zentralbl. f. d. ges. Neurol. u. Psychiatrie **25**, 473.)

Henner, K.: Drehkrämpfe nach Encephalitis epidemica. (Tschechisch.) Zentralbl. f. d. ges. Neurol. u. Psychiatrie **38**, 368. 1924.

Herrmann, G.: Zwangsmäßiges Denken und andere Zwangserscheinungen bei Erkran-kungen des striären Systems. Monatsschr. f. Psychiatrie u. Neurol. **52**, 324. 1922.

Herz, A.: Zur Frage der Athetose bei Thalamuserkrankungen. Arbb. a. d. neurol. Inst. d. Wien. Univ. **18**, 346. 1911.

Hess, W. R.: Über die Wechselbeziehungen zwischen psychischen und vegetativen Funktionen. Schweiz. Arch. f. Neurol. u. Psychiatrie 15, Heft 2. 1925; 16, Heft 1 u. 2. 1925.

Higier, H.: Neurovegetative und trophische Erscheinungen bei juveniler Hemiparalysis agitans im Anschluß an eine abortive Encephalitis lethargica. (Polnisch.). Zentralbl. f. d. ges. Neurol. u. Psychiatrie **28**, 328. 1922.

Hillemand, P.: Contribution à l'étude des syndromes de la région thalamique. Paris: Jouve et Cie. 1925. (Zentralbl. f. d. ges. Neurol. u. Psychiatrie **41**, 196.)

Hiller, Fr.: Über die krankhaften Veränderungen im Zentralnervensystem nach Kohlenoxydvergiftung. Zeitschrift f. d. ges. Neurol. u. Psychiatrie **93**, 594. 1924.

Hilpert, P.: Der Koordinationsmechanismus. Klin. Wochenschr. 1924. Nr. 42, 1889.

Hinsch, D.: Über Gehirnfieber. Zeitschr. f. d. ges. Neurol. u. Psychiatrie **54**, 303. 1920.

Hinsen, W.: Nachträge zur Symptomatologie der Encephalitis epidemica. Monatsschr.
f. Psychiatrie u. Neurol. **55**, 367. 1924.

Hirsch, E.: Zur Frage der Schlafzentren im Zwischenhirn des Menschen. Med. Klinik
1924 Nr. 38, 1322.

Hirschberg, N.: Über die Erkrankungen des Nervensystems bei Flecktyphus. Dtsch.
med. Wochenschr. 1923, 817.

Hoepfner, Th.: Ein Fall von gestörter Koordination der Atmung. Wien. med. Wochenschr.
1924, 1462.

v. Hoesslin, C. und A. Alzheimer: Ein Beitrag zur Klinik und pathologischen Anatomie der Westphal-Strümpellschen Pseudosklerose. Zeitschr. f. d. ges. Neurol. u.
Psychiatrie **8**, 183. 1912.

Hoestermann, E.: Cerebrale Lähmung bei intakter Pyramidenbahn. Arch. f. Psychiatrie u. Nervenkrankh. **49**, 40. 1912.

Hoffmann, H. und Fr. Wohlwill: Parkinsonismus und Stirnhirntumor. Zeitschr. f.
d. ges. Neurol. u. Psychiatrie **79**, 422. 1922.

Hohman, L. B. (1): Forced conjugate upward movements of the eyes in postencephalitic
Parkinson's syndrome. Journ. of the Americ. med. assoc. **84**, 1489. 1925. — Ders. (2):
Pathologisch-anatomische Untersuchungen über den cncephalitischen Parkinsonismus.
Arbb. a. neurol. Inst. d. Wien. Univ. **27**, 1. 1925.

Hoke, E.: Auftreten von Polyurie (Diabetes insipidus?) im Verlaufe eines Falles von
Encephalitis·epidemica. Wien. klin. Wochenschr. 1920, Nr. 26, S. 562.

Holmes, G. (1): The nervous system of the dog without a forebrain. Journ. of physiol.
27, 1. 1901/2. — Ders. (2): On certain tremors in organic cerebral lesions. Brain
27, 327. 1904.

— and H. Head: A case of lesion of the optic thalamus with autopsy. Ebenda **34**, 255.
1911/12.

Homburger, A. (1): Über Incontinentia vesicae und Lähmungserscheinungen an den
Extremitäten bei Erweichungsherden in den subcortikalen Ganglien. Neurol. Centralbl.
1903, 199. — Ders. (2): Über pyramidale und extrapyramidale Symptome bei Kindern
und über den motorischen Infantilismus. Zentralbl. f. d. ges. Neurol. u. Psychiatrie
34, 184. 1924. (Sitzungsber.) — Ders. (3): Die Stellung des Moroschen Umklammerungsreflexes in der Entwicklung der menschlichen Motorik. Zeitschr. f. d. ges. Neurol.
u. Psychiatrie **76**, 355. 1922. — Ders. (4): Über die Entwicklung der menschlichen
Motorik und ihre Beziehung zu den Bewegungsstörungen der Schizophrenen. Ebenda
78, 562. 1922. — Ders. (5): Zur Gestaltung der menschlichen Motorik und ihrer Beurteilung. Ebenda **85**, 274. 1923.

Hudovernig, C.: Paralysis agitans traumatica. (Ungarisch.) Neurol. Centralbl. 1913, 1276.

Hunt, E. L. und L. H. Cornwall: The postencephalitic Parkinson syndrome. Journ. of
the Americ. med. assoc. **84**, 29. 1925.

Hunt, J. R. (1): The syndrome of the globus pallidus. Journ. of nerv. a. ment. dis. **44**, 437.
1916. — Ders. (2): Progressive atrophy of the globus pallidus etc. Brain **40**, 58. 1917. —
Ders. (3): The existence of two distinct physiological systems for the transmission of
motor impulses in peripheral nerves etc. Ebenda **41**, 302. 1918. — Ders. (4): Dyssynergia cerebellaris myoclonica — primary atrophy of the dentate system etc. Ebenda
44, 490. 1921. — Ders. (5): Le système statique ou postural etc. Encéphale **17**, 376.
1922. — Ders. (6): The striocerebellar tremor etc. Transact. of the Amer. neurol.
assoc. **48**, 302. 1918. — Ders. (7): A theory of the mechanism underlying inhibition
in the central nervous system. Ebenda **49**, 144. 1923. — Ders. (8): The relation of
the cerebellum to the static system and its rôle in posture-synergy. Journ. of nerv.
a. ment. dis. **60**, 337. 1924. — Ders. (9): La forme tremblante de la dégénérescence
hépato-lenticulaire etc. Rev. neurol. 1925, I, 137.

Huppert, Hochgradige Kleinheit des Cerebellum etc. Arch. f. Psychiatrie u. Nervenkrankh. **7**, 98. 1877.

Jacob, K.: Über pyramidale und extrapyramidale Symptome bei Kindern und über motorischen Infantilismus. Zeitschr. f. d. ges. Neurol. u. Psychiatrie **89**, 458. 1924.

Jacobi, W.: Alimentäre Glykosurie und Lävulosurie bei psychischen und nervösen Erkrankungen, insbesondere beim strio-pallidären Symptomenkomplex nach Grippe. Arch. f. Psychiatrie u. Nervenkrankh. **69**, 321. 1923.

Jakob, A. (1): Über eigenartige Erkrankungen des Zentralnervensystems usw. (Spastische Pseudosklerose). Zeitschr. f. d. ges Neurol. u. Psychiatrie **64**, 147. 1921; vgl. auch Neurol. Centralbl. 1920, 655. (Verhandl. d. Ges. dtsch. Nervenärzte 10.) — Ders. (2): Über eine der multiplen Sklerose nahestehende Erkrankung des Zentralnervensystems (spastische Pseudosklerose) usw. Med. Klinik 1921, 372. — Ders. (3): Zum Kapitel der paradoxalen Kinderlähmung. Dtsch. Zeitschr. f. Nervenheilk. **68/69**, 312. 1921. — Ders. (4): Der amyostatische Symptomenkomplex und verwandte Zustände (pathol.-anat. Teil). Verhandl. d. Ges. dtsch. Nervenärzte **11**, 47. 1922. — Ders. (5): Die extrapyramidalen Erkrankungen. Monogr. a. d. Gesamtg. d. Neurol. u. Psychiatrie **37**. Berlin: Julius Springer 1923. — Ders. (6): Über drei eigenartige Krankheitsfälle des mittleren Alters usw. und ihre klinischen und anatomischen Beziehungen zur spastischen Pseudosklerose usw. Dtsch. Zeitschr. f. Nervenheilk. **81**, 192. 1924 (Verhandl. d. Ges. dtsch. Nervenärzte **13**). — Ders. (7): Über einen weiteren Fall von spastischer Pseudosklerose. Zentralbl. f. d. ges. Neurol. u. Psychiatrie **32**, 16. 1923 (Sitzungsber.). — Ders. (8): Zur Pathologie der extrapyramidalen Erkrankungen. Verhandl. d. Ges. dtsch. Nervenärzte **14**, 311. 1925. — Ders. (9): Der Parkinsonsche Symptomenkomplex. Zentralbl. f. d. ges. Neurol. u. Psychiatrie **40**, 782. 1925 (Sitzungsber.). — Ders. (10): Über eine organische Erkrankung des Zentralnervensystems nach einer Paratyphus-B-Infektion. Virchows Arch. f. pathol. Anat. u. Physiol. **254**, 450. 1925. — Ders. (11): Diskussion zu Spielmeyer. Zentralbl. f. d. ges. Neurol. u. Psychiatrie **41**, 702. 1925. — Ders. (12): Zur Klinik und pathologischen Histologie des Status marmoratus des Striatums. Ebenda **41**, 702. 1925. — Ders. (13): The anatomy, clinical syndromes and physiology of the extrapyramidal system. Arch. of neurol. a. psychiatry **13**, 596. 1925.

— und Onari: Eigenartiger Fall extrapyramidaler Erkrankung mit psychischen Störungen. Zentralbl. f. d. ges. Neurol. u. Psychiatrie **40**, 316. 1925 (Sitzungsber.). —

Jakob, Ch.: Beitrag zur Kasuistik der Erkrankungen mit amyostatischem Symptomenkomplex. Arch. f. Psychiatrie u. Nervenkrankh. **65**, 540. 1922.

Jaksch-Wartenhorst, R.: Zur Klinik der akuten und chronischen grippösen Encephalopathien. Acta med. scandinav. **58**, 557. 1923. (Zentralbl. f. d. ges. Neurol. u. Psychiatrie **35**, 327.)

Janichewski: Refléxe de préhension (symptome de décérébration du mésencéphale). Presse méd. 1924, 905.

Ibrahim, J.: Organische Erkrankungen des Nervensystems. In: Pfaundler-Schlossmann, Handb. d. Kinderheilk., 3. Aufl., Bd. IV, 266ff.

Jelgersma: Die anatomischen Änderungen bei Paralysis agitans und chronischer Chorea. Verhandl. d. Ges. dtsch. Naturforsch. u. Ärzte (80, Köln), II. Teil, 2. Hälfte S. 383, 1909.

Ilberg, G.: Ein Gumma der Vierhügelgegend. Arch. f. Psychiatrie u. Nervenkrankh. **26**, 323. 1894.

Infeld, M.: Zwei Fälle von Herderkrankung in der Vierhügelgegend. Münch. med. Wochenschr. 1907, Nr. 34, 1633.

Insabato, L.: Tre casi di encefalite epidemica con studio isto-patologico. Riv. di patol. nerv. e ment. **28**, 373. 1923. (Zentralbl. f. d. ges. Neurol. u. Psychiatrie **38**, 437.)

John, E.: Vorzeitige Geschlechtsreife bei Encephalitis epidemica. Dtsch. Zeitschr. f. Nervenheilk. **80**, 299. 1924.

Josephy, H. (1): Über einige seltene, klinisch und anatomisch interessante Hirntumoren. Verhandl. d. Ges. dtsch. Nervenärzte **11**, 234. 1922. — Ders. (2): Beiträge zur Histopathologie der Dementia praecox. Zeitschr. f. d. ges. Neurol. u. Psychiatrie **86**, 391. 1923; vgl. auch Zentralbl. f. d. ges. Neurol. u. Psychiatrie **30**, 209; **31**, 54 (Sitzungsber.).

Isenschmid, R.: Physiologie der Wärmeregulation. In: Handb. d. norm. u. pathol. Physiol. **17**, 3. 1926.

Isserlin, A.: Über Störungen im extrapyramidalen System mit besonderer Berücksichtigung der postencephalitischen. Dtsch. Zeitschr. f. Nervenheilk. 74, 319. 1922.

Isserlin, M.: Über die Beurteilung von Bewegungsstörungen bei Geisteskranken. Zeitschr. f. d. ges. Neurol. u. Psychiatrie 3, 511. 1910.

Kahn, P., Barbier et Bertrand: Un cas de hoquet épidémique avec autopsie etc. Bull. et mém. de la soc. méd. des hôp. 37, 787. 1921.

Kalkhof, J. und O. Ranke: Eine neue Chorea-Huntington-Familie. Zeitschr. f. d. ges. Neurol. u. Psychiatrie 17, 256. 1913.

Kant, O.: Der Geisteszustand (erwachsener) chronischer Encephalitiker. Arch. f. Psychiatrie u. Nervenkrankh. 72, 610. 1924.

Kappers, C. U. A. (1): Die vergleichende Anatomie des Nervensystems der Wirbeltiere und des Menschen. II. Haarlem (de Erven F. Bohn) 1921. — Ders. (2): Die Phylogenese des Corpus striatum. (Holländisch.) Zentralbl. f. d. ges. Neurol. u. Psychiatrie 31, 408. 1923.

Karplus, J. P. und A. Kreidl (1): Gehirn und Sympathicus. I.—IV. Mitteilung. Pflügers Arch. f. d. ges. Physiol. 129, 138. 1909. — 135, 401. 1910. — 143, 109. 1912. — 171, 192. 1918. — Dies. (2): Die Totalexstirpation einer oder beider Großhirnhemisphären an Affen (Macacus rhesus). Arch. f. Physiol. 1914, 155.

Kary, Cl.: Pathologisch-anatomische und experimentelle Untersuchungen zur Frage des Diabetes insipidus usw. Virchows Arch. f. pathol. Anat. u. Physiol. 252, 734. 1924.

Kashida: Über Gehirnarteriosklerose des früheren Alters und über Kombination von kortikalen, pyramidalen und extrapyramidalen Symptomen bei Gehirnarteriosklerose. Zeitschr. f. d. ges. Neurol. u. Psychiatrie 94, 659. 1925.

Kauders, O.: Über moriaartige Zustandsbilder und Defektzustände als Spätfolge von Encephalitis epidemica. Ebenda 74, 431. 1922.

Kennedy, F., Th. K. Davis and G. H. Hyslop: An additional contribution to the symptomatology of epidemic encephalitis. Arch. of neurol. a. psychiatry 8, 40. 1922. (Zentralbl. f. d. ges. Neurol. u. Psychiatrie 30, 307.)

Kiesselbach, G.: Anatomischer Befund eines Falles von Huntingtonscher Chorea. Monatsschr. f. Psychiatrie u. Neurol. 35, 525. 1914.

Kirchhoff: Über Atrophie und Sklerose des Kleinhirns. Arch. f. Psychiatrie u. Nervenkrankh. 12, 647. 1882.

Kirschbaum, M.: Über Persönlichkeitsveränderungen bei Kindern infolge epidemischer Encephalitis. Zeitschr. f. d. ges. Neurol. u. Psychiatrie 73, 599. 1921.

Kirschbaum, W. (1): Über den Einfluß schwerer Leberschädigungen usw. III. Mittlg. II. Leberschädigungen nach Eckschen Fisteloperationen und Phosphorvergiftungen. Ebenda 88, 487. 1924. — Ders. (2): Zwei eigenartige Erkrankungen des Zentralnervensystems nach Art der spastischen Pseudosklerose (Jakob). Ebenda 92, 175. 1924.

Kirschbaum und Rautenberg: Eigenartige Erkrankung im mittleren Lebensalter usw. Zentralbl. f. d. ges. Neurol. u. Psychiatrie 34, 186. 1924. (Sitzungsber.)

Klarfeld, B. (1): Einige allgemeine Betrachtungen zur Histopathologie des Zentralnervensystems usw. Zeitschr. f. d. ges. Neurol. u. Psychiatrie 77, 80. 1922. — Ders. (2): Die pathologische Anatomie der Dementia praecox. Klin. Wochenschr. 1923, Nr. 50, 2269.

Kleine, W.: Ein Fall von Wilsonscher Krankheit mit Sektionsbefund. Zentralbl. f. d. ges. Neurol. u. Psychiatrie 33, 139. 1923. (Sitzungsber.)

Kleist, K. (1): Über nachdauernde Muskelkontraktionen. Journ. f. Psychol. u. Neurol. 10, 95. 1907. — Ders. (2): Untersuchungen zur Kenntnis der psychomotorischen Bewegungsstörungen bei Geisteskranken. — Weitere Untersuchungen an Geisteskranken mit psychomotorischen Störungen. Leipzig: Klinkhardt 1908, 1909. — Ders. (3): Zur Auffassung der subkortikalen Bewegungsstörungen (Chorea, Athetose, Bewegungsausfall, Starre, Zittern). Arch. f. Psychiatrie u. Nervenkrankh. 59, 790. 1918. — Ders. (4): Die spychomotorischen Störungen und ihr Verhältnis zu den Motilitätsstörungen bei Erkrankung der Stammganglien. Zentralbl. f. d. ges. Neurol. u. Psychiatrie 28, 481. 1923. (Sitzungsber.) Ausführlich (4a): Monatsschr. f. Psychiatrie u. Neurol. 52, 253. 1923. — Ders. (5): Diskussion zu Stiefler. Zentralbl. f. d. ges. Neurol. u. Psychiatrie 41, 706. 1925. — Ders. (6): Paralysis agitans, Stammganglien und Mittelhirn. Dtsch. med. Wochenschr. 1925, Nr. 42—44.

Klien, H. (1): Über die kontinuierlichen rhythmischen Krämpfe des Gaumensegels und der Schlingmuskulatur. Monatsschr. f. Psychiatrie u. Neurol. 43, 80. 1918. — Ders. (2): Beitrag zur anatomischen Grundlage und zur Pathophysiologie der kontinuierlichen rhythmischen Krämpfe nach Herderkrankungen des Kleinhirns usw. Ebenda 45, 1. 1919.

Klippel et Monier-Vinard: Paratonischer Symptomenkomplex oder abortive Form von Parkinsonscher Krankheit. Neurol. Centralbl. 1911, 1150. (Sitzungsber.)

Knapp, A.: Cerebrale Herdsymptome bei genuiner Epilepsie. Zeitschr. f. d. ges. Neurol. u. Psychiatrie 75, 60. 1922.

Knauer, A., und E. Enderlen: Die pathologische Physiologie der Hirnerschütterung usw. Journ. f. Psychol. u. Neurol. 29, 1. 1923.

Koepchen, A.: Zur Differentialdiagnose der Muskelstarre bei Parkinsonscher Krankheit und Parkinsonismus. Dtsch. med. Wochenschr. 1922, Nr. 32, 1071.

Kolisch, R.: Zur Lehre von den posthemiplegischen Bewegungserscheinungen. Dtsch. Zeitschr. f. Nervenheilk. 4, 14. 1893.

Kolisko, A.: Beiträge zur Kenntnis der Blutversorgung der Großhirnganglien. Wien. klin. Wochenschr. 1893, 191.

Kolle, K.: Postencephalitische Halsmuskelkrämpfe. Klin. Wochenschr. 1925, Nr. 19. 924.

König, O.: Beitrag zur Kenntnis der sog. Paralysis agitans sine agitatione auf dem pathologisch-anatomischen Boden der Encephalitis epidemica. Zeitschr. f. d. ges. Neurol. u. Psychiatrie 75, 221. 1922.

Korbsch, H. (1): Beitrag zur Kenntnis der juvenilen Paralysis agitans (Willige, Hunt). Arch. f. Psychiatrie u. Nervenkrankh. 70, 163. 1924. — Ders. (2): Zur Frage der juvenilen Paralysis agitans. Zentralbl. f. d. ges. Neurol. u. Psychiatrie 40, 316. 1925. (Sitzungsber.)

Krabbe, K. H.: Einige Untersuchungen über Paralysis agitans. (Dänisch.) Ebenda 38, 150. 1924.

Krambach, R.: Über einen Fall von Athetose nach peripherer Schußverletzung. Zeitschr. f. d. ges. Neurol. u. Psychiatrie 53, 230. 1919.

Kramer: Paralysis agitans-ähnliche Erkrankung. Monatsschr. f. Psychiatrie u. Neurol. 38, 179. 1915. („Kasuistische Mitteilungen usw.")

Krebs, E.: Contribution à la sémiologie des mouvements involontaires rhythmés, observés au cours de l'encéphalite épidemique. Progr. méd. 49, 145. 1922.

Kretschmer, E.: Über Hysterie. Leipzig: G. Thieme 1923.

Krisch, H. (1): Die „epileptischen motorischen Varianten" und ihre Beziehungen zu den exogenen Hyperkinesen sowie dem extrapyramidalen Symptomenkomplex. Monatsschr. f. Psychiatrie u. Neurol. 55, 265. 1924. — Ders. (2): Tonische konjugierte Blickkrampfanfälle nach Encephalitis lethargica. Zentralbl. f. d. ges. Neurol. u. Psychiatrie 41, 625. 1925. (Sitzungsber.) — Ders. (3): Weitere Beiträge zur Pathophysiologie der „epileptischen motorischen Varianten" usw. Zeitschr. f. d. ges. Neurol. u. Psychiatrie 98, 80. 1925.

Kronfeld, A.: Zur Phänomenologie des Triebhaften. Ebenda 92, 379. 1924.

Küppers, E. (1): Der Grundplan des Nervensystems und die Lokalisation des Psychischen. Zeitschr. f. d. ges. Neurol. u. Psychiatrie 75, 1. 1922. — Ders. (2): Über den Sitz der Grundstörung bei der Schizophrenie. Ebenda 78, 546. 1922. — Ders. (3): Zur Lokalisation des Psychischen usw. Ebenda 83, 247. 1923. — Ders. (4): Über den Ursprung und die Bahnen der Willensimpulse. Ebenda 86, 274. 1923. — Ders. (5): Die funktionelle Einheit des Vorderhirns. Zentralbl. f. d. ges. Neurol. u. Psychiatrie 35, 281. 1924. (Sitzungsber.) — Ders. (6): Zur Psychopathologie der Aufmerksamkeit. Ebenda 40, 750. 1925. (Sitzungsber.)

Kufs, H.: Zwei abnorme Fälle von Encephalitis epidemica usw. Zeitschr. f. d. ges. Neurol. u. Psychiatrie 86, 619. 1923.

Kuhlenbeck, H.: Über den Ursprung der Basalganglien des Großhirns. Anat. Anz. 58, 48. 1924.

Kwint, L. A.: Die psychologischen Profile der postencephalitischen Parkinsoniker. Arch. f. Psychiatrie u. Nervenkrankh. 75, 67. 1925.

Labbé, M.: A propos de la communication de M. Livet: Obésité consécutive à l'encéphalite léthargique. Bull. et mém. de la soc. méd. des hôp. 37, 731. 1921.

Laehr, M.: Paralysis agitans sine agitatione. Neurol. Centralbl. 1918, 537. (Sitzungsber.)

Lafora, G. R. (1): Experimentelle Chorea und Athetose. (Spanisch.) Zentralbl. f. d. ges. Neurol. u. Psychiatrie **32**, 19. 1923; vgl. auch **41**, 629. 1925. — Ders. (2): Parkinsonscher Symptomenkomplex luetischer Herkunft. (Spanisch.) Ebenda **34**, 119. 1924. — und B. Glueck: Beitrag zur Histopathologie der myoklonischen Epilepsie. Zeitschr. f. d. ges. Neurol. u. Psychiatrie **6**, 2. 1911.

Laignel-Lavastine: Syndrome neuro-végétatif et parkinsonien chez un encéphalitique léthargique. Rev. neurol. 1921, 641. — et Couland: Forme neuro-végétative de l'encéphalite épidemique. Bull. et mém. de la soc. méd. des hôp. **37**, 1192. 1921. —, C. Trétiakoff et N. Jorgoulesco: Lésions du corps strié, „plaques cyto-graisseuses" etc. Encéphale **17**, 151. 1922.

Landouzy, M.: Note sur un cas d'athétose: observation, autopsie. Progr. méd. **6**, 79, 96. 1878.

Lange, J. (1): Über Encephalitis epidemica und Dementia praecox. Zeitschr. f. d. ges. Neurol. u. Psychiatrie **84**, 266. 1923. — Ders. (2): Klinisch-genealogisch-anatomischer Beitrag zur Katatonie. Monatsschr. f. Psychiatrie u. Neurol. **59**, 1. 1925.

Langelaan, J.-W.: Le tonus musculaire et le réflexe tendineux Encéphale. **20**, 629. 1925.

Latkowski, J. und E. Artwinski: Über Polyurie nach Encephalitis. (Polnisch.) Zentralbl. f. d. ges. Neurol. u. Psychiatrie **43**, 66. 1926.

Leahy, S. R. und J. J. Sands: Mental disorders in children following epidemic encepalitis. Journ. of the Americ. med. assoc. **76**, 373. 1921.

Leiri, F. (1): Über Tremor bei Kleinhirnaffektionen. Journ. f. Psychol. u. Neurol. **29**, 429. 1923. — Ders. (2): Über posturale Reflexe. (Schwedisch.) Zentralbl. f. d. ges. Neurol. u. Psychiatrie **43**, 29. 1926.

Lereboullet, P., J. Mouzon et J. Cathala: Infantilisme dit hypophysaire par tumeur du troisième ventricule etc. Rev. neurol. 1921, 154.

Lermann, J.: Über Charakterveränderungen bei Jugendlichen im Sinne der Psychopathie nach Encephalitis epidemica. Zeitschr. f. d. ges. Neurol. u. Psychiatrie **86**, 148. 1923.

Leroy, R. et R. Dupouy: Encéphalite épidemique asthénique et myoclonique avec crises bulbaires etc. Ann. méd.-psychol. **79**, 151. 1921. Zentralbl. f. d. ges. Neurol. u. Psychiatrie **26**, 342.)

Lévy, G. (1): Contribution à l'étude des manifestations tardives de l'encéphalite épidémique. Thèse, Paris 1922. Nr. 439. — Dies. (2): Le syndrome excito-moteur tardif le l'encéphalite épidémique etc. Journ. méd. franç. **12**, 154. 1923. (Zentralbl. f. d. ges. Neurol. u. Psychiatrie **35**, 393.)

Lewandowsky, M. (1): Über die Bewegungsstörungen der infantilen cerebralen Hemiplegie und über die Athétose double. Dtsch. Zeitschr. f. Nervenheilk. **29**, 339. 1905. — Ders. (2): Die Funktionen des zentralen Nervensystems. Jena: Fischer 1907. — Ders. (3): Allgemeine Physiologie des zentralen Nervensystems. In: Handb. d. Neurol. I, 333. 1910. — Ders. (4): Die zentralen Bewegungsstörungen. Ebenda I, 685. 1910. — und E. Stadelmann: Chorea apoplectica. Zeitschr. f. d. ges. Neurol. u. Psychiatrie **12**, 530. 1912.

Lewy, F. H. (1): Pathologische Anatomie der Paralysis agitans. In: Lewandowsky, Handb. III, 920. 1912. — Ders. (2): Zur pathologischen Anatomie der Paralysis agitans. Verhandl. d. Ges. dtsch. Nervenärzte 7. (Dtsch. Zeitschr. f. Nervenheilk. **50**, 50. 1913.) — Ders. (3): Zur pathologisch-anatomischen Differentialdiagnose der Paralysis agitans und der Huntingtonschen Chorea. Zeitschr. f. d. ges. Neurol. u. Psychiatrie **73**, 170. 1921; vgl. auch Zentralbl. f. d. ges. Neurol. u. Psychiatrie **26**, 144. (Sitzungsbericht.) — Ders. (4): Die histologischen Grundlagen experimenteller Hyperkinesen bei diphtherieinfizierten Mäusen. Virchows Arch. f. pathol Anat. u. Physiol. **238**, 252. 1922. — Ders. (5): Die Lehre vom Tonus und der Bewegung, usw. Monogr. a. d. Gesamtgeb. d. Neurol. u. Psychiatrie **34**. Berlin: Julius Springer 1923. — Ders. (6): Das extrapyramidale motorische System, sein Bau, seine Verrichtung und Erkrankung. Klin. Wochenschr. 1923, 189, 237. — Ders. (7): Die Einteilung der choreatischen Erkrankungen nach pathologisch-anatomischen Gesichtspunkten. Zentralbl. f. d. ges. Neurol. u. Psychiatrie **35**, 102. 1923. (Sitzungsber.). Ausführlich: Zeitschr. f. d. ges. Neurol.

u. Psychiatrie 85, 622. 1923. — Ders. (7a): Infundibuläre Veränderungen beim Diabetes insipidus usw. Zentralbl. f. d. ges. Neurol. u. Psychiatrie 37, 398. 1924. (Sitzungsbericht.) — Ders. (8): Referat über Negro. Ebenda 37, 353. 1924. — Ders. (9): Referat über Urechia und Nitescu. Ebenda 42, 712.

Lewy, F. H. und L. Tiefenbach: Die experimentelle Manganperoxydencephalitis und ihre sekundäre Autoinfektion. Zeitschr. f. d. ges. Neurol. u. Psychiatrie 71, 303. 1921.

Ley, R.-A.: Forme atypique d'atrophie cérébelleuse etc. Journ. de neurol. et de psychiatr. 25, 92. 1925. (Zentralbl. f. d. ges. Neurol. u. Psychiatrie 42, 292.)

Leyden, E. von: Fall von Paralysis agitans des rechten Armes infolge der Entwicklung eines Sarkoms im linken Thalamus. Virchows Arch. f. pathol. Anat. u. Physiol. 29, 202. 1864.

Leyser, E. (1): Zur Frage der senilen Chorea. Dtsch. Zeitschr. f. Nervenheilk. 75, 64. 1922. — Ders. (2): Zur pathologischen Anatomie der senilen Chorea. Zieglers Beitr. 71, 528. 1923. — Ders. (3): Die Rolle der Leber bei Geistes- und Nervenkrankheiten. Verhandl. d. Ges. dtsch. Nervenärzte 12. (Dtsch. Zeitschr. f. Nervenheilk. 77, 244. 1923.) — Ders. (4): Die zentralen Dysarthrien und ihre Pathogenese. Klin. Wochenschr. 1923, 2176. — Ders. (5): Über einige Formen von dysarthrischen Sprachstörungen bei organischen Erkrankungen des Zentralnervensystems. Zeitschr. f. d. ges. Neurol. u. Psychiatrie 88, 383. 1924. — Ders. (6): Zum Problem der Iteration. Monatsschr. f. Psychiatrie u. Neurol. 55, 175. 1924. — Ders. (7): Über die hirnphysiologischen Grundlagen psychogener Bewegungsstörungen. Zeitschr. f. d. ges. Neurol. u. Psychiatrie 94, 337. 1924. — Ders. (8): Untersuchungen über die Charakterveränderungen nach Encephalitis epidemica. Arch. f. Psychiatrie u. Nervenkrankh. 72, 552. 1925.

Lhermitte, J. (1): La rigidité décérébrée. Ann. de méd. 10, 228. 1921. — Ders. (2): Les syndromes anatomo-cliniques du corps strié, chez le vieillard. Rev. neurol. 1922, 406. — Ders. (3): Syndrome pallidal à évolution progressive chez un vieillard syphilitique. Ebenda 1922, 555. — Ders. (4): L'encéphalite léthargique. In: Questions neur. d'actualité, herausgeg. von P. Marie. Paris: Masson 1922.

— et L. Cornil (1): Sur un cas clinique de syndrome pyramido-strié. Rev. neurol. 1921, 91. — Dies. (2): Un cas de syndrome parkinsonien: Lacunes symétriques dans le globus pallidus. Ebenda 1921, 189. — Dies. (3): Recherches anatomiques sur la maladie de Parkinson. Ebenda 1921, 587. — Dies. (4): Les syndromes du corps strié d'origine syphilitique chez le vieillard. Presse méd. 30, 289. 1922.

—, W. M. Kraus und D. McAlpine: On the occurrence of abnormal deposits of iron in the brain in Parkinsonism etc. Journ. of neurol. a. psychopathol. 5, 195. 1924. (Zentralbl. f. d. ges. Neurol. u. Psychiatrie 40, 675.)

Liepmann, O.: Siehe C. und O. Vogt (3), Fälle 14, 18 und 34.

Di Lisi, L.: Sull' anatomia patologica del Parkinsonismo etc. Note e riv. di psichiatr. 12, 169. 1924. (Zentralbl. f. d. ges. Neurol. u. Psychiatrie 39, 415.)

Livet, L.: L'obésité consécutive à l'encéphalite léthargique. Bull. et mém. de la soc. méd. des hôp. 37, 656. 1921.

Lloyd, J. H. and N. W. Winkelman: A case of acute posthemiplegic movements etc. Americ. journ. of med. scienc. 169, 247. 1925. (Zentralbl. f. d. ges. Neurol. u. Psychiatrie 41, 631.)

Loeffler: Diskussion zu Stähelin. Schweiz. Arch. f. Neurol. u. Psychiatrie 8, 143. 1921.

Loeper, M. et J. Forestier: Lésion syphilitique en foyer du noyau caudé. Bull. et mém. de la soc. méd. des hôp. 37, 226. 1921. (Zentralbl. f. d. ges. Neurol. u. Psychiatrie 25, 344.)

Loewy, M.: Symmetrische Erweichungsherde beider Hemisphären im Kopf des Nucleus caudatus etc. Dtsch. Med.-Ztg. 1903, 789, 797.

Lojacona, V.: Su di un caso di psichosi post-encefalitica. Rif. med. 37, 441. 1921. (Zentralbl. f. d. ges. Neurol. u. Psychiatrie 26, 212.)

Long, E. (1): Deux observations anatomo-cliniques de syndrome thalamique. Rev. neurol. 18, 197. 1910. — Ders. (2): Torticolis mental ou syndrome strié. Rev. méd. de la Suisse romande 44, 65. 1924.

Long-Landry: La maladie de Little. Thèse, Paris 1911, Nr. 252.

Lorenz, H. E.: Beitrag zur Kenntnis der rhythmischen Muskelzuckungen bei der epidemischen Encephalitis. Münch. med. Wochenschr. 1924, 45, vgl. 275.

Lotmar, F. (1): Ein Beitrag zur Pathologie des Kleinhirns. Monatsschr. f. Psychiatrie u. Neurol. **24**, 217. 1907. — Ders. (2): Bemerkungen zur Adiadochokinese und zu den Funktionen des Kleinhirns. Corresp.-Blatt f. Schweiz. Ärzte 1913, Nr. 45. — Ders. (3): Beiträge zur Histologie der akuten Myelitis und Encephalitis usw. Nissl-Alzheimers histol. u. histopathol. Arbb. über d. Großhirnrinde **6**, 245. 1913.

Lucksch, Fr., Über das „Schlafzentrum". Zeitschr. f. d. ges. Neurol. u. Psychiatrie **93**, 83. 1924.

— und H. Spatz, Die Veränderungen im Zentralnervensystem bei Parkinsonismus in den Spätstadien der Encephalitis epidemica. (Vorl. Mitt.) Münch. med. Wochenschrift 1923, 1245.

Lukàcs: Spasmus progressivus (Toricollis mentalis). Zentralbl. f. Nervenheilk. 1906, 829.

Lukács, E.: Fortschreitende zweiseitige Athetose ohne Lähmung. Zeitschr. f. d. ges. Neurol. u. Psychiatrie **24**, 445. 1914.

Lust, F.: Über die Beeinflussung der postencephalitischen Schlafstörung durch temperatursteigernde Mittel. Dtsch. med. Wochenschr. 1921, 1545.

Lwoff, L. Cornil und R. Targowla: Spasme de torsion etc. d'origine infectieuse. Rev. neurol. 1922, 1429.

Mader, M. (1): Über die regulatorische Dysfunktion des thermogenetischen Apparates bei mißbildeten Neugeborenen. Jahrb. f. Kinderheilk. **98**, 195. 1922. (vgl. Riese, Zeitschr. f. d. ges. Neurol. u. Psychiatrie **69**, 303. 1921, bezüglich auf Fall 2 von Mader.) — Ders. (2): Über die Bedeutung des Corpus striatum für die Wärmeregulation. Jahrb. f. Kinderheilk. **103**, 287. 1923.

Magnus, R.: Körperstellung. Berlin: Julius Springer 1924.

Mahaim, J.: La dégénérescence hépato-lenticulaire. Schweiz. Arch. f. Neurol. u. Psychiatrie **16**, Heft 2. 1925; **17**, Hft. 1. 1925. Auch: Thèse, Lausanne 1925.

Maillard, G.: Considérations sur la maladie de Parkinson etc. Thèse, Paris 1907/08, Nr. 14.

Malan, G. und A. Civalleri: Contributo allo studio delle lesioni del talamo ottico. Policlinico, sez. med. **28**, 242. 1921.

Maliwa, E.: Dystonie und Halsmuskelkrampf. Med. Klinik 1922, 1522.

Mammele: Habituelle Hyperthermie bei Sklerose der Stammganglien. Monatsschr. f. Kinderheilk. **18**, 5. 1920.

Mann, L. (1): Über das Wesen der striären oder extrapyramidalen Bewegungsstörung usw. Zeitschr. f. d. ges. Neurol. u. Psychiatrie **71**, 357. 1921. — Ders. (2): Über Störungen des Atmungsmechanismus bei progressiver Huntingtonscher Chorea usw. Monatsschr. f. Psychiatrie u. Neurol. **54**, 109. 1923.

— und J. Schleier: Saitengalvanometrische Untersuchungen betreffend den Muskeltonus in normalen und pathologischen Zuständen. Zeitschr. f. d. ges. Neurol. u. Psychiatrie **91**, 551. 1924.

Marburg, O. (1): Zur Zrage der cerebralen Blasenstörungen. Neurol. Centralbl. 1904, 781. (Sitzungsber.) — Ders. (2): Zur Pathologie und Pathogenese der Paralysis agitans. Jahrbb. f. Psychiatrie u. Neurol. **36**, 405. 1914. — Ders. (3): Der amyostatische Symptomenkomplex. Arbb. a. d. neurol. Instit. d. Wiener Univ. **27**, 47. 1925.

Marcuse, H.: Benediktsches Syndrom und seltene Tumoren des Hirnstammes. Zeitschr. f. d. ges. Neurol. u. Psychiatrie **12**, 281. 1912.

Marie, P., L. Binet et G. Lévy: Les troubles respiratoires de l'encéphalite épidémique. Bull. et mém. de la soc. méd. des hôp. **38**, 1075. 1922.

— H. Bouttier et C. Trétiakoff: Etude anatomo-clinique sur un cas de chorée aiguë gravidique. Ebenda **47**, 1127. 1923.

— et G. Guillain: Lésion ancienne du noyau rouge. Nouv. Icon. Salp. **16**, 80. 1903.

— et G. Lévy (1): Le syndrome excito-moteur de l'encéphalite épidémique. Rev. neurol. **27**, 513. 1920. — Dies. (2): Deux manifestations particulières de l'encéphalite épidémique prolongée: forme respiratoire — forme insomnique. Ebenda 1922, 1233.

— et J. Lhermitte (1): Les lésions de la chorée de Huntington etc. Ebenda 1912, 40. — Dies. (2): Les lésions de la chorée chronique progressive etc. Ann. de méd. **1**, 18. 1914.

— et C. Trétiakoff: Examen histologique des centres nerveux dans un cas de chorée aiguë de Sydenham. Rev. neurol. 1920, 428.

Marinesco, G. (1): Contribution à l'étude des formes cliniques de l'encéphalite épidémique. Ebenda 1921, 1. — Dies. (2): Sur l'encéphalomyélite à forme myoclonique d'origine paludéenne. Ann. de méd. 9, 1. 1921. (Zentralbl. f. d. ges. Neurol. u. Psychiatrie 25, 476, vgl. auch ebenda 27, 125, 366.)

— und E. Crăciun: Anatomische und klinische Beiträge zum Studium der Athetose. (Rumänisch.) Zentralbl. f. d. ges. Neurol. u. Psychiatrie 25, 410. 1921.

— und E. D. Paulian: Etude anatomo-clinique d'un cas de diabète acromégalique avec lésions du „tuber cinereum". Bull. de l'acad. de méd. 93, 166. 1925. (Zentralbl. f. d. ges. Neurol. u. Psychiatrie 41, 574.)

—, A. Radovici et St. Draganesco: Accès paroxystiques hypertoniques de déviation conjuguée de la tête et des yeux, au cours du Parkinsonisme post-encéphalitique. Rev. neurol. 1925, I, 148.

— et V. Rascano: L'étude des troubles des mouvements dans l'encéphalite épidémique (léthargique) par la méthode graphique. Journ. de physiol. et de pathol. gén. 19, 365. 1921.

Marinescu-Baloi, D.: Histopathologie der akuten und chronischen Encephalitis epidemica. Zentralbl. f. d. ges. Neurol. u. Psychiatrie 41, 350. 1925. (Sitzungsber.)

Markl, J.: Kolaintoxikation und das amyostatische Syndrom. (Slovenisch.) Ebenda 31, 367. 1923.

Matzdorff, P. (1): Mitteilung eines Falles von amyostatischem Symptomenkomplex nach Salvarsan. Klin. Wochenschr. 1922, Nr. 19, 951. — Ders. (2): Beiträge zur Frage der diffusen Glioblastose usw. nebst Mitteilung eines Falles von Zwangsweinen. Zeitschr. f. d. ges. Neurol. u. Psychiatrie 91, 489. 1924.

—, W. Wegner und R. Strathausen: Die hämoklasische Krise bei Stammganglienerkrankungen. Ebenda 81, 181. 1923.

Mauthner, L.: Die Pathologie und Physiologie des Schlafes. Wien. klin. Wochenschr. 1890, 445.

Mayer, C. (1): Über reflektorisch auslösbare Spannungsphänomene im Rahmen des choreatischen Syndroms. Zentralbl. f. d. ges. Neurol. u. Psychiatrie 41, 718. 1925. (Sitzungsber.). — Ders. (2): Zitiert bei Stiefler. Ebenda 41, 705. 1925. (Sitzungsber.)

Mayer-Gross, W. und G. Steiner: Encephalitis lethargica in der Selbstbeobachtung. Zeitschr. f. d. ges. Neurol. u. Psychiatrie 73, 283. 1921.

Mc Alpine, D.: The pathology of the parkinsonian syndrome following encephalitis lethargica. Brain 46, 255. 1923.

Mc Couch, G. Pr. und E. M. Auer: Pathological findings in two cases of paralysis agitans. Journ. of nerv. a. ment. dis. 44, 154. 1916.

Mc Kinley, J. Ch.: Lesions in the brain of a patient with postencephalitic paralysis agitans. Arch. of neurol. a. psychiatry 9, 47. 1923. (Zentralbl. f. d. ges. Neurol. u. Psychiatrie 32, 150.)

Meggendorfer, Fr. (1): Über Encephalitis lethargica, Schlaf und Skopolaminwirkung. Dtsch. Zeitschr. f. Nervenheilk. 68/69, 159. 1921. — Ders. (2): Chronische Encephalitis epidemica. Zeitschr. f. d. ges. Neurol. u. Psychiatrie 75, 189. 1922.

Mella, H.: The experimental production of basal ganglion symptomatology in macacus Rhesus. Transact. of the Amer. neurol. assoc. 49, 131. 1923.

— und S. E. Katz: Neurosyphilis as an ethiological factor in the parkinsonian syndrome. Journ. of nerv. a. ment. dis. 59, 225. 1924. (Zentralbl. f. d. ges. Neurol. u. Psychiatrie 37, 460.)

Mendel, E.: Demonstration eines Präparates (Tuberkulöser Tumor im Gehirn eines Kindes). Berlin. klin. Wochenschr. 1885, Nr. 29, 470.

Mendel, K. (1): Die Paralysis agitans. Berlin: Karger 1911. — Ders. (2): Torsionsdystonie usw. Monatsschr. f. Psychiatrie u. Neurol. 46, 309. 1919. — Ders. (3): Diskussionsbemerkung in Neurol. Centralbl. 1920, 287.

Menzel, P.: Beitrag zur Kenntnis der hereditären Ataxie und Kleinhirnatrophie. Arch. f. Psychiatrie u. Nervenkrankh. 22, 160. 1891.

Merguet, H.: Ein Fall von Kohlenoxydvergiftung mit choreiformer Bewegungsstörung. Ebenda 66, 272. 1922.

Merklen, Pr.: Maladie de Parkinson. I. Etude clinique et diagnostique. Rapport avec l'encéphalite léthargique etc. Progr. méd. 51, 205. 1923. (Zentralbl. f. d. ges. Neurol. u. Psychiatrie 33, 427.)

Meyer, A. (1): Zur Auffassung des Status marmoratus. Zeitschr, f. d. ges. Neurol. u. Psychiatrie 100, 529. 1926. — Ders. (2): Über die Wirkung der Kohlenoxydvergiftung auf das Zentralnervensystem. Ebenda 100, 201. 1926. — Ders. (3): Über das A. Westphalsche Pupillenphänomen bei Encephalitis epidemica. Arch. f. Psychiatrie u. Nervenkrankh. 68, 525. 1923. — Ders. (4): Beiträge zur Encephalitis epidemica. Ebenda 70, 466. 1924.

Meyer, M. (1): Klinischer Beitrag zur Kenntnis der Funktionen des Zwischenhirns. (Encephalitis corporum mammillarium.) Zeitschr. f. d. ges. Neurol. u. Psychiatrie 20, 327. 1913. — Ders. (2): Über seltenere Folgezustände bei chronischer Encephalitis. Dtsch. med. Wochenschr. 1923, Nr. 42, 1333. — Ders. (3): Über Veränderung der Persönlichkeit bei chronischer Encephalitis. Klin. Wochenschr. 1924, Nr. 4, 137.

Meyer-Bisch, R. und F. Stern: Über Leberfunktionsstörungen bei epidemischer Encephalitis. Zeitschr. f. klin. Med. 96, 328. 1923. Vgl. Klin. Wochenschr. 1922, 1559.

Mikulski, A. (1): Bemerkungen über psychische Störungen bei Encephalitis epidemica und Folgezustände. (Polnisch.) Zentralbl. f. d. ges. Neurol. u. Psychiatrie 40, 199. 1925. — Ders. (2): Quelques remarques relatives aux troubles psychiques de l'encéphalite épidemique etc. Encéphale 20, 272. 1925.

Mills, Ch. K.: Muscle tonicity, emotional expression etc. Neurol. Centralbl. 1914, 1266.

Minea, J.: Klinische und pathologisch-anatomische Bemerkungen zur Encephalitis lethargica. (Rumänisch.) Zentralbl. f. d. ges. Neurol. u. Psychiatrie 30, 77. 1922.

Mingazzini, G. (1): Pathogenese und Symptomatologie der Kleinhirnerkrankungen. Ergebn. d. Neurol. u. Psychiatrie 1, 89. 1912. — Ders. (2): Das Linsenkernsyndrom. Klinische und anatomisch-pathologische Beobachtungen. Zeitschr. f. d. ges. Neurol. u. Psychiatrie 8, 85. 1912. — Ders. (3): Über einen parkinsonähnlichen Symptomenkomplex. Klinisches und pathologisch-anatomisches Studium. Arch. f. Psychiatrie u. Nervenkrankh. 55, 532. 1915.

Minkowski, M. (1): Über frühzeitige Bewegungen, Reflexe und muskuläre Reaktionen beim menschlichen Fötus usw. Schweiz. med. Wochenschr. 1922, 721, 751. — Ders. (2): Zur Entwicklungsgeschichte, Lokalisation und Klinik des Fußsohlenreflexes. Schweizer Arch. f. Neurol. u. Psychiatrie 13, 475. 1923. — Ders. (3): Etude sur les connexions anatomiques des circonvolutions rolandiques, pariétales et frontales. Ebenda 12, 71. 227. 1923. 14, 255. 1924. 15, 97. 1924. — Ders. (4): Zum gegenwärtigen Stand der Lehre von den Reflexen usw. Ebenda 15, 239. 1924. 16, 133, 266. 1925.

Misch, W.: Zur Pathologie des Hirnstamms. Über Hirnstammfieber. Zeitschr. f. d. ges. Neurol. u. Psychiatrie 66, 59. 1921.

Mittasch: Über die pathologisch-anatomischen Grundlagen der Encephalitis epidemica, lethargica und choreatica. Med. Klinik 1921, Nr. 5, 135.

Monakow, C. von (1): Experimentelle und pathologisch-anatomische Untersuchungen über die Haubenregion, den Sehhügel und die Regio subthalamica usw. Arch. f. Psychiatrie u. Nervenkrankh. 27, 1, 386. 1895. — Ders. (2): Gehirnpathologie, 2. Aufl. Wien, Hölder 1905. — Ders. (3): Aufbau und Lokalisation der Bewegungen beim Menschen. (Aus: Berichte über IV. Kongr. exp. Psychol.) Leipzig, Barth 1910. — Ders. (4): Der rote Kern der Säugetiere und des Menschen. Neurol. Zentralbl. 1910, 724 (Sitzungsbericht.) Ausführlich: Der rote Kern, die Haube und die Regio hypothalamica. Wiesbaden: Bergmann 1910. — Ders. (5): Experimentell- und pathologisch-anatomische, sowie entwicklungsgeschichtliche Untersuchungen über die Beziehungen des Corpus striatum und des Linsenkerns zu den übrigen Hirnteilen. Schweiz. Arch. f. Neurol. u. Psychiatrie 16, 225. 1925.

Morse, M. E.: Epidemic encephalitis. A pathologic study of five cases including two with myoclonia. Arch. of neurol. a. psychiatry 9, 751. 1923. (Zentralbl. f. d. ges. Neurol. u. Psychiatrie 34, 115.)

Moser, K.: Über organisch bedingte Halsmuskelkrämpfe. Arch. f. Psychiatrie u. Nervenkrankh. 72, 259. 1925.

Moser, P.: Zur pathologischen Anatomie und Bakteriologie der Chorea. Jahrb. f. Kinderheilk. 87, 209. 1918.

Motzfeldt, K.: Tachypnoe nach Encephalitis lethargica. (Norwegisch.) Zentralbl. f. d. ges. Neurol. u. Psychiatrie 37, 270. 1924.

Mourgue, R.: Le syndrome clinique de la rigidité décérébrée de S. A. K. Wilson étudié dans un cas de spasme de torsion consécutif à l'encéphalite épidémique etc. Schweiz. Arch. f. Neurol. u. Psychiatrie 11, 163. 1922.

Müller, L. R.: Die Lebensnerven. 2. Aufl. Berlin: Julius Springer 1924.

— und R. Greving: Über den Aufbau und die Leistungen des Zwischenhirns und über seine Erkrankungen. Med. Klinik 1925, Nr. 16 u. 17, 569, 611.

Munk, H.: Über das Verhalten der niederen Teile des Cerebrospinalsystems nach der Ausschaltung höherer Teile. Sitzungsber. d. preuß. Akad. d. Wiss. 1909, 1106.

Muratow, W. (1): Zur Pathogenese der Hemichorea postapoplectica. Monatsschr. f. Psychiatrie u. Neurol. 5, 180. 1899. (Fall 2.) — Ders. (2): Beitrag zur Pathologie der Zwangsbewegungen bei cerebralen Herderkrankungen. Ebenda 23, 510. 1908.

Murrell, W.: Case of athetosis etc. Lancet 1879, 369.

Naville, F. (1): Etude sur les complications et les séquelles mentales de l'encéphalite épidémique. La bradyphrénie. Encéphale 17, 369, 423. 1922. — Ders. (2): Les séquelles de l'épidémie d'encéphalite de 1918 à 1921, à Genève etc. Rev. méd. de la Suisse romande 43, 1. 1923. — Ders. (3): Les centres psychiques sous-corticaux paléencéphaliques. Réflexions à propos de la déchéance mentale post-encéphalitique. Arch. de psychol. 19, 38. 1924. (Zentralbl. f. d. ges. Neurol. u. Psychiatrie 39, 145.)

Netter, A. (1): Les relations entre l'encéphalite léthargique et la maladie de Parkinson. Rev. neurol. 1921, 573. — Ders. (2): Diskussion zu Guillain. Zentralbl. f. d. ges. Neurol. u. Psychiatrie 31, 249. 1922.

—, Césari et H. Durand: Altération des glandes salivaires dans l'encéphalite léthargique. Bull. et mém. de la soc. méd. des hôp. 37, Nr. 16, 721. 1921.

Neubürger: Referat über Edelmann. Zentralbl. f. d. ges. Neurol. u. Psychiatrie 28, 73. 1922.

Newmark, L.: A lesion in the putamen. Journ. of nerv. a. ment. dis. 49, Nr. 2. 1919. (Neurol. Centralbl. 1920, 234.)

Nobécourt: L'obésité dans l'encéphalite épidémique. Bull. et mém. de la soc. méd. des hôp. 37, 729. 1921.

Noethe: Über einen Fall von motorischer Apraxie. Arch. f. Psychiatrie u. Nervenkrankh. 52, 1043. 1913.

Nonne, M. (1): Encephalitis lethargica. Verhandl. d. dtsch Ges. f. inn. Med. München 1923, S. 45. — Ders. (2): Syphilis und Nervensystem. 5. Aufl. Berlin: Karger 1924.

Nothnagel, H.: Zur Diagnose der Sehhügelerkrankungen. Zeitschr. f. klin. Med. 16, 424. 1889.

Obersteiner, H.: Anleitung beim Studium des Baues der nervösen Zentralorgane. 5. Aufl. Leipzig u. Wien, Deuticke 1912.

Olmer et Crémieux: Un cas d'encéphalite algo-myoclonique. Marseille méd. 60, 941. 1923. (Zentralbl. f. d. ges. Neurol. u. Psychiatrie 35, 96.)

Omodei-Zorini, A.: Spätfolgen der Encephalitis epidemica und Substantia nigra Sömmeringi. Virchows Arch. f. pathol. Anat. u. Physiol. 250, 487. 1924.

Onari, K.: Über zwei klinisch und anatomisch kompliziert liegende Fälle von Status marmoratus usw. Zeitschr. f. d. ges. Neurol. u. Psychiatrie 98, 457. 1925.

Oordt, M. J. F. E. van: Beitrag zur Symptomatologie der Geschwülste des Mittelhirns und der Brückenhaube. Dtsch. Zeitschr. f. Nervenheilk. 18, 126. 1900.

Oppenheim, H. (1): Über eine eigenartige Krampfkrankheit des kindlichen und jugendlichen Alters (Dysbasia lordotica progressiva, Dystonia musculorum deformans). Neurol. Centralbl. 1911, 1090. — Ders. (2): Über vorzeitiges Auftreten der Paralysis agitans. Neurol. Centralbl. 1913, 466. (Sitzungsber.) — Ders. (3): Lehrbuch der Nervenkrankheiten. 7. Aufl. 1923, Bd. 2, Abschn. Tumor cerebri, bearbeitet von R. Cassirer (speziell S. 1429).

— und C. Vogt: Wesen und Lokalisation der kongenitalen und infantilen Pseudobulbärparalyse. Journ. f. Psychol. u. Neurol. 18, 293, Erg.-Heft 1. 1912.

Orzechowski, K. (1): Extrapyramidale Innervation. (Polnisch.) Zentralbl. f. d. ges. Neurol. u. Psychiatrie **31**, 21. 1922. — Ders. (2): Synthese gewisser extrapyramidaler Störungen. (Polnisch.) Ebenda **31**, 190. 1922.

— und W. Mitkus: Über Parkinsonismus infolge von Geschwülsten der Hypophyse usw. (Polnisch.) Ebenda **42**, 679. 1926.

Ostertag, B.: Zur Histopathologie der Myoklonusepilepsie. Ebenda **37**, 400. 1924. (Sitzungsbericht.) Ausführlich in Arch. f. Psychiatrie u. Nervenkrankh. **73**, 633. 1925.

Ostheimer, Seltener Fall von Torsionsdystonie. Klin. Wochenschr. 1925, Nr. 26, 1283. (Sitzungsber.)

Ottonello, P.: Funzionalità epatica nel Parkinsonismo post-encefalitico. Diagnosi **4**, 27. 1924. (Zentralbl. f. d. ges. Neurol. u. Psychiatrie **40**, 436.)

Paillard, H. et P. Joannon: Sur quelques troubles viscéraux ou généraux au cours de l'encéphalite épidémique etc. Journ. méd. franc. **12**, 170. 1923. (Zentralbl. f. d. ges. Neurol. u. Psychiatrie **35**, 98.)

Papilian, V. et H. Cruceanu: L'influence du cervelet sur les fonctions de la vie organo-végétative. Cpt. rend. des séances de la soc. de biol. **92**, 722. 1925. (Zentralbl. f. d. ges. Neurol. u. Psychiatrie **41**, 751; vgl. ebenda 1081 u. **42**, 133, 247.)

Pappenheim. M.: Syphilitischer Parkinsonismus. Zeitschr. f. d. ges. Neurol. u. Psychiatrie **100**, 81. 1925.

Pardee, J. H.: Spasmodic forced respiration as a sequel of epidemic encephalitis. Journ. of the Americ. med. assoc. **80**, 178. 1923.

Parhon, C. J., L. Ballif et V. Mârza: Etudes anatomo-clinique d'un cas de diabète insipide post-encéphalitique. Bull. de l'assoc. psychiatres roum. 1924, 38. (Zentralbl. f. d. ges. Neurol. u. Psychiatrie **40**, 777.)

Parker, H. L.: Disturbances of the respiratory rhythm in children etc. Arch. of neurol a. psychiatry **8**, 630. 1922. (Zentralbl. f. d. ges. Neurol. u. Psychiatrie **32**, 15.)

Patrick, H. T.: Dystonia musculorum or Tic. Journ. of nerv. a. ment. dis. **44**, 63. 1916.

Payr: Dtsch. med. Wochenschr. 1921, 1347. (Med. Ges. Leipzig).

Pedrinoni, G.: La funzionalità epatica nell' encefalite letargica. Gazz. d. osp. e d. clin. **46**, 342. 1925. (Zentralbl. f. d. ges. Neurol. u. Psychiatrie **42**, 742.)

Pelnář, J. (1): Das Zittern. Monogr. a. d. Gesamtgeb. d. Neurol. u. Psychiatrie 8. Berlin: Julius Springer 1913. — Ders. (2): Tic nach Hirngrippe. (Tschechisch.) Zentralbl. f. d. ges. Neurol. u. Psychiatrie **25**, 125. 1921.

Périsson, J.: Etude clinique et pathogénique des troubles sympathiques dans l'hémiplégie. Paris: Presses universit. de France 1925. (Zentralbl. f. d. ges. Neurol. u. Psychiatrie **43**, 69. 1926.)

Peter, C.: Beitrag zur Klinik und Pathologie der Chorea im Greisenalter. Monatsschr. f. Psychiatrie u. Neurol. **56**, 283. 1924.

Petrén, K.: Néoformation osseuse du type Dejerine-Klumpke dans un cas d'encéphalite léthargique. Rev. neurol. 1921, 687.

Pette, H. (1): Die epidemische Encephalitis in ihren Folgezuständen. Dtsch. Zeitschr. f. Nervenheilk. **76**, 1. 1923. — Ders. (2): Klinische und anatomische Beiträge zur Frage der syphilitischen Ätiologie pallidostriärer Symptome. Verhandl. d. Ges. dtsch. Nervenärzte **12** (Dtsch. Zeitschr. f. Nervenheilk. **77**, 256. 1923). — Ders. (3): Zur Lokalisation hemichoreatischer Bewegungsstörungen. Ebenda 270. — Ders. (4): Diskussion zu Runge. Zentralbl. f. d. ges. Neurol. u. Psychiatrie **34**, 298. 1924. — Ders. (5): Klinische und anatomische Betrachtungen zur Pathogenese der Folgezustände nach Encephalitis epidemica. Dtsch. Zeitschr. f. Nervenheilk. **87**, 60. 1925.

Pfeifer, B.: Psychische Störungen bei Hirntumoren. Arch. f. Psychiatrie u. Nervenkrankh. **47**, 558. 1910.

Pfeifer, R. A.: Kontinuierliche, klonische, rhythmische Krämpfe des Gaumensegels und der Rachenwand bei einem Falle von Schußverletzung des Kleinhirns. Monatsschr. f. Psychiatrie u. Neurol. **45**, 96. 1919.

Pfeiffer, Fr.: Chorea-Athetose bei der Little-Lähmung. Arch. f. Psychiatrie u. Nervenkrankh. **72**, 728. 1925.

Pfeiffer, J. A. F.: The anatomical findings in a case of progressive lenticular degeneration. Journ. of nerv. a. ment. dis. **45**, 289. 1917.

Pick, A.: Die neurologische Forschungsrichtung in der Psychiatrie usw. (Darin S. 178: Die Palilalie, ein Teilstück striärer Motilitätsstörungen.) Abhandl. a. d. Neurol., Psychiatrie usw. (Beihefte z. Monatsschr. f. Psychiatrie u. Neurol., Hft 13). Berlin: Karger 1921.

Pienkowski, St. K.: Brachysynkinetische und megasynkinetische Bewegungen. (Polnisch.) Zentralbl. f. d. ges. Neurol. u. Psychiatrie 37, 435. 1924. Dasselbe: Rev. neurol. 1924, I. 531.

Pilotti, G.: Sulle mioclonie. Contributo clinico ed anatomo patologico. Policlinico, sez. med. 28, 137. 1921.

Pinéas, H. (1): Klinischer und anatomischer Befund eines Falles von Kohlenoxydvergiftung usw. Zeitschr. f. d. ges. Neurol. u. Psychiatrie 93, 36. 1924. — Ders. (2): Ein Fall von linksseitiger motorischer Apraxie. Monatsschr. f. Psychiatrie u. Neurol. 56. 1924. — Ders. (3): Encephalitis epidemica mit eigenartigen Symptomen. Zentralbl. f. d. ges. Neurol. u. Psychiatrie 41, 342. 1925. (Sitzungsber.). — Ders. (4): Diskussion zu G. Stiefler. Ebenda 41, 705. 1925. — Ders. (5): „Palipraxie" oder Nachbewegung? Monatsschr. f. Psychiatrie u. Neurol. 58, 136. 1925.

Pineles, Fr.: Zur Lehre von den Funktionen des Kleinhirns. Arbb. a. d. neurol. Inst. d. Wiener Univ. 6, 182. 1899; oder Jahrbb. f. Psychiatrie u. Neurol. 18, 182. 1899.

Pötzl, O.: Zur Diagnostik und Symptomenlehre der Tumoren des Stirnhirns usw. Münch. med. Wochenschr. 1924, Nr. 5 u. 8, 225, 389.

— und H. Schloffer, Operative Behandlung einer Cyste im linken Schweifkern usw. Med. Klinik 1925, 8 (jetzt ausführlicher, mit Sektionsbefund: Zeitschr. f. d. ges. Neurol. u. Psychiatrie 98, 405. 1925).

Pohlisch, K.: Der hyperkinetische Symptomenkomplex und seine nosologische Stellung. Abh. a. d. Neurol., Psychiatrie usw. (Beihefte z. Monatsschr. f. Psychiatrie u. Neurol. Hft. 29.) Berlin: Karger 1925.

Pollak, E.: Der amyostatische Symptomenkomplex usw. Anatomischer Teil. Referat Verhandl. d. Ges. dtsch. Nervenärzte 11, 8. 1922.

— und P. Schilder: Über die Bedeutung extrapyramidaler Apparate für die Umsetzung des Bewegungsentwurfs in die Handlung. Jahrbb. f. Psychiatrie u. Neurol. 44, 37. 1925.

Pollock, L. J. (1): The pathology of the nervous system in a case of progressive lenticular degeneration. Journ. of nerv. a. ment. dis. 46, 401. 1917. — Ders. (2): A case of chorea and erythremia. Journ. of the Americ. med. assoc. 78, 724. 1922.

Ponticaccia, L.: Postumi dell' encefalite epidemica. Giorn. di clin. med. 2, 374. 1921.

Popowa, N.: Tonische Krämpfe der Augenmuskulatur bei Encephalitis epidemica. Zeitschr. f. d. ges. Neurol. u. Psychiatrie 97, 515. 1925.

Popper, E.: Chronisch gewordener Singultus nach Grippeencephalitis. Zentralbl. f. d. ges. Neurol. u. Psychiatrie 28, 404. 1922. (Sitzungsber.)

Porot, A.: Destruction isolée par hémorrhagie d'un pédoncule cérébelleux supérieur. Rev. neurol. 1906, 1097.

Preyer, W.: Die Seele des Kindes. 7. Aufl. Leipzig: Grieben 1908.

Prieur: Un cas d'athétose double congénitale. Bull. de la soc. de pédiatr. de Paris 19, 163. 1921. (Zentralbl. f. d. ges. Neurol. u. Psychiatrie 27, 514.)

Prissmann, J.: Ein Fall von dysbatisch-dysstatischer Form der Torsionsdystonie. Zeitschr. f. d. ges. Neurol. u. Psychiatrie 88, 348. 1924.

Pussep, L.: Die Symptomatologie, die Diagnostik und die operative Behandlung der Tumoren des Corpus striatum. Fol. neur. est. 2, 149. 1924. (Zentralbl. f. d. ges. Neurol. u. Psychiatrie 41, 68.)

Putnam, J. W.: A case of complete athetosis with postmortem. Journ. of nerv. a. ment. dis. 1892, Februar. (Neurol. Centralbl. 1892, 382.)

Rabinowitsch, A. J.: Ein Fall von epidemischer Encephalitis mit klinischen Symptomen der Wilsonschen Krankheit. Zeitschr. f. d. ges. Neurol. u. Psychiatrie 94, 478. 1925.

Rademaker, G. G. J. (1): Der rote Kern, die normale Tonusverteilung und die Stellfunktion. Klin. Wochenschr. 1923, 404. — Ders. (2): Die Bedeutung der roten Kerne und des übrigen Mittelhirns für Muskeltonus, Körperstellung und Labyrinthreflexe. Monogr. a. d. Gesamtgeb. d. Neurol. u. Psychiatrie 44. Berlin: Julius Springer 1926.

Ranke: s. Kalkhof u. Ranke.

Rausch, R. und P. Schilder: Über Pseudosklerose. Dtsch. Zeitschr. f. Nervenheilk. 52, 414. 1914.

Raviart, G.-E.: Les tubercules des pédoncules cérébraux. Thèse Lille 1900, Nr. 150.

Raymond und R. Cestan (1): Sur un cas d'endothéliome épithéloide du noyan rouge. Rev. neurol. 1902, 463. — Dies. (2): Dasselbe. Contribution à l'étude des fonctions du noyau rouge. Arch. de neurol. 2ième série 14, 81. 1902.

Regelsberger, H.: Vegetatives Nervensystem und Atmung. In: L. R. Müller (siehe oben), 452.

Reich, siehe C. und O. Vogt (3) (Fälle 19 u. 33).

Reichardt, M. (1): Arbeiten a. d. psychiatrischen Klinik zu Würzburg, Heft 7 (insbesondere S. 393 ff.), Heft 8 (insbesondere IV. Teil, S. 680 ff.). 1912. 1914. — Ders. (2): Theoretisches über die Psyche. Journ. f. Psychol. u. Neurol. 24, 168. 1924 (vgl. Neurol. Centralbl. 1918, 301, Sitzungsber.). — Ders. (3): Referat über Stertz. Zentralbl. f. d. ges. Neurol. u. Psychiatrie 42, 395. 1925.

Reimold, W.: Über die myoklonische Form der Encephalitis. Zeitschr. f. d. ges. Neurol. u. Psychiatrie 95, 21. 1925.

Rémond, A. et H. Colombiès: Hémiplégie avec hémichorée. Rev. de méd. 39, 107. 1922.

Rhein, H. W. und Ch. S. Potts: Postapoplectic tremor (symmetrical areas of softening in both lenticular nuclei etc.). Journ. of nerv. a. ment. dis. 34, 757. 1907.

Ricaldoni, A.: Infantilisme du type hypophysaire . . . . avec tumeur . . . . du troisième ventricule etc. Bull. et mém. de la soc. des hôp. 38, 1238. 1922. (Zentralbl. f. d. ges. Neurol. u. Psychiatrie 31, 434.)

Richter, H. (1): Eine besondere Art von Stirnhirnschwund mit Verblödung. Zeitschr. f. d. ges. Neurol. u. Psychiatrie 38, 127. 1917. — Ders. (2): Beiträge zur Klinik und pathologischen Anatomie der extrapyramidalen Bewegungsstörungen. Arch. f. Psychiatrie u. Nervenkrankh. 67, 226. 1923.

Riese, W. (1): Über Riechhirnmangel. Zeitschr. f. d. ges. Neurol. u. Psychiatrie 69, 303 ff. 1921. — Ders. (2): Zur vergleichenden Anatomie der striofugalen Faserung. Anat. Anz. 57, 487. 1924. (vgl. auch Zentralbl. f. d. ges. Neurol. u. Psychiatrie 34, 153, Sitzungsber.) — Ders. (3): Beiträge zur Faseranatomie der Stammganglien. Journ. Psychol. u. Neurol. 31, 81. 1924. — Ders. (4): Bau und Leistungen des Zentralnervensystems eines vierjährigen riechhirnlosen Kindes. Verhandl. d. Ges. Dtsch. Nervenärzte 15, 245. 1926.

Rittershaus, E.: Zur Kasuistik der postencephalitischen Erkrankungen. Dtsch. Zeitschr. f. Nervenheilk. 85, 249. 1925.

Rizzo, T.: Lesioni istopatologiche del fegato nell' encefalite epidemica ecc. Riv. pat. nerv. ment. 29, 60. 1924. (Zentralbl. f. d. ges. Neurol. u. Psychiatrie 41, 396.)

Robin: Troubles mentaux consécutifs à l'encéphalite léthargique chez les enfants etc. Presse méd. 1922, 1057. (Zentralbl. f. d. ges. Neurol. u. Psychiatrie 32, 14.)

Roch, M.: Les troubles respiratoires dans l'encephalite épidémique. Rev. méd. de la Suisse romande 43, 129. 1923.

Rössle: Demonstration: Linsenkernveränderungen bei Leuchtgasvergiftung. Arch. f. Psychiatrie u. Nervenkrankh. 63, 341. 1921. (Sitzungsber.)

Roger, H. et G. Aymès: Obésité transitoire dans quatre cas d'encéphalomyélite épidémique etc. Bull. et mém. de la soc. méd. des hôp. 37, 1278. 1921.

—, — et L. Pourtal (1): Syndrome thalamo-strié unilatéral pseudoparkinsonien par artérite spécifique. Marseille méd. 59, 478. 1922. (Zentralbl. f. d. ges. Neurol. u. Psychiatrie 30, 79.) — Dies. (2): Quelques considérations cliniques et pathogéniques à propos de trois cas d'algomyoclinies localisées. Rev. de méd. 40, 385. 1923.

— et L. Montagnier: Obésité encéphalitique énorme et transitoire au cours d'un syndrome parkinsonien. Marseille méd. 59, 496. 1922. (Zentralbl. f. d. ges. Neurol. u. Psychiatrie 30, 250.)

Rosenblath, Über einen Fall von Leuchtgasvergiftung mit scheinbarer Verkalkung der Pallidumgefäße. Dtsch. Zeitschr. f. Nervenheilk. 84, 276. 1925.

Rosental, St.: Der Fall Georg Wähler. In: Nissl, Beitr. z. Frage nach d. Beziehung zw. klin. Verlauf u. anat. Bef. usw. I, Heft 2, S. 7. 1914.

Rosenthal, C.: Torsionsdystonie und Athétose double. Arch. f. Psychiatrie u. Nervenkrankh. **66**, 445. 1922; **68**, 1. 1923.

Rossi, O.: Cirrosi epatica, tipo Wilson, in soggetto malato di sindrome cosidetta parkinsonsimile consecutiva ad encefalite epidemica. Siena 1925. (Zentralbl. f. d. ges. Neurol. u. Psychiatrie **42**, 742).

Rothmann, H.: Zusammenfassender Bericht über den Rothmannschen großhirnlosen Hund nach klinischer und anatomischer Untersuchung. Zeitschr. f. d. ges. Neurol. u. Psychiatrie **87**, 247. 1923.

Rothmann, M.: Demonstration zu den Zwangsbewegungen des Kindesalters. Doppelseitige Athetose. Neurol. Centralbl. 1915, 444. (Sitzungsber.)

Roubinovitsch, J., Baruk et Bariety: Un cas de troubles psychiques et respiratoires consécutifs à l'encéphalite épidémique. Presse méd. 1922, 1057. (Zentralbl. f. d. ges. Neurol. u. Psychiatrie **32**, 14.)

Roussy, G. (1): La couche optique. Thèse Paris, 1907. — Ders. (2): Deux nouveaux cas de lésion de la couche optique. Rev. neurol. 1910, 301. — Ders. (3): Les troubles sensitifs d'origine cérébrale. In: Quest. neurol. d'actualité, herausgeg. v. P. Marie. Paris: Masson 1922.

Ruata, G.: Sull' encefalite epidemica, e sul pervertimento del carattere, suo postumo, nei bambini. Note e riv. di psich. **10**, 241. 1922. (Zentralbl. f. d. ges. Neurol. u. Psychiatrie **31**, 362.)

Ruge, H.: Kasuistischer Beitrag zur pathologischen Anatomie der symmetrischen Linsenkernerweichung bei Kohlenoxydvergiftung. Arch. f. Psychiatrie u. Nervenkrankh. **64**, 150. 1922.

Runge, W. (1): Beiträge zum amyostatischen Symptomenkomplex. Zentralbl. f. d. ges. Neurol. u. Psychiatrie **29**, 209. 1922. (Sitzungsber.) — Ders. (2): Beobachtungen beim akinetisch-hypertonischen Syndrom, I, II. Arch. f. Psychiatrie u. Nervenkrankh. **67**, 167, 214. 1923. — Ders. (3): Psychopathie und chronische Encephalitis epidemica usw. Ebenda **68**, 429. 1923. — Ders. (4): Die Erkrankungen des extrapyramidalen motorischen Systems. Ergebn. d. inn. Med. u. Kinderheilk. **26**, 351. 1924.

Runge und Hagemann: Über Leberfunktionsstörungen beim akinetisch-hypertonischen Syndrom der Encephalitis epidemica. Arch. f. Psychiatrie u. Nervenkrankh. **72**, 114. 1924.

Sahli, H.: Über die Definition und das Wesen der sogenannten allgemeinen Neurosen usw. Schweiz. med. Wochenschr. 1923, 1.

Sainton, P. et P. Cornet: Deux petits signes de l'encéphalite épidémique etc. Paris méd. **11**, 408. 1921. (Zentralbl. f. d. ges. Neurol. u. Psychiatrie **26**, 420.)

— et E. Schulmann: Encéphalite épidémique à forme hémimyoclonique etc. Rev. neurol. 1921, 361.

Salkind, E. M.: Geh- und Lauftrieb. (Russisch.) Zentralbl. f. d. ges. Neurol. u. Psychiatrie **41**, 814. 1925.

Salmon, A.: Il sistemo vegetativo nel sonno. Quaderni di psichiatr. **12**, 137. 1925. (Zentralbl. f. d. ges. Neurol. u. Psychiatrie **43**, 25.)

Sander, M.: Ein pathologisch-anatomischer Beitrag zur Funktion des Kleinhirns. Dtsch. Zeitschr. f. Nervenheilk. **12**, 363. 1898.

Santangelo, G.: L'obesità post-encefalitica ecc. Cervello **2**, 145. 1923. (Zentralbl. f. d. ges. Neurol. u. Psychiatrie **34**, 180.)

Sarbó, A. von (1): Ein Fall von diagnostizierter und durch die Sektion bestätigter Encephalitis der Linsenkerne. Neurol. Zentralbl. 1920, 498. — Ders. (2): Über die Encephalitis epidemica auf Grund der Erfahrungen der Epidemie von 1920. (Ungarisch.) Zentralbl. f. d. ges. Neurol. u. Psychiatrie **27**, 509. 1921; vgl. hierzu auch das Referat von Simons: Ebenda **41**, S. 234/35. 1925.

Sartorelli, E.: Sopra un caso di adiposi postencefalitica. Policlinico, sez. prat. **30**, 624. 1923. (Zentralbl. f. d. ges. Neurol. u. Psychiatrie **34**, 115.)

Saussure, R. de: Discussion sur l'étiologie d'un tic survenu quinze mois après une encéphalite léthargique atypique. Schweiz. Arch. f. Neurol. u. Psychiatrie **12**, 298. 1923.

Schaltenbrand, G.: Psychologische Untersuchungen an Kranken mit Parkinsonismus nach Encephalitis epidemica. Psychol. Arbb. (Kräpelin) **8**, 563. 1925.

Scharfetter, H.: Zur Symptomatologie des extrapyramidalen Blickkrampfes. Dtsch. Zeitschr. f. Nervenheilk. **86**, 518. 1925.

v. d. Scheer, W. M. und F. J. Stuurman: Beitrag zur Kenntnis der Pathologie des Corpus striatum usw. Zeitschr. f. d. ges. Neurol. u. Psychiatrie **30**, 91. 1915.

Schilder, P. (1): Über Chorea und Athetose. I. Mitteilung. Ebenda **7**, 219. 1911. II. u. III. Mitteilung. Ebenda **11**, 25, 47. 1912. — Ders. (2): Studien über Bewegungsstörungen. III. Über die motorischen Symptome der chronischen Chorea usw. Ebenda **61**, 203. 1920. — Ders. (3): Einige Bemerkungen zu der Problemsphäre: Cortex, Stammganglien, Psyche, Neurose. Ebenda **74**, 454. 1922. — Ders. (4): Über den Wirkungswert psychischer Erlebnisse und über die Vielheit der Quellgebiete der psychischen Energie. Arch. f. Psychiatrie u. Nervenkrankh. **70**, 1. 1923.

Schmincke, A.: Leberbefunde bei Wilsonscher Krankheit. Zeitschr. f. d. ges. Neurol. u. Psychiatrie **57**, 352. 1920.

Schmidt, M.: Zur Feststellung der postencephalitischen Bradyphrenie (Naville) durch den summarischen Assoziationsversuch. Schweiz. med. Wochenschr. 1925, 712.

Schmitt, W.: Über progressiven Halsmuskelkrampf. Dtsch. med. Wochenschr. 1922, Nr. 48, 1607.

Schneider, C.: Beitrag zur Lehre von der Schizophrenie. V. Mitteilung. Die Bewegungs- und Handlungsstörungen Schizophrener. Monatsschr. f. Psychiatrie u. Neurol. **58**, 345. 1925.

Schneider, E.: Torsionsspasmus, ein Symptomenkomplex, der mit Lebercirrhose verbundenen progressiven Lenticulardegeneration usw. Zeitschr. f. d. ges Neurol. u. Psychiatrie **53**, 289. 1920.

Schnyder, L.: A propos de la microgrophie postencéphalitique. Rev. méd. de la Suisse romande **43**, 705. 1923.

Schob: Demonstrationen. 1. Zur pathologischen Anatomie der Wilson-Pseudosklerose-Gruppe. Verhandl. d. Ges. dtsch. Nervenärzte **14**, S. 318. 1925.

Scholz, W. (1): Zur Klinik und pathologischen Anatomie der chronischen Encephalitis epidemica usw. Zeitschr. f. d. ges. Neurol. u. Psychiatrie **86**, 533. 1923. — Ders. (2): Zur Histologie und Pathogenese des Status marmoratus (C. und O. Vogt). Zentralbl. f. d. ges. Neurol. u. Psychiatrie **35**, 99. (Sitzungsber.) Ausführlich in Zeitschr. f. d. ges. Neurol. u. Psychiatrie **88**, 355. 1924.

Schou, H. J. Myoklonusepilepsie mit eigentümlichen Gehirnveränderungen. Ebenda **95**, 12. 1925.

Schroeder, P.: Hyperkinetische Motilitätspsychose bei Hirntumor. Monatsschr. f. Psychiatrie u. Neurol. **53**, 1. 1923.

Schrottenbach, H.: Beiträge zur Kenntnis der Übertragung vaso-vegetativer Funktionen im Zwischenhirn. I, II. Zeitschr. f. d. ges. Neurol. u. Psychiatrie **23**, 431, 497. 1914. — III, IV. Ebenda **33**, 207, 229. 1916.

Schükry, J.: Über cystische Tumoren des III. Ventrikels. Ebenda **86**, 488. 1923.

Schütte: Ein Fall von gleichzeitiger Erkrankung des Gehirns und der Leber. Arch. f. Psychiatrie u. Nervenkrankh. **51**, 334. 1913.

Schultheis und Ranke: Der Fall Ernst Guggelmaier. In: Nissl, Beitr. z. Frage nach d. Beziehungen zwischen klin. Verlauf u. anat. Bef. usw. I, Heft 2, S. 60. 1914.

Schultze, Fr.: Über Huntingtonsche Krankheit und fortschreitende familiäre Myoklonusepilepsie usw. Dtsch. Zeitschr. f. Nervenheilk. **75**, 319. 1922; vgl. auch Zentralbl. f. d. ges. Neurol. u. Psychiatrie **29**, 428. (Sitzungsber.)

Schultzer, P.: Ein Fall von Myoklonie. (Dänisch.) Ebenda **33**, 292. 1923.

Schuster, J.: (1): Beitrag zur Histopathologie und Bakteriologie der Chorea infectiosa. Zeitschr. f. d. ges. Neurol. u. Psychiatrie **59**, 332. 1920. — Ders. (2): Über das zwangsweise Brüllen als hyperkinetisches Symptom des Parkinsonismus usw. Klin. Wochenschr. 1925, Nr. 38, 1824.

Schuster, P. (1): Zur Symptomatologie der Stirnhirntumoren. Neurol. Centralbl. 1920, 813. — Ders. (2): Kann ein Stirnhirntumor das Bild der Paralysis agitans hervorrufen? usw. Zeitschr. f. d. ges. Neurol. u. Psychiatrie **77**, 1. 1922. — Ders. (3): Diskussion zu Forster. Zentralbl. f. d. ges. Neurol. u. Psychiatrie **28**, 238. 1922. — Ders. (4): Über Zwangsgreifen und Nachgreifen. Verhandl. d. Ges. dtsch. Nervenärzte **12**. (Dtsch.

Zeitschr. f. Nervenheilk. **77**, 296. 1923.) — Ders. (5): Zwangsgreifen und Nachgreifen, zwei posthemiplegische Bewegungsstörungen. Zeitschr. f. d. ges. Neurol. u. Psychiatrie **83**, 586. 1923. (Vgl. auch Zentralbl. f. d. ges. Neurol. u. Psychiatrie **30**, 412.) — Ders. (6): Diskussion zu Fränkel. Zentralbl. f. d. ges. Neurol. u. Psychiatrie **36**, 254. 1924. — Ders. (7): Die im höheren Lebensalter vorkommenden Kleinhirnerkrankungen usw. Zeitschr. f. d. ges. Neurol. u. Psychiatrie **91**, 531. 1924. — Ders. (8): Diskussion zu Pinéas. Zentralbl. f. d. ges. Neurol. u. Psychiatrie **41**, 342. 1925. — Ders. (9): Diskussion zu Stiefler. Ebenda **41**, 705. 1925.

Schwab: Zur Diagnose der Schläfenlappentumoren. Verhandl. d. Ges. dtsch. Nervenärzte **14**, 211. 1925.

Schwalbe, W.: Eine eigentümliche tonische Krampfform mit hysterischen Symptomen. Inaug.-Diss., Berlin 1908.

Schwartz, Ph.: Erkrankungen des Zentralnervensystems nach traumatischer Geburtsschädigung usw. Zeitschr. f. d. ges. Neurol. u. Psychiatrie **90**, 263. 1924.

Scott, W.: Notes on a case of acute myoclonic encephalitis presenting some unusual features. Glasgow med. journ. **95**, 126. 1921. (Zentralbl. f. d. ges. Neurol. u. Psychiatrie **25**, 125.)

Secrétan, A. et E. Hedinger: Parkinsonisme après encéphalite léthargique. Schweiz. med. Wochenschr. 1922, 937.

Seelert, H.: Ein Fall chronischer Manganvergiftung. Monatsschr. f. Psychiatrie u. Neurol. **34**, 82. 1913.

Segall, E.: Ein Beitrag zur Pathologie des Corpus Luysi. Ebenda **52**, 156. 1922.

Senise, T. (1): Il riso rigido e il riso spastico nelle sindrome parkinsoniane postencefalitiche. Cervello **1**, 11. 1922. (Zentralbl. f. d. ges. Neurol. u. Psychiatrie **29**, 422). — Ders. (2): Contributo alla conoscenza della palilalia. Ebenda **1**, 233. 1922. (Ebenda **32**, 159.) — Ders. (3): Palilalia e tachifemia. Ebenda **3**, 324. 1924. (Ebenda **40**, 317.)

Sherman, M. and B. J. Berverly: The factor of deterioration in children showing behaviour difficulties after epidemic encephalitis. Arch. of neurol. a. psychiatry **10**, 329. 1923. (Zentralbl. f. d. ges. Neurol. u. Psychiatrie **35**, 210.)

Sherrington, Ch.: The integrative action of the nervous system. London, Constable 1909.

Sicard, J.-A.: La forme akathisique du Parkinsonisme postencéphalitique. Rev. neurol. 1921, 672.

Sicard et Paraf: Fou rire syncopal et baillements au cours de l'encéphalite épidémique. Bull. et mém. de la soc. méd. des hôp. **37**, 232. 1921. (Zentralbl. f. d. ges. Neurol. u. Psychiatrie **25**, 558.)

Siegmund, H.: Die Histopathologie der Encephalitis epidemica usw. Frankfurt. Zeitschr. f. Pathol. **25**, 526. 1921.

Signorelli, E.: Diabete insipido fra gli esiti dell' encefalite epidemica. Arch. di prat. e clin. med. **2**, 89. 1923. (Zentralbl. f. d. ges. Neurol. u. Psychiatrie **33**, 92.)

Silbermann, J.: Zwei Fälle von Hemichorea auf luetischer Basis. Zeitschr. f. d. ges. Neurol. u. Psychiatrie **100**, 420. 1926.

Sioli, F.: Über histologische Befunde bei familiärer Myoklonusepilepsie. Arch. f. Psychiatrie u. Nervenkrankh. **51**, 30. 1913.

Slauck: Beitrag zur Histopathologie der Chorea infectiosa. Dtsch. Arch. f. klin. Med. **142**, 279. 1923.

Smith, E. C.: Post-mortem report on a case of encephalitis lethargica. Irish journ. of med. science **5**, 395. 1925. (Zentralbl. f. d. ges. Neurol. u. Psychiatrie **40**, 435.)

Sollier, P.: Hémiparalysie agitante symptomatique d'un sarcome du noyau lenticulaire. Bull. de la soc. anat. de Paris **63**, 649. 1888.

Souques, A. (1): Palilalie. Rev. neurol. 1908, 281. — Ders. (2): Rapport sur les syndromes parkinsoniens. Ebenda 1921, 534. — Ders. (3): Lésions et causes de la paralysie agitante etc. In: Quest. neurol. d'actualité, herausgeg. von P. Marie. Paris: Masson 1922.

Souques et Blamontier: Akinésie paradoxale glosso-labiée existant dans la station et disparaissant dans le décubitus chez un Parkinsonien. Rev. neurol. 1924, I, 249.

Souques et Trétiakoff: Zitiert nach Souques (2).

Spatz, H. (1): Zur Anatomie der Zentren des Streifenhügels. Zentralbl. f. d. ges. Neurol.
u. Psychiatrie 26, 514. 1921; sowie Münch. med. Wochenschr. 1921, 1441. — Ders. (2):
Über Eisennachweis im Gehirn, besonders in den Zentren des extrapyramidal-motorischen Systems. Teil I. Zeitschr. f. d. ges. Neurol. u. Psychiatrie 77, 261. 1922. —
Ders. (3): Über Stoffwechseleigentümlichkeiten in den Stammganglien. Ebenda 78,
641. 1922. — Ders. (4): Zur Eisenfrage, besonders bei der progressiven Paralyse.
Zentralbl. f. d. ges. Neurol. u. Psychiatrie 27, 171. 1922. (Sitzungsber.); vgl. auch
Ebenda 37, S. 440 (im Referat über Jakob). — Ders. (5): Über die Beziehungen zwischen der Substantia nigra und dem Globus pallidus. Verhandl. d. dtsch. pathol. Ges.
55, Erg.-Heft, 159. — Ders. (6): Diskussion zu Creutzfeldt. Zentralbl. f. d. ges. Neurol.
u. Psychiatrie 33, 510. 1923. — Ders. (7): Zur Ontogenese des Striatum und Pallidum.
Verhandl. d. Ges. dtsch. Nervenärzte 13 (Zentralbl. f. d. ges. Neurol. u. Psychiatrie 33,
508. 1923.) — Ders. (8): Über die Beziehungen der Substantia nigra zum extrapyramidal-
motorischen System. Verhandl. d. Ges. dtsch. Nervenärzte 12 (Dtsch. Zeitschr. f.
Nervenheilk. 77, 275. 1923.) — Ders. (9): Referat über Jakob. Zentralbl. f. d. ges. Neurol.
u. Psychiatrie 37, 438. 1924. — Ders. (10): Zur Pathogenese und Pathophysiologie der
Encephalitis epidemica. Zentralbl. f. d. ges. Neurol. u. Psychiatrie 49, 120. 1924. (Verhandl. d. Ges. dtsch. Nervenärzte 14.) — Ders. (11): Über die Entwicklungsgeschichte
der basalen Ganglien des menschlichen Großhirns. Anat. Anz. 60, Erg.-H., 54. 1925.
Spiegel, E. A.: Zur Physiologie und Pathologie des Skelettmuskeltonus. Zeitschr. f. d. ges.
Neurol. u. Psychiatrie 81, 517. 1923.
— und H. Enghoff: Zur Lokalisation zentraler Atmungsstörungen. Zeitschr. f. d. ges.
exp. Med. 47, 630. 1925.
Spielmeyer, W. (1): Hemiplegie bei intakter Pyramidenbahn (intrakortikale Hemiplegie). Münch. med. Wochenschr. 1906, 1404. — Ders. (2): Die histopathologische Zu-
sammengehörigkeit der Wilsonschen Krankheit und der Pseudosklerose. Zeitschr. f.
d. ges. Neurol. u. Psychiatrie 57, 312. 1920. — Ders. (3): Referat über Bielschowsky.
Zentralbl. f. d. ges. Neurol. u. Psychiatrie 31, 512. 1922. — Ders. (4): Die histopathologische Forschung in der Psychiatrie. Klin. Wochenschr. 1922, Nr. 37, 1818. —
Ders. (5): Zur Pathogenese örtlich elektiver Gehirnveränderungen. Verhandl. d. Ges.
dtsc.. Nervenärzte 15 (Zentralbl. f. d. ges. Neurol. u. Psychiatrie 41, 700. 1925. —
Ders. (6): Die anatomische Krankheitsforschung am Beispiel einer Huntingsonschen
Chorea mit Wilsonschem Symptomenbild. Zeitschr. f. d. ges. Neurol. u. Psychiatrie
101, 701. 1926.
Spiller, W. G.: The family form of pseudosclerosis etc. Journ. of nerv. a. ment. dis. 43,
Nr. 1. 1916. (Neurol. Centralbl. 1916, 391.)
Stähelin, J. E.: Zur Psychopathologie der Folgezustände der Encephalitis epidemica.
Zeitschr. f. d. ges. Nenrol. u. Psychiatrie 77, 171. 1922.
Stähelin, R.: Zur Frage der Encephalitis lethargica und verwandter Erkrankungen.
Schweiz. Arch. f. Neurol. u. Psychiatrie 8, 143. 1921.
Stahl, R.: Über Leberfunktionsprüfungen beim strio-lentikulären Symptomenkomplex
usw. Zeitschr. f. d. ges. Neurol. u. Psychiatrie 78, 300. 1922.
v. Stauffenberg: Zur Kenntnis des extrapyramidalen motorischen Systems usw. Zeit-
schr. f. d. ges. Neurol. u. Psychiatrie 39, 1. 1918.
Steck, H. (1): Zur pathologischen Anatomie der echten posthemiplegischen Athetose.
Schweiz. Arch. f. Psychiatrie u. Neurol. 8, 75. 1921. — Ders. (2): Zur psychopatho-
logischen und lokalisatorischen Bedeutung des Parallelismus der psychischen und
motorischen Aktivität. Ebenda 11, 208. 1922. — Ders. (3): Neurologische Unter-
suchungen an Schizophrenen. Zeitschr. f. d. ges. Neurol. u. Psychiatrie 82, 292. 1923. —
Ders. (4): Contribution à l'étude des séquelles psychiques de l'encéphalite léthargique.
Schweiz. Arch. f. Neurol. u. Psychiatrie 14, 163. 1924; 15, 27. 1924. — Ders. (5):
Der striäre Symptomenkomplex in der progressiven Paralyse. Zeitschr. f. d. ges. Neurol.
u. Psychiatrie 97, 424. 1925.
Stefanescu, M.: Sur un cas de chorée post-exanthématique. Ref. in Zentralbl. f. d. ges.
Neurol. u. Psychiatrie 42, 291. 1925.
Stein, F.: Über quantitativen Eisennachweis im extrapyramidal-motorischen Kern-
system usw. Zeitschr. f. d. ges. Neurol. u. Psychiatrie 85, 614. 1923.

Steiner, G.: Encephalitische und katatonische Motilitätsstörungen. Ebenda 78, 553. 1922.

Sterling, W. (1): Palilalie et le symptome „linguo-salivaire“ dans le parkinsonisme encéphalitique. Rev. neurol. 1924, I, 205. — Ders. (2): Le type spasmodique tétanoide et tétaniforme de l'encéphalite épidémique etc. Ebenda 1924, II, 484.

Stern, F. (1): Beiträge zur Pathologie und Pathogenese der Chorea chronica progressiva. Arch. f. Psychiatrie u. Nervenkrankh. 63, 37, 1921. — Ders. (2): Über das „Salbengesicht“ bei epidemischer Encephalitis. Neurol. Centralbl. 1921, 64. — Ders. (3): Die klinische Eigenart der epidemischen Encephalitis. Zentralbl. f. d. ges. Neurol. u. Psychiatrie 26, 112. 1921. (Sitzungsber.). — Ders. (4): Ungewöhnliche Bilder bei epidemischer Encephalitis. Ebenda 29, 422. 1922. (Sitzungsber.) — Ders. (5): Über Pubertas praecox bei epidemischer Encephalitis. Med. Klinik 1922, Nr. 27, 864. — Ders. (6): Die epidemische Encephalitis. Monogr. a. d. Gesamtgeb. d. Neurol. u. Psychiatrie 30. Berlin: Julius Springer 1922. — Ders. (7): Bemerkenswertes striäres Syndrom. Zentralbl. f. d. ges. Neurol. u. Psychiatrie 33, 425. 1923. (Sitzungsber.) — Ders. (8): Referat über Stiefler: Ebenda 38, 451. 1924.

Stern, G.: Zum Krankheitsbilde der „Athétose double“. Monatsschr. f. Kinderheilk. 19, 404. 1921.

Stertz, G. (1): Der extrapyramidale Symptomenkomplex usw. Abh. a. d. Neurol., Psychiatrie usw. (Beihefte z. Monatsschr. f. Psychiatrie u. Neurol. 11). Berlin: Karger 1921. — Ders. (2): Zwei Fälle von anfallsweiser krankhafter Störung der Blickbewegung als Folgezustand von Encephalitis epidemica. Zentralbl. f. d. ges. Neurol. u. Psychiatrie 40, 437. 1924. (Sitzungsber.) — Ders. (3): Encephalitis und Lokalisation psychischer Störungen. Arch. f. Psychiatrie u. Nervenkrankh. 74, 395. 1925. — Ders. (4): Encephalitis und Katatonie. Monatsschr. f. Psychiatrie u. Neurol. 59, 121. 1925.

Stevenin, H. und A. Ferraro: Il metabolismo basale nei cosidetti postumi della encefalite epidemica. Rif. med. 40, 54. 1924. (Zentralbl. f. d. ges. Neurol. u. Psychiatrie 37, 33.)

Stief, A.: Beiträge zur Histopathologie der senilen Demenz, mit besonderer Berücksichtigung der extrapyramidalen Bewegungsstörungen. Zeitschr. f. d. ges. Neurol. u. Psychiatrie 91, 579. 1924.

Stiefler, G. (1): Klinischer Beitrag zur genuinen Paralysis agitans im jüngeren Alter. Wien. klin. Wochenschr. 1914, Nr. 11, 265. — Ders. (2): Die Seborrhoea faciei des Gesichtes als ein Symptom der Encephalitis lethargica. Zeitschr. f. d. ges. Neurol. u. Psychiatrie 73, 455. 1921. — Ders. (3): Über hypophysäre Fettsucht als Restzustand eines Falles von Encephalitis lethargica. Monatsschr. f. Psychiatrie u. Neurol. 50, 124. 1921. — Ders. (4): Striärer Symptomenkomplex als Spätfolge einer im Felde erlittenen Gasvergiftung usw. Zeitschr. f. d. ges. Neurol. u. Psychiatrie 81, 142. 1923. — Ders. (5): Seborrhoea faciei als isolierte postencephalitische Restveränderung. Wien. klin. Wochenschr. 1924. Nr. 14, 334. — Ders. (6): Anatomischer Befund in zwei Fällen von Steigerung des Grundgelenkreflexes mit gleichzeitigem Zwangsgreifen bei Stirnhirn-Balkentumor. Verhandl. d. Ges. dtsch. Nervenärzte 15 (Zentralbl. f. d. ges. Neurol. u. Psychiatrie 41, 705. 1925.

Stöcker, W. (1): Ein Fall von fortschreitender Linsenkerndegeneration. Zeitschr. f. d. ges. Neurol. u. Psychiatrie 15, 251. 1913. — Ders. (2): Anatomischer Befund bei einem Falle Wilsonscher Krankheit usw. Ebenda 25, 217. 1914.

Strasser: Zitiert nach Spatz (2).

Strauss, J., und J. H. Globus: A contribution to the neuropathology of the parkinsonian syndrome following epidemie encephalitis. Transact. of the Americ. neurol. assoc. 49, 329. 1923.

Strümpell, A. von: (1): Zur Kenntnis der sogenannten Pseudosklerose, der Wilsonschen Krankheit und verwandter Krankheitszustände (der amyostatische Symptomenkomplex). Dtsch. Zeitschr. f. Nervenheilk. 54, 207. 1915. — Ders. (2): Die myostatische Innervation und ihre Störungen. Neurol. Centralbl. 1920, 2.

Suckow: Atemstörungen bei Encephalitis epidemica. Monatsschr. f. Psychiatrie u. Neurol. 56, 317. 1924.

Švejcar, J.: Familiäre Krampfleiden. (Tschechisch.) Zentralbl. f. d. ges. Neurol. u. Psychiatrie 37, 40. 1924.

Syllaba, L. (1): Tic bei Encephalitis epidemica. (Tschechisch.) Ebenda 25, 126. 1921. — Ders. (2): Encephalitisprobleme. (Tschechisch.) Ebenda 30, 77. 1922.

Symonds, C. B.: Discussion on the ocular symptoms of encephalitis lethargica. Transàct. of the ophth. soc. of the unit. Kingdom 41, 499. 1921. (Zentralbl. f. d. ges. Neurol. u. Psychiatrie 30, 470.)

Tarozzi, G.: Reperto anatomo-istologico in un caso di sindrome di Parkinson postencefalitica. Riv. sperim. di freniatr., arch. ital. per le malatt. nerv, e ment. 47, 3. 1923. (Zentralbl. f. d. ges. Neurol. u. Psychiatrie 34, 439.)

Taterka (1): Diskussion zu Fränkel. Zentralbl. f. d. ges. Neurol. u. Psychiatrie 36, 254. 1924. — Ders. (2): Diskussion zu Pinéas. Ebenda 41, 342. 1925.

Terplan, K.: Zur pathologischen Anatomie der chronischen progressiven Chorea. Virchows Arch. f. pathol. Anat. u. Physiol. 252, 146. 1924; vgl. auch Zentralbl. f. d. ges. Neurol. u. Psychiatrie 31, 257. 1922. (Sitzungsber.)

Thiele, R.: Über die weitere Entwicklung der psychischen Residuärzustände nach Encephalitis epidemica bei Kindern. Zentralbl. f. d. ges. Neurol. u. Psychiatrie 42, 239. 1925. (Sitzungsber.)

Thomalla, C.: Ein Fall von Torsionsspasmus mit Sektionsbefund usw. Zeitschr. f. d. ges. Neurol. u. Psychiatrie 41, 311. 1918.

Thomas, A.: Atrophie lamellaire des cellules de Purkinje. Rev. neurol. 1905, 917.

Thomas, E.: (1): Rhythmische Muskelzuckungen im Schlaf nach Encephalitis lethargica. Münch. med. Wochenschr. 1921, Nr. 32, 1015; vgl. 1924, 176. — Ders. (2): Über doppelseitige Athetose usw. Jahrb. f. Kinderheilk. 97, 61. 1922.

Tinel, J.: Syndromes névropathiques et encéphalite léthargique. Journ. méd. franc. 12, 164. 1923. (Zentralbl. f. d. ges. Neurol. u. Psychiatrie 35, 392.

Toeniessen, E.: Die Bedeutung des vegetativen Nervensystems für die Wärmeregulation und den Stoffwechsel. In: L. R. Müller (siehe oben) S. 471.

Trétiakoff, C.: Contribution à l'étude de l'anatomie pathologique du locus niger de Soemmering. Thèse, Paris 1919,Nr. 293.

— et F. Bremer: Encéphalite léthargique avec syndrome parkinsonien et catatonie etc. Rev. neurol. 1920, 772.

Trömner, E. (1): Vier Fälle von athetotischer Kinderlähmung. Neurol. Zentralbl. 1917, 477. — Ders. (2a): Doppelseitige Zyste im Großhirn. Ebenda 1912, 1401. — Ders. (2): Schlaf und Encephalitis. Zeitschr. f. d. ges. Neurol. u. Psychiatrie 101, 786. 1926.

Tschugunoff, S. A.: Zur Frage der pathologischen Anatomie der Wilsonschen Krankheit. Zeitschr. f. d. ges. Neurol. u. Psychiatrie 86, 506. 1923; vgl. auch Zentralbl. f. d. ges. Neurol. u. Psychiatrie 39, 252. (Sitzungsber.)

Turner, W. A. and M. Critchley: Respiratory disorders in epidemic encephalitis. Brain 48, 72. 1925. (Zentralbl. f. d. ges. Neurol. u. Psychiatrie 41, 478.)

Uemura, H.: Pathologisch-anatomische Untersuchungen über die Verbindungen zwischen dem Kleinhirn und Hirnstamm. Schweiz. Arch. f. Neurol. u. Psychiatrie 1, 151, 342. 1917.

Urechia, C. J. (1): Dix cas d'encéphalite léthargique. Arch. internat. de neurol. 2, 65. 1921. (Zentralbl. f. d. ges. Neurol. u. Psychiatrie 27, 365.) — Ders. (2): Quelques remarques sur la chorée. Encéphale 16, 496. 1921. — Ders. (3): La syphilis peut-elle reproduire le syndrome de Parkinson? Rev. neurol. 1921, 584. — Ders. (4): Encéphalite épidémique avec Parkinsonisme et accès transitoires psychomoteurs. Autopsie. Bull. et mém. de la soc. méd. des hôp. 38, 651. 1922. (Zentralbl. f. d. ges. Neurol. u. Psychiatrie 29, 474).

— und N. Elekes (1): Anatomie pathologique d'un cas de chorée chronique syphilitique. Rev. neurol. 1924, II, 269. — Dies. (2): Quelques considérations sur un cas d'encéphalite léthargique. Arch. gen. di neurol., psichiatr. ecc. 4/5, 125. 1911. (Zentralbl. f. d. ges. Neurol. u. Psychiatrie 40, 566.) — Dies. (3): Syndrome adiposo-génital et polyurie etc. Rev. neurol. 1925, I, 330. — Dies. (4): Etude anatomo-clinique sur un cas de chorée aigue graviditique. Arch. internat. de neurol. 44, 2, S. 41. 1925. Zentralbl. f. d. ges. Neurol. u. Psychiatrie 42, 399).

— et Malescu: La rigidité pallidale congénitale et la rigidité progressive. Rev. neurol. 1923, I, 496 (Fall 3).

Urechia, S. Mihalescu et N. Elekes: La rigidité artérioscléreuse et le syndrome pyramidopallidal. Arch. internat. de neurol. 1, 161. 1923. (Zentralbl. f. d. ges. Neurol. u. Psychiatrie 34, 450.)
— et M. Rusdea (1): Un cas de chorée chronique avec autopsie. Rev. neurol. 1923, 473. — Dies. (2): Chorée chronique syphilitique. Ebenda 1922, 513. Anatomischer Befund: Ebenda 1924, II, 269.
Vedel, V. et G. Giraud: Le syndrome mésocéphalique de torsion spasmodique du membre supérieur etc. Rev. neurol. 1923, 358.
Vegni, R.: Studio anatomo-clinico di un caso di encefalite epidemica cronica ecc. Policlinico, sez. med. 30, 195. 1923. (Zentralbl. f. d. ges. Neurol. u. Psychiatrie 33, 136.)
Verger, H. et A. Hesnard (1): Le syndrome moteur des encéphalitiques pseudo-parkinsoniens (état figé ou bradykinésie hypertonique). Rev. neurol. 1921, 633. — Dies. (2): Recherches physio-pathologiques sur la bradykinésie postencéphalitique etc. Encéphale 17, 409. 1922.
Vermeylen, G.: Les troubles du caractère chez les enfants à la suite d'encéphalite épidémique. Journ. de neurol. et de psych. 23, 81. 1923. (Zentralbl. f. d. ges. Neurol. u. Psychiatrie 38, 148.)
Villaret, M., H. Benard et P. Blum: Secousses myocloniques au cours de la spirochétose ictérigène. Bull. et mém. de la soc. méd. des hôp. 38, 225. 1923. (Zentralbl. f. d. ges. Neurol. u. Psychiatrie 29, 67.)
Vincent, Cl. et Ch. Bernard: Troubles respiratoires dans l'encéphalite épidémique. Ebenda 38, 1111. 1922. (Ebenda 31, 20.)
— et E. Bernard: Troubles respiratoires dans l'encéphalite. Thorax dilaté fixé en inspiration etc. Ebenda 38, 1181. 1922. (Ebenda 31, 361.)
Vogt, C. (1): Syndrom des Corpus striatum. Neurol. Centralbl. 1911, 397. (Sitzungsber.) — Dies. (2): Quelques considérations générales à propos du syndrome du corps strié. Journ. f. Psychol. u. Neurol. 18, 479. 1912, Erg.-Heft 4. — Dies. (3): Sur l'état marbré du striatum. Ebenda 31, 256. 1925.
Vogt, C. und O. (1): Erster Versuch einer pathologisch-anatomischen Einteilung striärer Motilitätsstörungen usw. Ebenda 24, 1. 1918. — Dies. (2): Zur Kenntnis der pathologischen Veränderungen des Striatum und des Pallidum und zur Pathophysiologie der dabei auftretenden Krankheitserscheinungen. Sitzungsber. d. Heidelberg. Akad. d. Wiss. B., 1919, 14. Abh. — Dies. (3): Zur Lehre der Erkrankungen des striären Systems. Journ. f. Psychol. u. Neurol. 25, 627, Erg.-Heft 3. 1920. — Dies. (4): Erkrankungen der Großhirnrinde im Lichte der Topistik, Pathoklise und Pathoarchitektonik. Ebenda 28, 1. 1922.
Volland (1): Beitrag zur Frage des cerebralen Fiebers. Zeitschr. f. d. ges. Neurol. u. Psychiatrie 63, 136. 1921. — Ders. (2): Über motorische Phänomene bei verblödeten Epileptikern. Ebenda 98, 775. 1925.
Volpi-Ghirardini, G., und G. Tarozzi: Sulla palilalia nelle sindromi parkinsoniane da encefalite epidemica, etc. Note e riv. di psichiatr. 13, 263. (Zentralbl. f. d. ges. Neurol. u. Psychiatrie 43, 743.)
Wachendorf, K.: Über cerebrale Kinderlähmung und im Anschluß an diese auftretende unwillkürliche athetotische, choreatische Bewegungsstörungen und Epilepsie. Mitt. a. d. Grenzgeb. d. Med. u. Chirurg. 34, 64. 1922.
Wahlgren, F.: Fall von Ependymcyste im dritten Ventrikel. Acta path. et microbiol. scandinav. 1, 276. 1924. (Zentralbl. f. d. ges. Neurol. u. Psychiatrie 42, 292.)
Wallenberg, A. (1): Veränderungen der nervösen Zentralorgane in einem Falle von cerebraler Kinderlähmung. Arch. f. Psychiatrie u. Nervenkrankh. 19, 297. 1888. — Ders. (2): Beitrag zur Kenntnis der zentrifugalen Bahnen des Striatum und Pallidum beim Menschen. Verhandl. d. Ges. dtsch. Nervenärzte 12 (Dtsch. Zeitschr. f. Nervenheilk. 77, 201. 1923.)
Walshe, F. M. R. (1): The decerebrate rigidity of Sherrington in man etc. Arch. of neurol. a. psychiatry 10, 1. 1923. (Zentralbl. f. d. ges. Neurol. u. Psychiatrie 36, 75.) — Ders. (2): Observations on the nature of the muscular rigidity of paralysis agitans, and on its relationship to tremor. Brain 47, 159. 1924. — Ders. (3): La rigidité décérebrée de Sherrington etc. Encéphale 20, 73. 1925.

Walthard, K. M.: Über das klinische Bild der multiplen Sklerose. Schweiz. med. Wochenschr. 1925, Nr. 7, 135.

Warkany, J.: Vergleichend-anatomische Untersuchungen über die Beziehungen des Globus pallidus zur Substantia nigra. Arb. a. d. neurol. Inst. d. Wiener Univ. 25, 195. 1924.

Wartenberg, R.: Zur Klinik und Pathophysiologie der extrapyramidalen Bewegungsstörungen. Zeitschr. f. d. ges. Neurol. u. Psychiatrie 83, 301. 1923.

Weber, K.: Anteil des vegetativen Systems und der Leber bei der chronischen epidemischen Encephalitis. (Tschechisch.) Zentralbl. f. d. ges. Neurol. u. Psychiatrie 38, 366. 1924.

Wechsler, J. S.: Further observations on epidemic encephalitis. With especial reference to mental symptoms etc. New York med. journ. a. med. record 117, 458. 1923. (Zentralbl. f. d. ges. Neurol. u. Psychiatrie 34, 439.)

— and S. Brock: Dystonia musculorum deformans etc. Transact. of the Americ. neurol. assoc. 48, 92. 1922.

Weinberg, A. A.: Psyche und unwillkürliches Nervensystem. I., II., III. Mitteilung. Zeitschr. f. d. ges. Neurol. u. Psychiatrie 85, 543. 1923; 86, 375. 1923; 93, 421. 1924.

Weisenburg, T. H.: Tumours of the third ventricle etc. Brain 33, 236. 1910.

Wendenburg, K.: Über Chorea infectiosa und Chorea hysterica. Monatsschr. f. Psychiatrie u. Neurol. 28, 232, 355. 1910.

Westphal, A. (1): Über eigenartige Einschlüsse in den Ganglienzellen (Corpora amylacea) bei einem Falle von Myoklonusepilepsie. Arch. f. Psychiatrie u. Nervenkrankh. 60, 769, 1919. — Ders. (2): Über doppelseitige Athetose und verwandte Krankheitszustände („striäres Syndrom") usw. Ebenda 60, 361. 1919. — Ders. (2a): Über Pupillenphänomene bei Encephalitis epidemica, usw. Zeitschr. f. d. ges. Neurol. u. Psychiatrie 68, 226. 1921. — Ders. (3): Beitrag zur Ätiologie und Symptomatologie der Parkinsonschen Krankheit und verwandter Symptomenkomplexe. Arch. f. Psychiatrie u. Nervenkrankh. 65, 19. 1922. — Ders. (4): Über bemerkenswerte Fälle von Encephalitis epidemica usw. Zentralbl. f. d. ges, Neurol. u. Psychiatrie 39, 142. 1924 (Sitzungsber.) — Ders. (5): Zur Frage des von mir beschriebenen Pupillenphänomens bei Encephalitis epidemica (wechselnde Pupillenstarre, Spasmus mobilis der Pupillen). Dtsch. med. Wochenschr. 1925, 2101.

— und F. Sioli (1): Weitere Mitteilung über den durch eigenartige Einschlüsse in den Ganglienzellen (Corpora amylacea) ausgezeichneten Fall von Myoklonusepilepsie. Arch. f. Psychiatrie u. Nervenkrankh. 63, 1. 1921. — Dies. (2): Klinischer und anatomischer Beitrag zur Lehre von der Westphal-Strümpellschen Pseudosklerose (Wilsonschen Krankheit) usw. Ebenda 66, 747. 1922. — Dies. (3): Über einen unter dem Bilde einer doppelseitigen Athetose verlaufenden Fall von Idiotie mit dem anatomischen Hirnbefund der juvenilen Form der amaurotischen Idiotie. Ebenda 73, 145. 1925.

Westphal, C.: Ein Irrtum in der Diagnose bei einem 9jährigen Knaben, der das Krankheitsbild einer multiplen Sklerose darbot. Char.-Ann. 14, 367. 1889.

Wexberg, E.: Beiträge zur Klinik und Anatomie der Hirntumoren. Zeitschr. f. d. ges. Neurol. u. Psychiatrie 71, 76. 1921.

Wiener, O.: Referat über Markl. Zentralbl. f. d. ges. Neurol. u. Psychiatrie 31, 367. 1923.

Wilckens, H. A.: Zur pathologischen Anatomie der Metencephalitis chronica mit psychischen Störungen. Zeitschr. f. d. ges. Neurol. u. Psychiatrie 99, 139. 1925.

Willige, H.: Über Paralysis agitans im jugendlichen Alter. Zeitschr. f. d. ges. Neurol. u. Psychiatrie 4, 520. 1911.

Wilmanns, K.: Die Schizophrenie. Ebenda 78, 325. 1922.

Wilson, G. and N. W. Winkelman: An unusual cortical change in carbon monoxyde poisoning. Arch. of neurol. a. psychiatry 13, 191. 1925. (Zentralbl. f. d. ges. Neurol. u. Psyachiatrie 41, 107.) Abbildung siehe bei Grinker, oben zitiert.

Wilson, S. A. K. (1): Progressive lenticular degeneration; a familial nervous disease associated with cirrhosis of the liver. Brain 34, 295. 1912. — Ders. (2): Progressive lenticulare Degeneration. Lewandowskys Handb. d. Neurol. V, 951. 1914. — Ders. (3): An experimental research into the anatomy and physiology of the corpus striatum. Brain 36, 427. 1913—14. — Ders. (4): On decerebrate rigidity in man and the occurence of tonic fits. Ebenda **43**, 220. 1920. — Ders. (5): Case of paralysis agitans following malaria. Proc. of the roy. soc. of med. **14**, sect. of neurol. 48, 1921. (Zentralbl. f. d. ges. Neurol. u. Psychiatrie **27**, 371.) — Ders. (6): Sur quelques questions de pathogénie, de diagnostic et de physiologie pathologique à propos de la dégénérescence lenticulaire progressive. In: Quest. neurol. d'actualité, herausgeg. von P. Marie. Paris: Masson 1922. — Ders. (7): The old motor system and the new. Transact. of the Americ. neurol. assoc. **49**, 111. 1923. — Ders. (8): Some problems in neurology. II. Pathological laughing and crying. Journ. of neurol. a. psychopathol. **4**, 299. 1924. (Zentralbl. f. d. ges. Neurol. u. Psychiatrie **41**, 176.) — Ders. (9): Croonian lectures on some disordres of motility and of muscle tone, with special reference to the corpus striatum. Lancet 1925, II, Nr. 1, 2, 4, 5, 6.

Wimmer, A. (1): Etudes sur les syndromes extrapyramidaux. Spasme de torsion progressif infantil (syndrome du corps strié). Rev. neurol. 1921, 952 (bei Hall, S. 259, als Fall von Wimmer und Neel; vgl. auch Zentralbl. f. d. ges. Neurol. u. Psychiatrie **27**, 210 nach dänischer Publikation desselben Falles). — Ders. (2): Etudes etc. III. Hémisyndrômes syphilitiques. Rev. neurol. 1922, 38. (Vgl. auch Zentralbl. f. d. ges. Neurol. u. Psychiatrie **28**, 113.) — Ders. (3): Chronic epidemic encephalitis. Kopenhagen: Levin u. Munksgaard 1924. — Ders. (4): Etudes sur les syndromes extrapyramidaux. Monosyndrome strié consécutif à une intoxication oxycarbonée. Rev. neurol. 1925, I, 322. — Ders. (5): Etudes etc. Spasme de torsion infantile débutant par crises d'hémispasmes toniques. (Epilepsie striée.) Ebenda 1925, II, 281.

Winkelman, N. W.: Über einen Fall von 5 Monate bestehender Schwangerschaftschorea mit anatomischem Befunde. Zeitschr. f. d. ges. Neurol. u. Psychiatrie **102**, 56. 1926.

Winkelman, N. W. und T. H. Weisenburg: A case of myoclonic lethargic encephalitis with unusual pathologic manifestations. Arch. of neurol. a. psychiatry **5**, 224. 1921. (Zentralbl. f. d. ges. Neurol. u. Psychiatrie **25**, 124.)

Winkler und van Londen: Over de functie van den ventrale kerngroep in den thalamus opticus van den mensch. Kon. Ak. Wetensch. Amsterdam, Verslagen d. Afd. Natuurkunde **17**, 1, S. 393. 1908.

v. Woorkom: Sur le rôle de la dystonie dans la désorganisation des mouvements volontaires. Nouv. Icon. Salp. **28**, 37. 1916—18.

Wohlwill, F. (1): Klinische Demonstration eines typischen Falles von Athétose double. Neurol. Centralbl. 1917, 767. — Ders. (2): Über Gehirnveränderungen bei Leuchtgasvergiftung. Zentralbl. f. d. ges. Neurol. u. Psychiatrie **25**, 346. 1921. Sitzungsber.; siehe ferner: Ebenda **26**, 490, Diskussion.

Wrede, M.: Paralysis agitans post trauma. Inaug.-Diss., Freiburg 1914.

Wuth, O.: Über den Eisengehalt des Gehirns usw. Zeitschr. f. d. ges. Neurol. u. Psychiatrie **84**, 474. 1923.

Xavier, A. M.: La recherche de l'hémoclasie digestive dans les séquelles de l'encéphalite léthargique. Schweiz. med. Wochenschr. 1923, Nr. 30, 709.

Ziehen, Th.: Fall von tonischer Torsionsneurose. Neurol. Centralbl. 1911, 109. (Sitzungsbericht.)

Zingerle, H. (1): Über Paralysis agitans. Journ. f. Psychol. u. Neurol. **14**, 81. 1909. — Ders. (2): Zur Kenntnis des extrapyramitalen Symptomenkomplexes. Ebenda **27**, 152. 1922. — Ders. (3): Klinische Studien über Haltungs- und Stellreflexe, sowie andere automatische Körperbewegungen beim Menschen. Ebenda **31**, 329. 1925; vgl. auch Klin. Wochenschr. 1924, Nr. 41, 1845. — Ders. (4): Weitere Untersuchungen über Automatose. Journ. f. Psychol. u. Neurol. **31**, 400. 1925. — Ders. (5): Beitrag zur Kenntnis und Entstehung rhythmisch-iterierender Hyperkinesen im Verlaufe organischer Gehirnerkrankungen. Zeitschr. f. d. ges. Neurol. u. Psychiatrie **99**, 18. 1925.

Zucker, K.: Über die Wirkung des Physostigmins bei Erkrankungen des extrapyramidalen Systems. Monatsschr. f. Psychiatrie u. Neurol. **58**, 11. 1925.

Nicht zugänglich waren mir: Negro, F.: Fisiopatologia delle sindromi Parkinsoniane. Torino: Stabilim. Lampografica 1923. — La Torre, M.: Encefalite epidemica con speciale riguardo alle sue manifestazioni tardive. Sassari: Stamperia della L. J. S. 1923.